麻醉学问系列丛书

总主审　曾因明　邓小明
总主编　王英伟　王天龙　杨建军　王　锷

麻醉监测与判断

主　审　王国林
主　编　于泳浩　刘存明

Anesthesia Monitoring

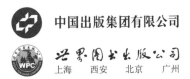

中国出版集团有限公司

世界图书出版公司
上海　西安　北京　广州

图书在版编目(CIP)数据

麻醉监测与判断 / 于泳浩,刘存明主编. —上海:
上海世界图书出版公司,2024.1
(麻醉学问系列丛书 / 王英伟总主编)
ISBN 978-7-5232-0547-1

Ⅰ. ①麻… Ⅱ. ①于… ②刘… Ⅲ. ①麻醉学-问题
解答 Ⅳ. ①R614-44

中国国家版本馆 CIP 数据核字(2023)第 130246 号

书　　名　麻醉监测与判断
　　　　　Mazui Jiance yu Panduan
主　　编　于泳浩　刘存明
责任编辑　李　晶
出版发行　上海世界图书出版公司
地　　址　上海市广中路 88 号 9 - 10 楼
邮　　编　200083
网　　址　http://www.wpcsh.com
经　　销　新华书店
印　　刷　杭州锦鸿数码印刷有限公司
开　　本　787mm×1092mm　1/16
印　　张　22.75
字　　数　480 千字
版　　次　2024 年 1 月第 1 版　2024 年 1 月第 1 次印刷
书　　号　ISBN 978-7-5232-0547-1/ R · 703
定　　价　160.00 元

总主编简介

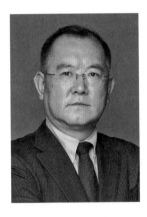

王英伟

复旦大学附属华山医院麻醉科主任,教授,博士研究生导师。

中华医学会麻醉学分会常委兼秘书长,中国医学装备协会麻醉学分会主任委员,中国神经科学学会理事兼麻醉与脑功能分会副主任委员,中国研究型医院学会麻醉学分会副主任委员,中国药理学会麻醉药理分会常务委员。

以通讯作者发表SCI论文60余篇。作为项目负责人获得国家863重点攻关课题、科技部重点专项课题,以及国家自然科学基金7项其中包括重点项目。主编《小儿麻醉学进展》《小儿麻醉学》《临床麻醉学病例解析》《神奇的麻醉世界》《麻醉学》精编速览(全国高等教育五年制临床医学专业教材)、《麻醉学》习题集(全国高等教育五年制临床医学专业教材)等专著。

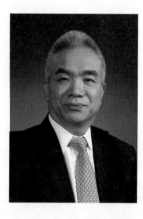

王天龙

  首都医科大学宣武医院麻醉手术科主任医师,教授,博士研究生导师。

  中华医学会麻醉学分会候任主任委员,中华医学会麻醉学分会老年人麻醉学组组长,国家老年麻醉联盟主席,中国医师协会毕业后教育麻醉专委会副主任委员,北京医学会麻醉学分会主任委员,中国研究型医院麻醉专业委员会副主任委员,欧洲麻醉与重症学会考试委员会委员。

  擅长老年麻醉、心血管麻醉和神经外科麻醉,发表SCI论文90余篇,核心期刊论文300余篇。领衔执笔中国老年人麻醉与围术期管理专家共识/指导意见9部。主译《姚氏麻醉学》第8版,《摩根临床麻醉学》第6版中文版;主编国家卫健委专培教材《儿科麻醉学》等。

杨建军

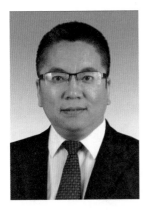

　　郑州大学第一附属医院麻醉与围手术期及疼痛医学部主任,郑州大学神经科学研究院副院长,教授,博士研究生导师。

　　中华医学会麻醉学分会常务委员,中国精准医学学会常务理事,中国老年医学学会麻醉学分会副会长,中国神经科学学会麻醉与脑功能分会常务委员,中国神经科学学会感觉与运动分会常务委员,教育部高等学校临床医学类专业教学指导委员会麻醉学专业教学指导分委员会委员,河南省医学会麻醉学分会主任委员。

　　主持国家自然科学基金6项。发表SCI论文283篇,其中32篇IF>10分。主编《麻醉相关知识导读》《疼痛药物治疗学》,主审《产科输血学》,参编、参译30余部。

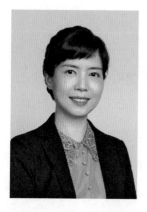

王　锷

一级主任医师，二级教授，博士生导师。

中南大学湘雅医院麻醉手术部主任，湖南省麻醉与围术期医学临床研究中心主任，国家重点研发计划项目首席科学家，中华医学会麻醉学分会常委，中国女医师协会麻醉学专委会副主委，中国睡眠研究会麻醉与镇痛分会副主委，中国心胸血管麻醉学会心血管麻醉分会副主委，中国超声工程协会麻醉专委会副主委，中国医师协会麻醉科医师分会委员，中国医疗器械协会麻醉与围术期医学分会常委，湖南省健康服务业协会麻醉与睡眠健康分会理事长，湖南省麻醉质控中心副主任。《中华麻醉学杂志》《临床麻醉学杂志》常务编委。

分册主编简介

于泳浩

男,博士、二级教授,博士/博士后导师。天津医科大学总医院麻醉科、教研室主任、麻醉学研究所所长。天津市政协委员、九三学社天津市委常委、教育部麻醉学专业教指委委员,中华医学会麻醉学会委员、中国医师协会麻醉医师分会、中国医药教育协会麻醉分会、中西医结合学会麻醉与镇痛分会、中国研究型医院协会麻醉分会等十数国家级专业学协会常委;天津市医学会理事、天津市医师协会常务理事、天津麻醉医师协会第一、二届会长、天津医学会麻醉分会主任委员、天津麻醉质控中心副主任。

刘存明

教授,主任医师,医学博士,博士生导师。南京医科大学第一附属医院(江苏省人民医院)麻醉与围术期医学科主任。

中华医学会麻醉学分会委员暨急诊与创伤麻醉学组副组长,中国医师协会麻醉学医师分会委员等。承担国家自然科学基金项目1项、江苏省自然科学基金项目1项。发表中文论文百余篇,英文SCI论文六十余篇。

麻醉学问系列丛书

总主审

曾因明　邓小明

总主编

王英伟　王天龙　杨建军　王　锷

总主编秘书

黄燕若

分册主编

麻醉解剖学	张励才	张　野
麻醉生理学	陈向东	张咏梅
麻醉药理学	王　强	郑吉建
麻醉设备学	朱　涛	李金宝
麻醉评估与技术	李　军	张加强
麻醉监测与判断	于泳浩	刘存明
神经外科麻醉	王英伟	
心胸外科麻醉	王　锷	
骨科麻醉	袁红斌	张良成
小儿麻醉	杜　溢	
老年麻醉	王天龙	
妇产科麻醉	张宗泽	
五官科麻醉	李文献	
普外泌尿麻醉	李　洪	
合并症患者麻醉	王东信	赵　璇
围术期并发症诊疗	戚思华	刘学胜
疼痛诊疗学	冯　艺	嵇富海
危重病医学	刘克玄	余剑波
麻醉治疗学	欧阳文	宋兴荣
麻醉学中外发展史	杨建军	杨立群
麻醉学与中医药	苏　帆	崔苏扬

编写人员

主　审

王国林　天津医科大学总医院

主　编

于泳浩　天津医科大学总医院
刘存明　南京医科大学第一附属医院（江苏省人民医院）

副主编

谢克亮　天津医科大学总医院
杨　春　南京医科大学第一附属医院（江苏省人民医院）

编　委

赵　磊　首都医科大学宣武医院
郑宇欣　天津医科大学总医院
谢淑华　天津市人民医院（南开大学人民医院）
李　超　河北医科大学第四医院
邹望远　中南大学湘雅医院
孟庆涛　武汉大学人民医院
史宏伟　南京医科大学附属南京医院
任　全　东南大学附属中大医院
纪木火　南京医科大学第二附属医院
徐　洁　徐州医科大学
黄　河　南京医科大学第一附属医院（江苏省人民医院）
陈　晨　常州市第一人民医院

参编人员（以姓名拼音为序）

安　奕　杜　伟　梁传玉　李丽霞　李中嘉
王　沛　王　萍　周　玲

主编秘书

杨永妍　天津医科大学总医院

周　玲　南京医科大学第一附属医院（江苏省人民医院）

总　序

　　我投身麻醉学专业 60 余年，作为中国麻醉学科从起步、发展到壮大的见证者与奋斗者，欣喜地看到 70 余年来，特别是近 40 年来，我国麻醉学专业持续不断的长足进步。新理论、新观念、新技术、新设备、新药品不断涌现，麻醉学科工作领域不断拓展，人才队伍的学历结构和整体实力不断提升，我国麻醉学事业取得了历史性成就。更令人欣慰的是，我国麻醉学领域内的后辈新秀们正在继承创新，奋斗于二级临床学科的建设，致力于学科的升级与转型，为把我国的麻醉学事业推至新的更高的平台而不懈努力。

　　麻醉学科的可持续发展，人才是关键，教育是根本。时代需要大量优秀的麻醉学专业人才，优秀人才的培养离不开教育，而系列的专业知识载体是教育之本。"智能之士，不学不成，不问不知"。"学"与"问"是知识增长过程中两个相辅相成、反复升华、不可缺一的重要层面。我从事麻醉学教育事业逾半个世纪，对此深有体会。

　　欣悉由王英伟、王天龙、杨建军、王锷教授为总主编，荟集国内近百位著名中青年麻醉学专家为主编、副主编及编委的麻醉学问丛书，历经凝心聚力的撰著终于问世。本丛书将麻醉教学中的"学"与"问"整理成册是别具一格的，且集普及与提高为一体，填补了我国麻醉学专著中的空白。此丛书由 21 部分册组成，涉及麻醉解剖、麻醉生理、麻醉药理和临床麻醉学各专科麻醉，以及麻醉监测、治疗等领域，涵盖了麻醉学相关的基础理论及临床实践技能等丰富内容，以问与答的形式为广大麻醉从业者开阔思路、答疑解惑。这一丛书以临床工作中常见问题为切入点,编撰时讲究文字洗练,简明扼要,便于读者记忆和掌握相关知识点,减少思维冗杂与认知负荷。

　　值此丛书出版之际,我对总主编、主编和编委,以及所有为本丛书问世而辛勤付出的工作人员表示衷心的感谢!感谢你们为了麻醉学事业的发展、为了麻醉学教育的进步、为了麻醉学人才的培养所做出的不懈努力!"少年辛苦终身事,莫向光阴惰寸功",希望有更多出类拔萃、志存高远的后辈们选择麻醉学专业作为自己奋斗终生的事业,勤勉笃行、深耕不辍!而此丛书无疑是麻醉学领域传道授业解惑的经典工具书,若通读博览,必开卷有益!

　　　　　　　　　　　　　　　　　　　　（丛书总主审：曾因明）

徐州医科大学麻醉学院名誉院长、终身教授

中华医学教育终身成就专家获得者

2022 年 11 月 24 日

前　言

近年来,随着医学新理论、新技术、新设备、新药品的不断发展和进步,麻醉学科取得了迅猛的发展,麻醉学理论和临床麻醉工作充满变革和挑战。一直以来,麻醉医生被称为"外科学中的内科专家,内科学中的外科专家",这足以证明麻醉学的涉及领域之广、学科门类之多、知识层面之博。要成为一名优秀的麻醉医生,除了掌握必需的麻醉相关知识,还需对相关学科的基础及临床知识有充分的了解。因此,为适应麻醉学专业的发展和人才的培养,"麻醉学问系列丛书"应运而生。丛书从麻醉学科各亚专业以及涉及的基础和临床知识入手,以问答的形式解答麻醉学相关基础理论和临床实践知识,希望能够为广大麻醉医生和读者答疑解惑。

本书为麻醉学问系列丛书的分册之一,主要关注于麻醉领域中监测设备、原理、参数及相关病理生理条件下的解读,以及相关监测在围术期、危重症及疼痛诊疗中的临床应用相关问题。本书主要为适应临床麻醉学人才培养的需要而编写,主要面向包括在读麻醉学及相关专业的学生、研究生、住院医师以及主治医师在内各层次人才。为便于阅读,本书按照系统划分与编写,共计 10 章,包括神经系统、心血管系统、呼吸系统、消化系统、泌尿系统、血液系统、内分泌系统、水电解质及酸碱平衡、神经精神评估等,内容涵盖了围麻醉期监测设备及原理、监测结果判读、临床处理等多方面内容。本书以问答的形式铺陈展开,以临床工作中常见问题为切入点,删除冗长文字,力求精练,使读者阅读更为方便,对相关知识点更易理解与记忆,减少阅读的枯燥乏味感。此外,本书给出的问题答案的同时,对问题加以适当的发散与联想,适当引入最新研究进展,推陈出新,抛砖引玉,试图为读者在繁忙的临床工作中提供一个了解新理论、新知识及新方法的窗口。

　　本分册邀请国内 14 位著名中青年麻醉学专家为副主编及编委。他们都是工作在一线的麻醉专家,在专业学科方面各有所长,不但具有丰富的基础理论知识,而且有着多年的临床麻醉工作经验,这会在本分册各个章节的内容中有所体现。但限于本书编者的理论、实践水平和篇幅的限制,难免有遗漏和不当之处,恳请广大读者批评指正,希望本书能够为读者在麻醉监测领域了解相关知识提供帮助,能够为临床和基础研究提供灵感,为麻醉学专业的发展做出贡献。

目　录

第一章

神经系统监测

第一节　麻醉深度监测

1. 麻醉深度如何定义?

麻醉深度是麻醉药物的抑制与伤害性刺激的激惹之间相互作用的一种中枢神经系统状态,取决于麻醉药、镇痛药的效能和手术刺激强度的平衡。

2. 为什么要进行麻醉深度监测?

通过麻醉深度监测可有效减少麻醉中潜在的危险、血流动力学变化及术中觉醒,消除术中记忆和调控麻醉药用量。

3. 适宜的麻醉深度包括哪些内容?

应包括消除意识和对伤害性刺激的不良反应(应激)。麻醉达到所需深度时眼球固定于中央,瞳孔缩小。如未用肌松药,呼吸平衡、规律,循环也平稳,疼痛刺激已不能引起躯体反射和有害的自主神经反射。

4. 麻醉过浅的主要危害有哪些?

(1) 会对机体产生伤害性刺激,包括躯体反应如患者会感到疼痛、逃避动作及呼吸反应;自主反应如血流动力学反应、催汗反应、内分泌反应等,表现为血压升高、心率增快、出汗等。

(2) 会出现术中知晓,严重时可引起情感和精神健康问题。

5. 麻醉过深的主要危害有哪些？

主要危害是对呼吸及循环系统的抑制加重,严重时甚至会导致患者出现呼吸抑制、心脏骤停等,还可能会引发休克和死亡。麻醉过深还可能增加术后谵妄及认知功能障碍的发生率。

6. 麻醉深度监测的方法/指标有哪些？

（1）临床症状和体征：意识状态如隔离前臂法、心血管反应如血压和心率、呼吸系统、眼征、体动反应、唾液分泌、吞咽反应等。

（2）脑电图（electroencephalogram，EEG）和诱发电位如使用脑电双频指数（bispectral index，BIS）、听觉诱发电位等。

（3）内分泌功能如儿茶酚胺水平等。

（4）其他方法：如患者呼出气中的吸入麻醉药浓度（肺泡气中麻醉药浓度）达 1.3 MAC 时,其麻醉深度可适合 95% 患者的手术要求。

7. 麻醉深度监测的标准应满足什么条件？

① 能显示术中知晓前的浅麻醉阶段。② 能准确反映麻醉药在体内的浓度。③ 对不同刺激模式,尤其是外科手术刺激敏感。④ 能即时显示结果。⑤ 能在统一标准下反映所有麻醉药的麻醉深度。⑥ 经济、使用方便。

8. 何谓体动反应？

体动反应是机体对伤害性刺激的逃避反射,是典型的全或无反应。指手术切开皮肤后即刻明显的随意肌肉运动,包括一个或多个肢体的收缩或屈曲、摇头,但不包括皱眉、咳嗽、吞咽反应等。

9. 体动反应在麻醉深度监测中有何应用？

体动反应由脊髓产生,麻醉中体动并不代表有意识。被麻醉的动物或人在无意识的状态下仍会对伤害性刺激产生体动反应。麻醉后使用肌肉松弛药后体动反应丧失,但并不意味着麻醉深度足够,此时已失去判断麻醉深度的意义。

10. 全身麻醉深度如何分期？

Artusio 和 Guedel 的乙醚麻醉分期。

第一期（Ⅰ期）：遗忘期,从麻醉诱导开始至意识丧失和睫毛反射消失,在此期痛觉仍未消失。第二期（Ⅱ期）：兴奋期，在此期可出现兴奋、躁动，此期的特征是：意识消失，但呼吸循环尚不稳定，神经反射仍处于高度敏感状态。第三期（Ⅲ期）：外科麻醉期，此期麻醉达到所需深度，眼球固定于中央，瞳孔缩小。第四期（Ⅳ期）：延髓麻醉期，呼吸停止，瞳孔散大，血压剧降至循环衰竭。需绝对避免，如出现应尽快减浅麻醉。

11. 瞳孔在不同麻醉深度下有何变化？

麻醉深度适当时瞳孔中等，麻醉过深或过浅都使瞳孔扩大。由于眼征受肌松药、其他用药、眼病等因素影响，判断时需综合考虑。

12. 术中知晓的概念？

确切地说应该称之为全身麻醉下的手术中知晓。指在全身麻醉后患者对术中事件存在外显记忆。

13. 术中知晓发生的机制是什么？

（1）病史和麻醉史：有术中知晓发生史、大量服用或滥用药物（阿片类药、苯二氮䓬类药和可卡因等）史、预计或已知有困难气道、ASA 4～5 级、血流动力学储备受限等。

（2）手术类型：全身麻醉手术均有可能发生，其中以心脏手术、剖宫产术、颅脑创伤手术、耳鼻喉手术、急症手术等发生率更高。

（3）麻醉管理：全凭静脉麻醉、N_2O-阿片类药物的麻醉、肌松药的使用、催眠药物用量不足、没有预先给予苯二氮䓬类药物等。

14. 术中知晓有哪些危害？

发生术中知晓可引起严重的情感和精神（心理）健康问题，据报道高达 30％～71％的术中知晓患者出现创伤后应激综合征（post-traumatic stress disorder，PTSD），症状持续平均 4.7 年。此外，患者常有听觉、痛觉、麻痹、焦虑、甚至濒死、窒息等记忆。70％经历术中知晓的患者术后会出现睡眠障碍、噩梦、回想、焦虑，惧怕手术甚至拒绝医疗服务等情况。

15. 如何避免术中知晓的发生？

（1）在术前访视患者时，判断高危人群。如果患者具有术中知晓的危险因素，

告知患者发生术中知晓的可能性,并在术前预防性使用苯二氮䓬类药物如咪达唑仑等;

（2）在术中麻醉管理中,检查麻醉设备,特别是吸入麻醉药是否有泄漏等;预防性使用苯二氮䓬类药物和胆碱能受体拮抗剂（如长托宁）;如果发生气管插管困难时,应及时追加镇静药;提倡使用基于脑电图信号分析的麻醉深度监测手段,避免麻醉过浅。

16. 为什么脑电图可以用来监测全麻患者的麻醉深度?

脑电图（EEG）的变化和麻醉药物的用量在整体上具有相关性,因此未经处理和各种加工过的 EEG 可用于监测全身麻醉或镇静期的意识水平。目前,已有几种 EEG 相关指数监测系统在临床实践中得到应用。通过处理 EEG 信号,实时或接近实时地提供指数,以反映患者的意识水平。因此可利用这些指数和体征变化判断患者意识水平,并在一定程度上了解抗伤害性感受的水平。常见的有 BIS、Narcotrend、熵指数等。

17. 麻醉深度监测的基本原理是什么?

脑电电极置于特定位置用以采集脑电信号,采集到的信号经过信号处理系统进行进一步放大、滤波、模数转换（A/D 转换）等,得到的信号送入中央处理器（central processing unit, CPU）,通过不同的算法进行运算分析后得到相应的指数并显示,用以表示麻醉深度。

18. 什么是脑电功率谱?

脑电功率谱是以频率为横坐标,脑电图（EEG）功率为纵坐标绘制成的图形,它是 EEG 每一频率成分功率分布的反映。

19. 什么是脑电双频指数? 与脑电图有何区别?

BIS 是一种通过专门方法计算 EEG 功率谱、爆发同步和相位耦合的指标,主要用于镇静深度的监测。BIS 是一种经过处理后的 EEG 参数,EEG 是一种信号波形,BIS 对 EEG 波形处理并解释其临床意义;EEG 是测得的大脑皮层电活动的图像,而 BIS 量化了 EEG 图像,间接反映了麻醉深度。

20. 脑电双频指数监测的临床适应证有哪些？

BIS 主要用于麻醉深度监测和意识状态评估、镇静深度评估、指导重症监护病房（intensive care unit，ICU）合理用药、防止镇静过度、昏迷患者评估、预判和判定脑死亡、评价神经系统疾病等。

21. 脑电双频指数数值有何临床意义？

BIS 指数需要进行大量的运算，所以 BIS 值与对应的 EEG 之间有 20～30 秒的滞后，BIS 值在 40～60 时，被认为麻醉达到了合适的深度（即意识消失）。

22. 脑电双频指数监测麻醉深度的原理是什么？

BIS 结合了三种 EEG 分析技术：频谱分析、双频谱分析和爆发抑制的时域分析，频谱分析根据频率将 EEG 解析成以功率为参数的时间函数，双频谱分析以时间函数测量频谱图中一对频率之间的非线性耦合度。BIS 能矫正多种 EEG 伪迹，其监测仪可显示指数数值和未经处理的 EEG、频谱图及肌电活动。因此，可接近实时地对脑电图（EEG）进行处理，并运算成介于 0～100 的数值，用以表示患者的意识水平。

23. 脑电双频指数监测有什么优缺点？

优点：

与抑制大脑皮质的麻醉药如异丙酚、依托咪酯、咪达唑仑和吸入麻醉药等的镇静或麻醉深度有非常好的相关性；

缺点：

（1）分析原始脑电图（EEG）需要时间，监测过程不能实时反映麻醉深度；

（2）与氯胺酮、吗啡类镇痛药、右美托咪定及 N_2O 相关性差，部分常用药物（如艾司洛尔、肾上腺素等）会对 BIS 值产生干扰，造成偏差，且对镇痛成分监测不敏感；

（3）部分患者 BIS 为 40～60 时，仍有术中知晓，但其诱发因素尚无明确机制，故 BIS 监测不能完全预防术中知晓的发生。

24. 临床上用于判断意识状态的改良警觉/镇静评分量表(OAA/S)的内容有哪些? 如何评分?

改良观察者警觉/镇静评分量表

评　分	反　应　状　态
5	反应清晰,并能以正常的音调讲话
4	反应不够清晰,昏睡状态,但能以正常的音调讲话
3	只有在名字被重复大声呼叫后才有反应
2	只有在被轻微地戳刺或摇晃后才有反应
1	只有在很重地对斜方肌捏掐后才有反应
0	即使很重地对斜方肌捏掐后也无反应

25. 什么是意识? 在全麻过程中如何判断患者意识是否存在?

关于意识(consciousness)的概念及其组成一直是心理学、社会学和神经科学等领域所争论的焦点问题。到目前为止,不同学科之间对意识的解答仍存在着较大的争议和分歧。神经科学领域较多的观点认为:意识是生物体对外部世界和自身心理、生理活动等客观事物的觉知或体验。具有从感觉体验(视、听、体感觉等)到非感觉体验(意志、情绪、记忆、思维等)多种要素,对这些要素的结合和整合,即产生了个体的具体意识体验。

26. 麻醉下判断意识水平,经典的方法是隔离前臂法,可作为意识判断的金标准,直接反应意识存在与否,具体怎么实施?

① 设置额外的袖带、神经肌肉接头监测器、电子患者听觉命令系统。② 评估给予神经肌肉阻滞剂的时间和剂量及其与袖带充气或放气时间的关系。③ 检查袖带充气是否充分(高于收缩压 50 mmHg)。④ 使用神经肌肉监测器检查手部是否瘫痪。⑤ 给患者一个特定命名命令以移动手。⑥ 查看是否发生与命令相关的移动。⑦ 若发生移动,则进一步命令,手动检查患者的认知。⑧ 相应调整麻醉药输注。记得给袖带放气/重新充气。

27. 全身麻醉下意识与记忆有何关系?

全身麻醉通常与无意识有关,是指患者在术后不能回忆起手术期间的事件或经历,对手术过程无记忆。

28. 何谓伤害性刺激?

伤害性刺激(noxious stimulus)是指可激活组织损伤性感受器的刺激。手术直接的机械刺激及手术创伤引起细胞释放 P 物质、缓激肽、$5-HT_3$、钙离子等致痛物质,导致外周伤害性感受器激活,其后伤害性信息沿神经纤维上传,经过 H 级神经传导,投射到不同脑区。

29. 监测伤害性刺激常用哪些方法?

伤害性刺激的客观评估的方法包括镇痛伤害指数™(ANI),副交感神经张力的实时指数,瞳孔光反射(pupillary light reflex,PLR)和瞳孔直径变异系数(VCPD),瞳孔直径(pupil diameter,PD)波动的测量等。

30. 何谓镇痛/伤害平衡指数?

镇痛/伤害平衡指数(analgesia/nociception index,ANI)是法国 Lille 大学研发的一种新型监护系统,通过对呼吸及对心电图 RR 间隙的影响,计算出心率变异性的指数,定量和定性分析判断全身麻醉期间镇痛与伤害性刺激之间的平衡状态。

31. 镇痛/伤害平衡指数的工作原理是什么?

ANI 工作原理是分析心率变异性中的高频功率谱成分(HF,$0.15\sim0.40$ 赫兹)。当副交感张力存在时,每次呼吸周期会影响 RR 间隙,如果副交感张力减弱,呼吸周期的影响变小。当手术的伤害性刺激增强或者镇痛作用减弱,交感活动增强而副交感张力减弱,导致血流动力学的改变。

32. 何谓 Narcotrend Index?

Narcotrend Index 是德国汉诺威大学医学院研制的 Narcotrend 麻醉/脑电意识深度监测系统。Narcotrend 能将麻醉下的脑电图进行自动分析并分级,从而显示麻醉深度。

33. Narcotrend Index 怎样分级?

Narcotrend Index 共分为 A~F 六个等级,表示从觉醒到深度麻醉再到脑电爆发抑制期间脑电信号的连续性变化。其中 B、C、D、E 级又各分为 0、1、2 三个亚级,B、C 级表示镇静,D、E 级表示麻醉。不同分级对应的 NI 指数为:A:95~100,B:80~94,C:65~79,D:37~64,E:13~36,F:1~12。

34. 怎样定义和解释末梢灌注指数的作用机制?

末梢灌注指数(tip perfusion index,TPI)是反映机体应激状态的指标。脉搏血氧饱和度仪检测可随动脉搏动生成正弦波,其容积波幅代表末梢血管内通过的血流量大小。通过指端光传感器转化为电信号,生成血管容积波,经计算机处理转化为 0~100 的指数。

伤害性刺激可引起机体交感神经张力的改变,进而引发心血管系统应激反应,在应激反应的初始阶段,机体的末梢小动脉即可因交感神经缩血管纤维张力增高而发生收缩,导致末梢血流灌注降低。

35. 吸入麻醉深度取决于什么?

吸入麻醉深度取决于呼吸末中枢(脑)内的吸入麻醉药浓度。

36. 最低肺泡有效浓度的含义及其意义是什么?

最低肺泡有效浓度(minimum alveolar concentration,MAC)是指在一个大气压下使 50% 的患者在切皮刺激时不产生体动反应的最小吸入麻醉药肺泡浓度。MAC 是衡量麻醉药效能强度的指标,也是监测患者麻醉深度的基础。

37. 脑电熵指数监测麻醉深度的原理是什么?

脑电熵指数主要分析脑电图和前额肌电图信号的复杂性。在信号分析中,熵指数用来描述了信号的不规则性和不可预测性。脑电熵指数则用来描述脑电图的复杂性或"秩序性"。麻醉深度加深时,脑电图数据变得更可预测或包含更多的"秩序性",更多的秩序性代表复杂性更低小,熵指数更低。

38. 目前临床上,脑电熵指数主要分为哪两种熵?

脑电熵指数主要分为状态熵(state entropy,SE)和反应熵(response entropy,RE)。反应熵分析的频率是 0.8~32 赫兹,主要包含脑电成分的变化;状态熵分析的频率是 0.8～47 赫兹,包含了脑电图和面部肌电活动的数值。

39. 反映麻醉镇痛程度的指标有哪些?

反映麻醉镇痛程度的指标有末梢灌注指数(tip perfusion index,TPI)、手术应激指数(surgery stress index,SSI)、体动反应、心血管反应、心率变异性(heart rate variability,HRV)、镇痛/伤害平衡指数(analgesia/nociception index,ANI)等。

40. ARX 联指数不同数值代表什么麻醉状态?

ARX 联指数(A‐LineARX‐Index,AAI)60～100 为清醒状态;40～60 为睡眠状态;30～40 为浅麻醉状态;30 以下为临床麻醉。

41. 何谓脑状态指数?

脑状态指数(cerebral stateindex,CSI)是临床用于监测患者意识状态的一项指标,其原理是通过每秒测量 2 000 次脑电活动,将脑电图的子参数输入电脑自适应的神经模糊推论系统,计算出 CSI,并以 0～100 数字显示出来。

42. 脑状态指数如何反映镇静程度和麻醉深度?

脑状态指数数值越大表示镇静程度和麻醉深度越浅。

43. 皮肤电阻反映麻醉深度的原理是什么?

应激反应时,交感神经兴奋,汗腺分泌增加,皮肤电阻迅速下降,从而反映麻醉深度。

44. 皮肤电阻监测麻醉深度有哪些缺点?

皮肤电阻监测麻醉深度的缺点有汗腺分泌受到抗胆碱能药物、体温、环境温度和湿度、手术时间、体外循环的影响,使其估计麻醉深度的可靠性和特异性受到明显限制。

45. 怎样定义和解释心率变异性的作用机制?

心率变异性(heart rate variability,HRV)指逐次心跳之间的微小时间差异。正常窦性心律,心搏间期之间存在几十毫秒的时程差异。心率变异性产生于心脏自主神经系统对窦房结自主节律性的调节,反映自主神经系统的张力和均衡性。当机体受到伤害性刺激时,导致交感神经系统兴奋性的改变,产生心率变异性变化。

46. 心率变异性监测麻醉深度的原理是什么?

脑的高级神经活动,中枢神经系统和自主神经系统的自发节律活动,以及通过压力和化学感受器引起的心血管反射活动等各种因素,通过对心交感神经、心迷走神经的调节作用而导致心率波动。因此,心率波动信号蕴含了大量与心血管调节功能状态有关的信息,对这些信息的提取和分析可定量地评估心交感神经、心迷走神经活动的紧张性和均衡性。

47. 心率变异性主要评估的是什么?

麻醉药可作用于患者的自主神经系统导致交感/副交感功能和 HRV 的改变。伤害性刺激可对自主反射介导的 HRV 产生明显作用。因此,HRV 可动态、定量评估麻醉药及伤害性刺激对自主神经系统的影响,HRV 稳定即表明镇痛充分。

48. 心率变异性测定的方法主要有什么?

心率变异性测定和分析的方法主要有两种,即时域和频域分析法。频域分析中超低频功率谱成分(0.004～0.04 赫兹)反映温度和内分泌活动;低频功率谱成分(0.04～0.15 赫兹)反映交感和副交感神经活动;高频功率谱成分(0.15～0.40 赫兹)仅反映副交感神经活动。麻醉和手术中有许多因素如药物、应激等可使交感副交感神经功能改变,从而影响心率变异性。因此它对临床麻醉深度监测的实用价值仍需研究。此外,采用频谱分析法,可以计算出 HRV 的总功率,高频和低频功率的变化。

49. 什么是麻醉的闭环控制给药系统?

将麻醉给药系统与麻醉深度监测技术结合在一台机器中,根据监测结果自动调整麻醉药物给药参数,这就是麻醉的闭环控制给药系统。目前的应用还有一定的局限性,主要的原因是麻醉深度监测技术还欠完美。

50. 什么是手术应激指数?

将末梢灌注指数(TPI)与反应心脏交感神经张力的指标心率变异性(HRV)经加权综合形成的指数,能够更加准确地反映自主神经的张力,这就是手术应激指数(SSI)。

51. 为什么"无应激麻醉状态"不可能实现?

全身麻醉可消除疼痛和恐惧所致的应激,但手术本身可通过多种途径诱发应激反应。监测术中伤害性刺激反应的目标主观上可以定为消除创伤性应激反应对机体的不良影响,但如何界定和监测创伤性应激反应的不良影响非常困难。因此监测刺激反应的客观目标还是要定为监测和维持刺激-应激反应处于一种生理范围的动态平衡状态。创伤性应激是一个复杂反应过程,不可能对其进行全面监测,要想真正做到"无应激麻醉状态"这个目标还为之甚远。

52. 监测吸入麻醉深度的指标有哪些?

吸入麻醉药 MAC 概念出现于麻醉药物浓度能够准确测定后,麻醉深度的主要指麻醉药物浓度。1.0 MAC 指 50%的患者对切皮刺激没有体动反应的呼气末麻醉药浓度。由此衍生出来不同目标点的 MAC 值,如苏醒 MAC(MAC-awake),指麻醉苏醒期 50%患者呼之睁眼的 MAC 值,通常为该麻醉药 MAC 值的 1/4~1/3;切皮 MAC(MAC-skin incision),即 1.0 MAC;气管插管 MAC(MAC-intubation),指 50%患者对气管插管无体动和呛咳的 MAC 值;消除自主反应 MAC(MAC－BAR),指防止 50%患者切皮引起的肾上腺素能反应(静脉血儿茶酚胺浓度上升)的 MAC 值等。

53. 监测静脉麻醉深度有什么指标?

药代动力学的多室模型应用于临床麻醉实践,发明了靶浓度控制输注给药系统(target control infusion,TCI),为临床麻醉提供了实时的血药浓度。TCI 提供的血药浓度为滴定药物作用的治疗窗,为静脉麻醉中的药效学研究提供了条件,促进了临床麻醉药效学的发展。确定了不同临床目标点(意识消失,对痛刺激反应消失等)的静脉麻醉药和麻醉性镇痛药的半数有效浓度(C50);催眠药与镇痛药的相互作用;以及药物相互作用的药效学响应曲面。

第二节　神经肌肉监测

54. 神经肌肉接头兴奋传递特点有哪些?

神经肌肉接头兴奋传导特点包括:① 只能单向传递;② 有时间延搁;③ 容易受环境因素和药物的影响;④ 保持"一对一"关系,即运动神经每一次神经冲动到达末梢,便使肌细胞兴奋一次,诱发一次收缩。

55. 什么是神经肌肉阻滞监测?

临床麻醉及 ICU 患者在使用神经肌肉阻滞剂后,对神经肌肉阻滞性质和效能的监测称为神经肌肉阻滞监测。

56. 麻醉手术过程中行神经肌肉阻滞监测的意义是什么?

监测神经肌肉阻滞意义在于: ① 指导神经肌肉阻滞剂用药的个体化;② 指导科学合理使用神经肌肉阻滞剂;③ 防止术后神经肌肉阻滞作用残余导致严重不良后果。

57. 神经肌肉功能监测有何优点?

① 指标客观;② 结果重复对比性好;③ 量化神经肌肉阻滞药物的使用;④ 定性神经肌肉阻滞剂的性质;⑤ 指导残余肌松的拮抗并评估拮抗效果;⑥ 鉴别术后呼吸不恢复的原因。

58. 神经肌肉阻滞监测的基本原理是什么?

基本原理是对运动神经进行超强刺激并评估神经所支配肌肉的诱发反应,通过相关的传感元件检测此反应所得结果即表示神经肌肉阻滞程度。

59. 哪些患者需要使用神经肌肉阻滞监测?

凡是在 ICU 或手术中使用了神经肌肉阻滞剂者,均可行神经肌肉阻滞监测。尤其对于患神经肌肉接头疾病的患者使用神经肌肉阻滞剂时,应当完善神经肌肉阻滞监测。

60. 术中如何根据神经肌肉阻滞监测判断肌松是否满足手术需要?

肌颤搐抑制 90％以上或 4 个成串刺激保持出现 1 个肌颤搐时能满足一般腹部手术的肌松要求;而强直刺激后单刺激肌颤搐计数监测维持计数 1～2 次即可避免剧烈的呛咳或膈肌活动,维持计数为 0 才可完全抑制咳嗽反应。

61. 神经肌肉阻滞监测有哪些临床实际应用?

① 决定气管插管和拔管时机;② 指导使用神经肌肉阻滞剂的方法及追加时

间,节约用药量;③ 决定神经肌肉阻滞剂逆转的时机及拮抗药的剂量;④ 预防神经肌肉阻滞剂的残余作用所引起的术后呼吸功能不全。

62. 神经肌肉阻滞监测禁忌证是什么?

除非由于手术的原因导致某些位置不能监测外,神经肌肉阻滞监测没有禁忌证。

63. 神经肌肉阻滞监测并发症是什么?

常见的并发症有电极粘贴部位的皮肤刺激带来的疼痛不适与擦伤。

64. 神经肌肉阻滞监测局限性是什么?

① 不同肌群对神经肌肉阻滞剂的反应性不同;② 拇内收肌与膈肌、腹直肌、喉内收肌及眼轮匝肌的恢复速度不同,因此拇内收肌功能的恢复与维持正常呼吸肌肉张力的恢复程度不一致。

65. 常用于监测神经肌肉阻滞效应的肌肉有哪些?

常用于监测神经肌肉阻滞效应的肌肉有:拇收肌、喉肌、膈肌、皱眉肌、下肢拇短屈肌或股内侧肌等。

66. 为什么腹腔镜手术的患者建议行神经肌肉阻滞监测?

腹腔镜手术患者术中需要深肌松,使腹部肌群充分麻痹,以获得更佳的手术窥视和操作空间,同时需注意术后神经肌肉阻滞剂残留阻滞作用,因此使用神经肌肉阻滞监测可以指导神经肌肉阻滞剂的应用并预防残余作用。

67. 甲状腺手术应用神经肌肉阻滞监测的部位在哪里? 其优势是什么?

甲状腺手术可应用肌电图(elechomyography,EMG)型肌松监测仪记录喉肌的收缩,记录电极附在气管导管外壁上,位于声门间;另外一种是肌机械图(mechanomyography,MMG)型肌松监测仪通过气管导管上的气囊,根据气囊压力的改变反应喉内收肌的收缩力。

优势:① 合理的调整神经肌肉阻滞剂的用量;② 指导肌松拮抗剂的使用;③ 鉴别术后呼吸恢复不良的原因是中枢性作用还是周围性神经肌肉阻滞剂作用;④ 监测术中喉返神经损伤。

68. 临床常用拇收肌评估神经肌肉阻滞的优缺点有哪些?

优点：用相对敏感的肌肉来指导术中给予神经肌肉阻滞剂,降低药物过量的风险。

缺点：即使对单次和四个成串刺激(train-of-four stimulation，TOF)刺激的反应全部消除也不能排除膈肌运动的可能性,但可通过测定强直刺激后单次刺激肌颤搐计数(post-tetanic count，PTC)来弥补。

69. 神经肌肉功能监测仪由哪两部分组成?

由一个用于产生超强刺激的外周神经刺激器和一个用于测量肌肉诱发反应的机械或者电子装置组成。

70. 神经肌肉阻滞监测仪有哪几类?

神经肌肉阻滞监测仪分为肌机械图(mechanomyography，MMG)型、肌电图(elechomyography，EMG)型、肌加速度描记图(acceleromyography，AMG)、肌压电图(piezoelectric-elechomyography，PZEMG)和肌音描记图(phonomyography，PMG)。

71. 什么是 EMG 型神经肌肉阻滞监测仪?

能够检测肌肉复合动作电位的肌肉阻滞监测仪称肌电图(elechomyography，EMG)型神经肌肉阻滞监测仪,其基本结构包括刺激器、刺激电极、测量电极、放大器、CPU 处理单元、显示器、打印机、电源等。

72. 肌电图(elechomyography，EMG)型神经肌肉阻滞监测仪的监测部位一般有哪些?

在临床麻醉中,首先腕部、肘部尺神经经常被选作刺激部位,其次为腕部正中神经、胫后神经、腓神经、面部运动神经等。

73. 肌电图型神经肌肉阻滞监测仪使用注意事项有哪些?

使用肌电图(elechomyography，EMG)型神经肌肉阻滞监测仪时需要注意：① 刺激电极放在运动神经干走向皮肤上,电极间距距离为 2~3 厘米;② 远离高频电器,避免同一肢体上连接其他监测仪器,减少干扰。

74. 肌电图型神经肌肉阻滞监测仪的优缺点有哪些?

优点:受检部位或肢端不需要特殊固定;人机连接简单;受干扰因素影响小,监测结果比较稳定。

缺点:不能直接反映肌肉收缩力,易受高频电器干扰。

75. 什么是肌机械图型神经肌肉阻滞监测仪?

能够直接或间接监测肌肉收缩力的神经肌肉阻滞监测仪称肌机械图(mechanomyography,MMG)型神经肌肉阻滞监测仪,其传感元件为肌力传感器,能够把肌肉收缩力的变化转变为电信号。

76. 肌机械图型神经肌肉阻滞监测的监测原理?

当电刺激外周运动神经时,该神经所支配的肌肉产生收缩,而在神经肌肉阻滞剂的影响下肌肉收缩力会降低。因此在恒定且足够强大的刺激下,使用肌力传感器测得的肌肉收缩力即可反映神经肌肉松弛程度。

77. 肌机械图型神经肌肉阻滞监测仪的优缺点有哪些?

优点:能直接反应受检部位肌肉的收缩力。缺点:设备复杂,人机连接烦琐,受影响因素较多,监测结果不够稳定。

78. 肌机械图型神经肌肉阻滞监测仪使用注意事项是什么?

MMG型神经肌肉阻滞监测仪易受肢体移动与自主运动的干扰,改变受检肢端与应变元件长轴的关系会影响监测结果。还需要在被测肢端加上一定的前负荷作为静息张力,使肌肉收缩前处于等长状态。

79. 周围神经刺激器常用类型有哪些?

外周神经刺激常用电刺激和磁刺激两种类型。

80. 周围神经刺激器刺激电流输出方式有哪几种?

神经刺激器刺激电流输出方式有自动校准输出和手动校准输出两种形式。

81. 什么是超强刺激电流?

能够引起神经肌肉最大诱发反应的刺激电流,一般为40～60毫安。

82. 神经肌肉阻滞监测为什么应用超强刺激电流？

运动神经包括大量神经纤维，每一个都支配肌肉中的一个运动单元。由于评估神经肌肉阻滞的是整个肌肉的反应，因此需要确切地刺激所有的神经纤维。产生肌肉最大反应的刺激是最大刺激，强度更大的刺激是超强刺激，在神经肌肉阻滞期间超强刺激可以保证所有纤维均被刺激到。

83. 什么是亚强刺激电流？

刺激电流小于超强刺激，且不引起神经肌肉最大反应的刺激称为亚强刺激电流，一般为 20～30 毫安。

84. 周围神经刺激器发出电脉冲的波形宽度代表什么？

刺激脉冲波形宽度代表刺激脉冲持续时间，常用 0.2～0.3 毫秒。刺激脉冲持续时间与神经肌肉的反应强度成正比，持续时间越长，神经肌肉反应越强。

85. 临床上可以用于直接和间接评估神经肌肉功能的方法有哪些？

通过睁眼、握拳、抬头等直接测定肌张力；通过麻醉呼吸球囊间接测定肺顺应性、潮气量及吸气力。

86. 常用的神经肌肉阻滞监测电刺激模式有哪些？

常用的神经肌肉阻滞监测电刺激方式包括：单次颤搐刺激、强直刺激、4 个成串刺激、强直刺激后计数、双重爆发刺激。

87. 什么是单次颤搐刺激？

单次颤搐刺激（single-twitch stimulation，SS）由神经刺激器产生单刺激输出方波，每次间隔 10～20 秒刺激一次，频率 0.1 赫兹，超强刺激电流 40～65 毫安，脉冲宽度 0.2 毫秒。

88. 单次颤搐刺激的优缺点有哪些？

优点：操作简单、患者不适感轻、可反复测试；缺点：敏感性较差、需要术前基础值作参照、不能判断神经肌肉阻滞性质。

89. 单次颤搐刺激的特点有哪些?

单次刺激引起一次肌颤搐,其肌收缩效应与所用刺激的频率有关,常用的刺激频率有两种,即 0.1 赫兹和 1.0 赫兹。1.0 赫兹的单刺激仅用于确定最大刺激强度,0.1 赫兹可用于神经肌肉阻滞剂监测。

90. 什么是强直刺激?

强直刺激(tetanic stimulation,TS)是以一组连续的低频输出刺激神经肌肉,频率为 30 赫兹、50 赫兹、100 赫兹或 200 赫兹,常用 50 赫兹,刺激电流 50～60 毫安,持续时间为 5 秒。强直刺激可以用来判断阻滞性质。

91. 什么是强直收缩?

强直收缩是由强直刺激引起的,当肌肉接受一连串间隔时间很短的连续兴奋冲动时,由于各个刺激间的时间间隔很短,前一刺激所引起的收缩尚未结束,后一个刺激又引起下一次收缩,因而在一连串的刺激过程中,肌肉一直维持在收缩的状态。

92. 强直刺激的优缺点有哪些?

优点:比单次刺激更敏感地反映肌肉阻滞程度,监测肌肉阻滞性质;缺点:易引起受刺激部位疼痛,不宜做连续动态监测。

93. 什么是衰减和易化?

衰减:持续刺激的刺激频率增高到 20 赫兹以上时,肌颤搐就会融合成为强直收缩。在部分非去极化阻滞时,强直收缩的肌力不能维持即为衰减。

易化:强直刺激后短时间内给于单刺激,肌颤搐增强。

94. 使用非去极化与去极化神经肌肉阻滞剂时,强直刺激的神经肌肉表现分别是什么?

非去极化阻滞时,神经肌肉对强直刺激反应有衰减现象,部分可出现强直后易化现象,一般持续 60 秒;去极化阻滞时,神经肌肉对强直刺激反应不会出现衰减现象。

95. 什么是 4 个成串刺激?

4 个成串刺激(train-of-four stimulation,TOF)是由一串有 4 个频率为 2 赫

兹,波宽为 0.2～0.3 毫秒的矩形波组成的成串刺激,连续刺激时其串间距为 10～12 秒,4 个成串刺激引起 4 个肌颤搐,分别为 T1、T2、T3 和 T4。用 TOF 刺激可以观察肌颤搐的收缩强度和各次肌颤搐之间是否依次出现衰减,观察衰减可以确定神经肌肉阻滞剂阻滞特性及评定神经肌肉阻滞作用的程度。

96. 4 个成串刺激的优缺点有哪些?

优点:可进行连续、动态的定量监测,清醒患者对超强刺激虽有不适感,多数可以忍受;缺点:敏感性不如强直刺激。

97. 如何根据 4 个成串刺激监测肌肉阻滞效果?

TOF 的 4 个肌颤搐变化可以反映非去极化神经肌肉阻滞剂的阻滞程度。当非去极化神经肌肉阻滞剂的阻滞程度逐渐增强时,T4/T1 比值逐渐变小,直至 T4、T3、T2 和 T1 随阻滞程度增加而依次消失,当 T4、T3、T2 和 T1 消失,分别相当于单刺激时肌颤搐抑制 75%、80%、90%和 100%。

98. 用 4 个成串刺激监测非去极化阻滞时会出现哪些现象?

非去极化阻滞程度较浅时,4 次颤搐反应幅度虽然都降低,但是都能出现,T4 首先发生衰减,根据 T4/T1 值可以判断神经肌肉阻滞性质与程度,随着神经肌肉阻滞程度进一步加深,四次刺激按照 T4、T3、T2、T1 的顺序消失。

99. 用 4 个成串刺激监测非去极化阻滞恢复时会出现什么现象?

深度的非去极化阻滞后,在恢复期 4 个刺激按照 T1、T2、T3、T4 的顺序出现,临床上可以按照 T4/T1 的比值来判断神经肌肉阻滞作用的恢复情况。

100. 4 个成串刺激监测非去极化阻滞时,阻滞水平可分为哪几个阶段?

注射气管插管剂量的非去极化神经肌肉阻滞剂后,TOF 记录可以显示神经肌肉阻滞的四个阶段或水平:极深度阻滞、深度阻滞、中度或手术阻滞和恢复。

101. 什么是极深度神经肌肉阻滞?

注射一个插管剂量的非去极化神经肌肉阻滞剂后 3～6 分钟内发生极深度神经肌肉阻滞,这依赖于给予药物及其剂量,该阶段也称为"无反应期"。在该阶段对任何模式神经刺激都没有反应,其持续时间的长短主要依赖于神经肌肉阻滞剂作用持续时间和给药剂量。

102. 什么是深度神经肌肉阻滞？

极深度阻滞后即为深度神经肌肉阻滞，其特征为对 TOF 刺激无反应，但出现强直后颤搐（即 PTC≥1）。

103. 什么是中度或手术阻滞？

当对 TOF 刺激的第一反应出现时，表示进入中度或手术阻滞，该阶段特点为对 TOF 刺激的 4 个反应逐渐恢复。神经肌肉阻滞程度与对 TOF 刺激的反应数存在很好的相关性，只能看到一个反应时，神经肌肉阻滞程度为 90%～95%；当第四个反应出现时，神经肌肉阻滞通常为 60%～85%。

104. 用 4 个成串刺激监测去极化阻滞时会出现哪些现象？

在使用去极化神经肌肉阻滞剂后，四次刺激不会出现衰减现象，而且颤搐反应高度会同等程度降低。

105. 神经肌肉阻滞的恢复期 TOF 值与临床表现有哪些相应关系？

TOF 的肌颤搐从 T4 到 T1 的顺序恢复，当 4 个肌颤搐均出现时约相当于单刺激时肌颤搐的 25% 恢复。T4/T1 恢复到 0.60，患者能保持抬头 3 秒；T4/T1＞0.75，此时抬头试验能维持 5 秒；T4/T1 达 0.9 时，肌张力充分恢复，没有明显残余肌松作用。

106. 对于 TOF 没有反应的患者，应该怎样评估神经肌肉阻滞程度？

应该检查神经刺激器的功能。如果神经刺激器能够正常工作，对于 TOF 或者单颤搐刺激没有反应，PTC 可以用来评估神经肌肉阻滞程度，若 PTC 为 0，则此时神经肌肉阻滞程度较深，不适合给予拮抗，需要继续机械通气。

107. 什么是强直刺激后单次刺激肌颤搐计数？

在外周神经肌肉深度非去极化阻滞时，TOF 与单次颤搐监测为 0 的无反应期，先用 1.0 赫兹的单次颤搐刺激 60 秒，继而用 50 赫兹持续 5 秒，3 秒后再用 1.0 赫兹单次刺激 16 次，记录强直刺激后的单次刺激反应次数。

108. 强直刺激后单次刺激肌颤搐计数的优缺点有哪些？

优点：可监测 TOF 和单次颤搐刺激不能检测的深度神经肌肉阻滞；缺点：不能监测连续的动态过程，不能应用于去极化阻滞的监测。

109. 强直刺激后单次刺激肌颤搐计数有何临床意义？

肌颤搐计数（post-tetanic count，PTC）能够对外周肌肉神经肌肉阻滞程度进行定量判断，可以用于对单刺激或 TOF 还未出现反应时评价神经肌肉阻滞的程度，PTC 数目越少，阻滞程度越深。

110. 全身麻醉时腹部肌群充分阻滞时的强直刺激后单次刺激肌颤搐计数值是多少？

由于人体膈肌对神经肌肉阻滞剂的敏感性比拇收肌差，当拇收肌没有肌颤搐时，膈肌并未完全抑制，因此腹部肌群充分阻滞的深度肌松程度可用 PTC 进行监测，维持 PTC 计数 1～2 可避免膈肌活动，维持计数为 0 可完全抑制咳嗽反应。

111. 强直刺激后单次刺激肌颤搐计数与四个成串刺激（train-of-four stimulation，TOF）有何区别？

（1）刺激模式不同：PTC 指利用强直刺激衰减后的易化原理，用 50 赫兹强直刺激持续刺激 5 秒后间隔 3 秒再给以单刺激（1 赫兹）；TOF 指连续给予 4 个波宽为 0.2 毫秒，频率为 2 赫兹的电刺激。

（2）临床应用不同：PTC：① 肌松无效应期维持深度肌松，② 预测单刺激和 4 个成串刺激肌颤搐出现时间；TOF：① 气管插管时肌松程度监测，② 手术期维持外科肌松和肌松恢复期监测，③ 术后肌松消退监测。

112. 什么是双短强直刺激？

双短强直刺激（double-burst stimulation，DBS）是由两组短暂的强直刺激组成，间隔 750 毫秒，各组中脉冲间隔时间为 20 毫秒，刺激脉冲宽度为 0.2 毫秒。

113. 双短强直刺激的优缺点有哪些？

优点：提高残余神经肌肉阻滞的检出率，同时 DBS 后神经肌肉传递恢复正常时间亦较强直刺激缩短很多，两次 DBS 之间只需间隔 15～20 秒即可；缺点：主要是对清醒患者所致不适感重于 TOF。

114. 全身麻醉的不同时期可选用哪些不同的刺激模式？

①　术前，在静注神经肌肉阻滞剂前一般用 1.0 赫兹的单刺激确定超强刺激，而后用 0.1 赫兹的单刺激或 4 个成串刺激确定给神经肌肉阻滞剂前的肌颤搐对照值，并连续监测注药后的起效时间，以及选择最佳的气管插管时间；②　术中，一般腹部手术肌颤搐压抑 90％以上或使用 TOF 保持出现 1～2 个肌颤搐；腹腔镜手术用 TOF 刺激要保持仅出现 1 或 0 个肌颤搐；对要求绝对保证患者膈肌活动消失的手术用 PTC 监测。③　术后，选用 TOF 和双短强直刺激。

115. 如何根据神经肌肉监测结果把握神经肌肉阻滞拮抗剂的应用时机？

在对 TOF 刺激至少有 2 个反应存在或有神经肌肉功能恢复的明显临床体征后，才能使用新斯的明拮抗。对拟使用特异性肌松拮抗药舒更葡糖钠的患者，可根据 TOF 监测结果决定用量，如 PTC 为 1～2，舒更葡糖钠用量为 4～8 mg/kg，如 TOF1～2 则用量为 2 mg/kg。

第三节　神经电生理监测

116. 什么是神经电生理监测？具体包括哪些常见技术？

神经电生理监测是通过联合应用各种神经电生理技术来持续监测术中神经结构功能完整性的一种方法。常见的神经电生理技术主要包括：脑电图、体感诱发电位、运动诱发电位、脑干听觉诱发电位、视觉诱发电位和肌电图等。

117. 在手术室内，哪些因素可对神经电生理监测造成影响？

在手术室内，麻醉、温度和环境等因素对神经电生理监测可有明显的影响，50 赫兹的噪声、电凝、电钻、显微镜和其他电子设备的操作过程中都可产生电磁干扰，从而造成伪迹。

118. 术中神经电生理监测的目标是什么？以什么作为基准和预警信号？

术中神经电生理监护的目标是在发生永久性神经损伤前能够实时监测到由于缺血、占位效应、牵拉、热损伤或直接损伤导致的神经功能障碍。术中神经电生理监测一般以患者术前自身数值作为基准，以术中基线的变化作为预警信号。

119. 什么是脑电图？

脑电图（EEG）是监测脑功能最基础方法，是将脑自发性生物电放大记录而获得的波形图，反映大脑皮层锥体细胞产生的突触后电位和树突电位的整合，包括原始脑电图、计算机处理后脑电图和双频谱分析。

120. 围术期影响 EEG 波形的因素有哪些？

全身麻醉药可降低 EEG 的波幅和频率，如巴比妥类药物、丙泊酚和依托咪酯可剂量依赖性地抑制 EEG 信号，并在单次大剂量给药时可完全抑制 EEG。吸入麻醉药也可浓度依赖性地抑制 EEG，如 1.75% 异氟烷呼气末浓度可产生爆发抑制。阿片类镇痛药在麻醉剂量时很少对 EEG 产生明显影响。此外，低温也会影响 EEG。

121. 描述 EEG 信号的参数有哪些，分别代表什么意思？

闭眼静息 EEG 模式的基础波形可用于与麻醉后 EEG 进行对照。清醒患者的基本频率是 β 波（>13 赫兹），觉醒大脑所有区域可以记录到这种高频率和低振幅的信号。闭眼会出来振幅更高的 α 波（8~13 赫兹），在枕部区域最明显。脑电抑制的患者可出现低频率的波形（θ 波 4~7 赫兹，δ 波≤4 赫兹）。

122. 脑动脉瘤夹闭术一般使用何种神经电生理监测？

脑动脉瘤夹闭术常用监测有 SSEP、MEP。SSEP 有助于发现可能的皮质缺血性损伤，预测术后神经功能。而 MEP 监测旨在更加有效地评估内囊皮质下通路的完整性。

123. 异常 EEG 的波形会发生什么变化？ 举例说明。

异常 EEG 的特征包括大脑两个半球相应电极记录的脑电频率或幅度或两者都不对称，或在正常记录时，脑电幅度和频率的模式不是所期望和预计的，这些异常模式反映了脑解剖结构和代谢的异常。有肿瘤、癫痫和脑缺血或脑梗死时可出现脑电局部不对称。癫痫时可能记录到高电压棘波和慢波，而脑缺血可有慢波，幅度正常（轻度或中度时）或消失（严重时）。

124. 脑电图监测的适应证有哪些？

脑电图监测的适应证包括：颈动脉内膜切除术及其他颅内血管手术或其他可

能导致大脑皮质缺血的手术，如动脉瘤夹闭术和颅内动静脉畸形手术、心肺转流术、癫痫手术中判断癫痫灶部位、颅内外血管旁路手术操作。

125. 什么是感觉诱发电位？

感觉诱发电位（sensory evoked potentials，SEP）是指对机体感觉系统的任何一点给予刺激，在该系统的特定通路上的任何部位均能检测出的生物电反应。

126. 感觉诱发电位监测的常用感觉通路是什么？

感觉诱发电位（sensory evoked potentials，SEP）监测有三种基本类型：体感诱发电位（somatosensory evoked potentials，SSEP）、脑干听觉诱发电位（brainstem auditory evoked potentials，BAEP）和视觉诱发电位（visual evoked potentials，VEP）。

127. 体感诱发电位有哪些临床应用？

体感诱发电位（SSEP）是沿传入感觉系统记录连续的波形，可了解感觉传导通路功能障碍的位置。上肢 SSEP 可用于颈动脉内膜切除术和颅内前循环血管病变手术中的监测；下肢 SSEP 可用于涉及脑后循环血管病变的颅内手术；同时监测双上肢和双下肢的 SSEP 有助于识别早期脊髓损伤，可用于脊髓可能受损的高危手术。SSEP 监测的另一作用是在切除感觉-运动皮质附近肿瘤或血管病变时定位运动皮质，从而避免损伤运动功能区。

128. 术中进行有效体感诱发电位（SSEP）监测的注意事项有哪些？

① 术中进行有效 SSEP 监测的第一步是刺激相应的神经。在一般情况下，选择术中刺激的神经应该在高危手术区域之下，而记录点则在手术区域以上；② 选择合适的电极对术中进行有效 SSEP 监测至关重要；③ 调整恰当的刺激强度和刺激时程。

129. 体感诱发电位监测的记录内容具体包括哪些？

体感诱发电位监测的记录内容具体包括电极类型，电极位置以及具体设备参数。具体设备参数包括通道可用性、过滤、平均和时间轴。

130. 颞叶占位伴语言功能区异常患者行开颅手术过程中出现癫痫应如何处理？

术中癫痫可能是患者原发的基础病变类型，也可能是由于定位皮质表面时刺激器所致。外科医生为避免并发症，不会在同一区域连续刺激两次。如果癫痫发生，常表现为患者不再回答问题，但气道压可维持，同时可能伴有呢喃声等。一般情况下可由外科医生用冷刺激溶液（如乳酸林格液）刺激皮质以应对，若无效，小剂量丙泊酚（10～20 毫克）足以终止癫痫。

131. 手术对体感诱发电位监测的影响因素有哪些？

① 组织灌注：血压和神经组织灌注的变化可以影响 SSEP 监测。如果灌注不足，SSEP 监测波幅出现下降；② 通气/氧合：血氧和二氧化碳分压的变化可影响 SSEP 监测。术中低氧血症会导致 SSEP 监测波幅下降，而二氧化碳分压在 50 mmHg 以下的高碳酸血症一般不会影响 SSEP 监测；③ 颅内压：颅内压增高可降低皮质 SSEP 监测幅度和延长潜伏期；④ 温度：进行性的低温可导致 SSEP 监测潜伏期延长，波幅下降，并最终消除信号。

132. 如何使用体感诱发电位定位运动皮质？

通过直接放置在暴露皮质上的电极条或电极带记录 SSEP，获得正中神经 SSEP 最大的 N20 波。依据中央沟前后的皮质所记录到正中神经 SSEP 具有急性反转的特性，可以确定中央沟和运动皮质的位置。

133. 什么是运动诱发电位？其监测的运动通路是什么？

运动诱发电位（motor evoked potential，MEP）监测是指用电或磁刺激大脑皮层，使锥体细胞轴突产生一个去极化的动作电位，在锥体束或骨骼肌上进行记录的一项检查运动神经系统功能的神经电生理学方法，目前最常用的监测方法是颅运动诱发电位（transcranial motor evoked potentials，Tc-MEP）。运动通路从运动皮层开始下行，在脑干越过中线，并在同侧脊髓前索下行（皮质脊髓束），并最终产生复合肌肉动作电位（compound muscle action potentials，CMAP）或脊髓前角细胞的突出反应（直接波，D 波）。

134. 运动诱发电位的生成机制是什么？

运动诱发电位可以从放置在头皮上的电极经颅电刺激获得，其波形（D 波和 I

波)可经靠近脊髓的硬膜外电极(脊髓运动诱发电位)和上肢或下肢(肌源性运动诱发电位)电极进行记录。在开颅手术中运动诱发电位也可直接电刺激运动皮质或皮质下运动通路(运动皮质或锥体束功能定位的一种手段)定位。

135. 运动诱发电位监测适应的手术种类有哪些?

运动诱发电位监测适应的手术种类有功能神经外科、主动脉或脊髓手术中监测运动通路的完整性。

136. 与体感诱发电位监测相比,运动诱发电位监测的优势有哪些?

与体感诱发电位监测相比,运动诱发电位监测在监测缺血时间分辨率上具有优势(30分钟 vs. 5分钟),这可能是因为除了监测脊髓运动有髓纤维束的完整性外,运动诱发电位还监测对缺血极为敏感的脊髓灰质功能完整性。

137. 运动诱发电位监测的影响因素有哪些?

运动诱发电位监测的影响因素有麻醉、已经存在的神经病变、刺激点到运动皮质的距离、运动神经元功能减退和年龄等。

138. 运动诱发电位术中干预的标准是什么?

评估运动诱发电位最常见的标准是固定的刺激参数(刺激数目和强度)产生相似的肌肉反应(波幅、潜伏期或波峰数目)。也有研究采用复合肌肉运动电位(CMAP)幅度的降低,或不同的刺激阈值的变化来定义损害发生的临界值;或把CMAP反应的存在或不存在作为唯一标准。还有研究关注的是运动诱发电位波峰数目的减少。

139. 运动诱发电位是如何获得的,其监测目的是什么?

运动诱发电位用于评估电信号下行运动通路通过内囊、脑干、脊髓和周围神经进入肌肉的通路的功能完整性。施加一系列电刺激后,其反应通过放置在受神经支配的肌肉或脊柱或周围神经中的电极来记录。这组电脉冲依次刺激神经元,产生多个下行波,其功率足以达到次级神经元收缩相应肌纤维或束的去极化阈值。通过监测这些电信号并采取措施,能够最小化或消除对这类运动通路造成的损伤。

140. 必须进行术中运动诱发电位监测的情况有哪些？

除术者要求外，以下特定的脊椎手术中必须进行 MEP 检测：脊柱畸形、脊柱侧弯大于 45°、先天性脊柱异常、髓内与髓外肿瘤切除、广泛的前壁和脊髓型颈椎病椎管狭窄后路减压、马尾和(或)个别神经根功能障碍。

141. 全身麻醉药物对运动诱发电位有何影响？

麻醉药是强大的经颅运动诱发电位(transcranial motor evoked potentials, Tc-MEP)抑制剂。吸入麻醉药在临床有效浓度可抑制大脑皮质活化和脊髓前角运动神经元的激活。巴比妥类药物和丙泊酚也引起剂量依赖性的 TcMEP 信号抑制，而单次给药可能会导致短暂的或长时间的抑制，甚至信号消失。苯二氮䓬类药物也会抑制 TcMEP，但比巴比妥类药物和丙泊酚抑制作用弱。氯胺酮和依托咪酯很少影响 TcMEP 监测。阿片类镇痛药对 TcMEP 监测几乎无影响。

142. 要求最佳的经颅运动诱发电位监测时如何使用肌松剂？

最佳的 Tc-MEP 监测要求完全避免使用神经肌肉阻断剂，但这也意味着术中患者体动导致的伤害风险增加，因此足够的麻醉深度和术中维持肌肉松弛是预防发生体动所必需的。因此，一般选择持续静脉输注短效或中效的神经肌肉阻滞剂，如阿曲库铵、顺式阿曲库铵或维库溴铵，维持所需的神经肌肉阻滞程度一般保持在四个成串刺激 2 个反应值或基础肌肉单次颤搐波幅的 $20\%\sim50\%$。

143. 脑干听觉诱发电位的生成机制是什么？

脑干听觉诱发电位是听觉神经和脑干对传递到耳朵的反复"喀啦"声产生反应所得到的波形。

144. 脑干听觉诱发电位的临床应用有哪些？

脑干听觉诱发电位监测常应用在后颅窝神经外科手术中，如听神经瘤切除术，以及防止缺血或牵拉导致第八对脑神经的损伤；也可用于监测由于缺血或占位效应而导致脑干可能损伤的手术，如涉及脑干和第四脑室的颅内肿瘤切除或动静脉畸形修补术。脑干听觉诱发电位有时也可用于全身麻醉麻醉深度的监测。

145. 麻醉和手术对 BAEP 监测的影响因素有哪些？

全身麻醉药对短潜伏期听觉诱发电位波形记录影响甚微 N_2O 在咽鼓管积聚

第一
章

可以减少在中耳传导,术中液体包括出血进入中耳也会对声音的传导产生影响,进而影响短潜伏期听觉诱发电位。

146. 脑干听觉诱发电位监测适应的手术种类有哪些?

短潜伏期听觉诱发电位常应用于后颅窝神经外科手术中,如听神经瘤切除术,以防止缺血或牵拉导致的第八对脑神经的损伤。由于缺血或占位效应而导致脑干可能损伤的手术,如涉及脑干或第四脑室的颅内肿瘤切除或动静脉畸形修补术,短潜伏期听觉诱发电位在确认和防止神经损伤方面也是非常有用的。

147. 脑干听觉诱发电位监测的听觉通路是什么?

脑干听觉诱发电位的听觉系统以一个连续的方式处理声音信号,首先声音的声波能量在内耳耳蜗转换成可编码的电化学信号,然后信号沿听觉通路第八对脑神经,脑干和脑的初级听觉皮质进行传输。术中用于听觉通路完整性监测的是短潜伏期听觉诱发电位。脑干听觉诱发电位主要用于监测从耳蜗神经到中脑之间的听觉通路,而颅内手术常危及该通路。

148. 如何识别脑干听觉诱发电位波形?

一个正常的脑干听觉诱发电位应该至少显示 3 个清晰的波形:Ⅰ、Ⅲ、Ⅴ波,Ⅰ波代表来自外周耳蜗神经的反应,而接下来的四个小波起源于脑干的上行结构。

149. 视觉诱发电位的生成机制是什么?

视觉诱发电位(VEP)是由枕叶皮质对视觉刺激(通常情况下通过 LED 护目镜上的闪烁光)反应产生的波形。

150. 全身麻醉药对视觉诱发电位有何影响?

吸入和静脉麻醉药可引起剂量依赖性的视觉诱发电位波幅下降和潜伏期延长。

151. 视觉诱发电位监测适应的手术种类有哪些?

视觉诱发电位通过放置于枕叶皮质上的电极进行记录,监测手术过程中视觉通路完整性,已成功用于涉及视神经和视交叉神经附近的肿瘤和血管病变的神经外科手术。

152. 视觉诱发电位是什么, 有何临床应用?

视觉诱发电位是由枕叶皮质对视觉刺激反应产生的波形, 能够监测手术过程中视觉通路的完整性。目前临床上主要用于涉及视神经和视交叉附近的肿瘤和血管病变的神经外科手术。

153. 肌电图监测适应的手术种类有哪些?

① 肌电图可对外周和脑神经进行监测, 以评估其完整性, 并且可以通过记录其所支配肌肉上的 CMAP 定位该神经;② 在未使用肌松剂的情况下肌电图还可以用于观察肌肉的自主活动;③ 在后颅窝手术中, 通常对容易损伤的第七对脑神经进行监测;④ 在腮腺手术或其他涉及头颈、耳或鼻窦的耳鼻喉科手术中使用;⑤ 所有涉及四肢和躯干的周围神经都可以进行监测。

154. 什么是肌电图?

在术中监测时, 为了识别神经结构并判断其是否损伤, 使用仪器记录骨骼肌活动产生的生物电图形的技术称之为肌电图(electromyogram, EMG)。

155. 肌电图有何临床应用?

肌电图(EMG)不同于其他诱发电位监测, EMG 信号不是通过故意刺激神经传导通路某一特定点而产生的, 而是记录手术区域内的神经根所支配的肌肉群的自发电活动从而形成的电位图形。其目的是探查手术区域内的神经根是否有损。EMG 常用于颅底手术、颈椎和腰椎的手术中。

156. 全身麻醉药物对肌电图有何影响?

全麻药物不干扰肌电活动的反应, 但是神经肌肉阻滞剂会阻断神经肌肉接头, 使肌肉完全松弛, 影响或无法记录到肌肉反应活动, 因此在 EMG 描记时应避免使用神经肌肉阻滞剂。

157. 对患者进行肌电图和神经传导监测有哪些注意事项。

在全身麻醉患者中进行 EMG 或 NCS 监测需要避免使用肌松剂, 如果全麻诱导需要气管插管, 可选用短效的肌松剂, 在使用肌松监测仪确认神经肌肉接头已全面恢复后, 再进行 EMG 或 NCS 监测。

158. 神经电生理监测中的麻醉原则是什么?

麻醉的原则首先要保证无痛和意识消失,并尽可能达到术中制动。因此麻醉药物必须持续输注(或吸入)以保持稳定的麻醉深度,尽量避免术中单次推注。由于全身麻醉药可对突触传递和神经传导产生影响,在体感诱发电位监测中尽量避免吸入麻醉药;运动诱发电位和肌电图监测尽量不用肌松药等。

159. 神经电生理监护定位技术中的麻醉原则是什么?

全身麻醉下的皮质和皮质下电刺激定位技术最理想的条件是完全避免使用神经肌肉阻断剂,但这也意味着术中患者体动导致的伤害风险增加,因此术中需要足够的麻醉深度和适当的肌肉松弛,一般选择持续静脉输注短效或中效的神经肌肉阻滞剂,如阿曲库铵、顺式阿曲库铵或维库溴铵,维持所需的神经肌肉阻滞程度一般保持在 TOF(四个成串刺激)2 个反应值或基础肌肉单次颤搐波幅的 20%~50%。

160. 皮质和皮质下定位技术应用中的麻醉原则是什么?

因皮质和皮质下电刺激术中花费时间较久,且刺激和唤醒本身会带来各种风险,常见并发症包括呼吸抑制或气道阻塞导致高碳酸血症而增加颅内压;疼痛刺激或出血等带来的循环不稳定以及电刺激导致的癫痫发作。故必须保持呼吸道的通畅并予以吸氧,维持循环的稳定以及控制癫痫。因此术前必须制定详细的麻醉计划,并与神经外科医生和监测者保持充分的沟通,提前了解关键时间点,便于神经电生理监护,及时处理可能发生的事件。

161. 皮质和皮质下电刺激定位技术是什么,主要应用于哪些方面?

皮质和皮质下定位是新发展起来的一种术中神经电生理监护技术,其目的是能可靠地确认涉及运动、感觉、语言和认知功能的皮质和皮质下功能通路。直接电刺激受病变累及的皮质和皮质下结构来定位脑功能区,可为神经外科医师提供肿瘤与该区域的地形关系。在胶质瘤切除术中其应用最为广泛。

162. 进行术中电刺激定位时需要考虑哪些因素?

进行术中电刺激定位时,一般需要进行 3 次刺激以保证定位的准确性,并推荐在唤醒麻醉下进行运动功能区的定位而不仅仅是在全麻下进行,同时需要选择合适的刺激和任务执行时机。

163. 皮质和皮质下电刺激有哪些局限性？

局限性有以下几点：① 安全性，目前临床设定的刺激参数不大可能产生器质性神经元损伤，但仍有导致患者发生严重癫痫的风险；② 精确性，直接电刺激产生的电流可在皮质间扩散，从而降低了预测术后结果的特异性；③ 复杂性，不同个体之间运动皮质功能区存在变异，并且同一个体之间的不同脑区对皮质下电刺激的运动反映也存在差异；④ 功能单一性，直接皮质或皮质下电刺激通常只用于定位，很少用于持续监测。

164. 什么是神经电生理监护定位技术？

神经电生理监护包含监测和定位两种技术，而定位技术是指某个手术阶段在未明确功能的神经组织内确认靶神经或神经功能。

165. 临床上应用最广泛的脑功能定位方法是什么？

皮质电刺激技术，即通过皮质电刺激来诱导神经功能发生改变来进行定位，是目前临床上应用最广泛的脑功能定位方法。近年来术中电刺激皮质下定位技术的进展证实定位脑白质对避免术后永久性的神经功能损伤至关重要。

166. 进行后颅窝手术时肌电图最常监测第几对脑神经？

进行后颅窝手术 EMG 最常用于监测第Ⅶ对脑神经（面神经）。

167. 诱发电位监测最常用哪种监测方式？

最常用的诱发电位监测是 BAEP，用来监测第Ⅷ对脑神经（听神经）和听觉传导通路功能对耳道内声音的反应。

168. 脑功能区进行术中电刺激定位的优缺点？

（1）安全性：按目前刺激参数进行皮质或皮质下电刺激可能产生放电，导致癫痫。

（2）精确性：术中电刺激定位并不是金标准。皮质间的功能连接性和直接电刺激产生的电流扩散可能高估皮质范围，低估安全手术切除的范围。

（3）复杂性：个体之间运动皮质功能区存在变异，放电后阈值存在差异，定位结果的解释可能存在复杂化。

（4）功能单一性：定位语言皮质或皮质下功能位点时可能出现阴性结果，使语言区定位不能在单次电刺激时完成。

169. 颈动脉内膜切除术中采用躯体感觉诱发电位相较于 EEG 监测有何优势？

　　躯体感觉诱发电位(SSEP)是一种特殊类型的电生理监测，其通过刺激外周神经，监测并记录外周神经至大脑皮层感觉信号通路的电信号，以判断通路的完好性，特定波形的改变提示缺血的发生，在全身麻醉状态下等电位 EEG 只能提示神经元处于静息状态，不能提示缺血的发生，SSEP 监测则不受或较少受到影响。此外，既往脑卒中患者双侧基础 SSEP 波形不对称，但并不影响其作为一种有效的临床监测方法，其相对于脑电图具有优势。

第四节　急慢性疼痛的监测

170. 与全身应用阿片类药物相比，围术期硬膜外镇痛的优点有哪些？

　　围术期硬膜外镇痛的优点包括促进胃肠功能恢复，降低肺部并发症、凝血相关性不良事件以及心血管事件发生率，特别是对高危患者和手术而言。但对个体患者需权衡硬膜外镇痛的利弊，并应在术后硬膜外镇痛期间采取适当的监测方案。

171. 疼痛引起的主要神经内分泌反应有哪些？

　　疼痛引起的主要神经内分泌反应涉及下丘脑-垂体-肾上腺皮质系统与交感肾上腺系统的相互作用。

　　疼痛引起脊髓节段以上的反射性反应可引起交感神经张力增加、儿茶酚胺和分解代谢性激素(如糖皮质激素、促肾上腺皮质激素、抗利尿激素、胰高血糖素、醛固酮、肾素、血管紧张素Ⅱ)分泌增加以及合成代谢性激素分泌减少。其作用结果包括水钠潴留以及血糖、游离脂肪酸、酮体和乳酸水平升高，并出现高代谢性分解状态，表现为代谢与氧耗增加、储存部位代谢底物动员。

172. 疼痛引起的神经内分泌应激反应对机体有哪些危害？

　　术后高凝状态：凝血功能增强(如天然抗凝物质水平的降低和促凝物质水平的增加)、纤维蛋白溶解的抑制、血小板反应性和血浆黏性增强。术后免疫抑制：与手术损伤严重程度相关。高血糖症：可能导致伤口愈合差以及免疫功能抑制。交感神经系统兴奋：心肌耗氧量增加；延迟术后胃肠蠕动功能的恢复。激活伤害性感受器,启动一些有害性脊髓反射弧：术后呼吸功能显著降低,特别是上腹部和胸部手术后;脊髓反射性抑制膈神经兴奋性;患者由于疼痛而呼吸变浅,咳嗽不充分。启动脊髓反射性抑制胃肠道功能。

173. 什么是超前镇痛和多模式镇痛?

超前镇痛的定义包括在手术开始之前给予什么药物,用什么来防止单纯切口损伤引起的中枢敏化建立(即术中),用什么来防止切口损伤和炎症损伤引起的中枢敏化(如术中和术后)。当完全阻止伤害性刺激的传入并将这种阻滞延续到术后,可观察到最大临床益处。

多模式策略原则包括：通过应用区域阻滞技术和镇痛药联合使用(即多模式镇痛)来控制术后疼痛,使患者早期活动,早期恢复肠道营养、接受培训及减轻围术期应激反应。

174. 术后镇痛的患者应进行哪些监测和记录?

(1) 镇痛药物：① 药物名称、浓度和剂量;② PCA 泵参数的设置：需求量、锁定时间、持续输注量;③ 给药总量(包括无效和有效剂量的总数);④ 限量设置(如 1 小时或 4 小时内限制所给药量);⑤ 补充或额外镇痛药。

(2) 常规监测：① 生命体征：体温、心率、血压、呼吸频率;② 镇痛：静息和活动时的疼痛水平、疼痛的缓解情况、额外药物的使用。

(3) 副作用：① 心血管系统：低血压、心动过缓或心动过速;② 呼吸状况：呼吸频率、镇静水平;③ 恶心和呕吐、瘙痒;④ 神经系统检查;⑤ 运动阻滞或功能和感觉水平的评估;⑥ 硬膜外血肿的证据。

(4) 附加说明：① 不良反应的治疗;② 合并其他 CNS 抑制药;③ 需要通知主管医师的参数变化;④ 有问题时的联系方式;⑤ 如 PCA 泵出现故障时的紧急镇痛措施。

175. 什么是手术体积描记指数?

手术体积描记指数(surgical pleth index, SPI)是一种基于外周末梢脉搏波幅度以及心跳间隔(heart beat interval, HBI)的新的术中疼痛监测方法。

176. SPI 监测的基本原理是什么?

应激刺激所引发的外周交感神经系统的激活会诱导远端血管收缩,血管收缩的程度取决于交感神经刺激强度。通过测量指尖部的红光吸收能够计算出反映血管收缩程度的光电容积脉搏波幅度（photoplethysmographic pulse wave amplitude，PPGA），其与自主神经系统活化有良好的相关性，这一相关性可以反映交感神经刺激的强度。

177. 如何进行 SPI 监测？

SPI 可以通过监护仪（GE Healthcare，Helsinki，Finland）上重复利用的 SpO_2 监测探头监测得到的心脏搏动间期和脉搏波幅并计算后得到，计算公式为 SPI＝100－（0.3×标准心脏搏动间期＋0.7×容积描记的脉搏波幅），取值范围为 0～100，较高的数值表示较高的应激水平，镇痛不足；较低的数值则表示较高的镇痛水平。目前认为取值范围 20～50 是合适的伤害刺激-抗伤害刺激水平。SPI 变化的幅度（ΔSPI）＞10 或数值＞50 表明镇痛不足。其具有无创、简单、快速等特点。

SPI 在全身麻醉期间能够反映交感神经对心血管的调节活动，同时在监测伤害性应激-抗伤害性应激平衡（nociception-anti-nociception balance，BANA）时的敏感性及特异性明显优于传统的 HR 和 BP，并且 SPI 与应激激素（促肾上腺皮质激素、皮质醇、肾上腺素和去甲肾上腺素）呈中度相关性，能够以高灵敏度和特异性预测促肾上腺皮质激素的变化。

178. SPI 监测的局限性有哪些？

SPI 在全身麻醉中定量伤害感受的效果已经在临床应用中得到证实，但其临床应用具有一定的限制，包括血管活性药物、血容量变化、起搏器、心律失常、体位改变、患者处于清醒状态以及儿童，都可能影响 SPI 测量的准确性。

179. 全身麻醉痛反应指标项目有哪些？

（1）基于分析心率的监测指标：① 心率变异性（heart rate variability，HRV）；② 镇痛与伤害性刺激指数（analgesia nociception index，ANI）。

（2）基于分析末梢循环的监测指标：① 光电容积脉搏波（photoplethysmography，PPG）；② 灌注指数（perfusion index，PI）。

（3）同时分析心率与末梢灌注的监测指标。

（4）基于脑电分析的监测指标：① 状态熵（state entropy，SE）和反应熵（response entropy，RE）；② 镇痛指数痛觉诱发电位（pain-related evoked potential，PREP）。

（5）基于分析瞳孔的监测指标。

180. 什么是心率变异性？

心率变异性（heart rate variability，HRV）是指每搏心跳 R－R 间期之间的差值的变化，反映交感神经和副交感神经对窦房结的共同作用。当交感神经作用占优势时，副交感神经对窦房结的作用减弱，交感神经兴奋使心率升高，对心率调节作用的起效稍慢，其调节可影响连续多次心跳，HRV 减小；反之，副交感神经对窦房结作用增强，副交感神经兴奋可降低心率，其对心率的调节作用起效迅速，但持续时间短，每次只影响几次心跳，之后心率回到心脏的固有频率，HRV 增大。因此，心电活动 R－R 间期随自主神经系统平衡状态改变发生持续的变化。HRV 中的高频成分高特异度地反映了副交感神经活性的强弱。

181. 什么是镇痛与伤害性刺激指数？

镇痛与伤害性刺激指数（analgesia nociception index，ANI），是一项心血管自主神经系统对伤害性刺激反应的指标，它基于对心率变异性（heart rate variability，HRV）的分析，计算伤害性刺激对呼吸性窦性心律的影响，从而连续监测机体的伤害性刺激/抗伤害性刺激平衡。在全身麻醉镇静患者中，当患者无疼痛刺激时，副交感神经张力占优势，HRV 增大，ANI 数值升高；当患者受到疼痛刺激时，ANI 数值降低。ANI 监测仪采用 3 个电子导联，采集 R 波，测量 R－R 间期，利用计算机软件分析、记录副交感神经张力；其取值范围为 0～100，当 ANI＞50 代表镇痛充分，ANI＜30 代表镇痛不足。

182. 镇痛与伤害性刺激指数的临床应用有哪些？

在全身麻醉过程中，ANI 可以反映成人及儿童在麻醉状态以及成人在苏醒状态的伤害性刺激变化，并且较传统的血流动力学监测更敏感，可以指导个体化镇痛，减少阿片类药物用量，降低术后疼痛发生率。在术后苏醒阶段，拔管前即刻的 ANI 可以预测急性术后疼痛程度。

183. 什么是光电容积脉搏波？

光电容积脉搏波（photoplethysmography，PPG）借助光电探头通过检测组织中的氧合血红蛋白与还原血红蛋白光谱吸收值及其差异，计算出相应组织的动脉血波动量。通过脉搏氧饱和度仪探头检测到的 PPG，能够反映指端动脉血容量波动性变化,其形态、波幅与动脉血压波形相似,与指端血管张力有关,受交感神经调节。当交感神经活动增强,外周血管收缩,血流量减小,PPG 波幅降低;交感神经活动减弱,外周血管舒张,血流量增大,PPG 波幅升高。因此,通过对 PPG 的波幅和波形进行分析,可反映交感神经活动状态,达到对痛反应监测的目的。

184. 什么是灌注指数?

灌注指数(perfusion index,PI)是 PPG 的一种分析方法,光电探头检测的 PPG 波形由两部分组成:① 搏动性组织(变化着的小动脉血)吸收的光量称搏动性信号(alternate current,AC),与动脉血容量的波动有关;② 非搏动性组织(静脉血、肌肉和其他组织)吸收的光量称非搏动性信号(direct current,DC),常保持相对恒定,PI=AC/DC×100%。镇痛不足时,交感神经活动增强,血管收缩,导致 AC 减弱,PI 值变小,故 PI 值越大表示镇痛越充分;PI 值越小表示镇痛越不足。

185. 什么是状态熵和反应熵?

熵指数对麻醉深度的监测是采集脑电图和前额肌电图信号,运用特殊的运算方式将电信号通过计算用数字表达出来。以熵模型为基础计算出两个参数,分别为状态熵(state entropy,SE)和反应熵(response entropy,RE)。SE 收集计算 0.8～32 赫兹电信号,信号主要来源于脑电图,反映麻醉的镇静深度,类似于 BIS;RE 收集计算 0.8～47 赫兹电信号,信号来源于脑电图和前额肌电图,可同时反映镇静和镇痛。SE 值为 0～91,RE 值为 0～100,RE 值常≥SE 值,当机体受到伤害性刺激时产生痛反应,RE 值增大,RE 与 SE 的差值增大。临床中多以 RE 与 SE 的差值评估痛反应,当 RE 与 SE 的差值>5～10 时,提示痛反应增加,镇痛深度不足。

186. 什么是镇痛指数?

镇痛指数是评估镇痛深度的指标。其基本原理为采集 10 000 余例不同层面的大样本人群脑电数据,从中寻找出与镇痛有关的成分,将脑电数据进行小波转换,将数据排列后以 90 百分位数划定常模值的范围,再用常模值评估患者的状态。镇痛指数量程为 0～100,是采用小波算法提取脑电中与传递疼痛信号相关的高频波段(γ 波段,40～100 赫兹)、低频波段(α 波段和 β 波段,8～30 赫兹)中规律重复变化的数据,计算出大脑对疼痛刺激耐受程度的参数。

187. 镇痛指数的临床应用有哪些？

推荐行全身麻醉手术的患者术中维持镇痛指数值为 40～60，镇痛指数数值越高，表示痛反应越强烈。在丙泊酚联合瑞芬太尼的全身麻醉手术中，镇痛指数能够监测痛反应的变化，其变化趋势与伤害性刺激过程一致。

188. 什么是痛觉诱发电位？

痛觉诱发电位（pain-related evoked potential，PREP）是由伤害性刺激作用于人体产生疼痛，由痛觉引发的脑诱发电位。临床研究常用的刺激技术有电刺激、激光刺激、化学性刺激，由于化学性刺激持续时间较长，目前大多采用电刺激或激光刺激；电刺激在产生痛觉时，同时会激活非痛觉神经 Aβ 纤维，伤害感受特异性较差，故可采用皮内电刺激法以获得更加可信的疼痛信号；激光刺激诱发电位能够特异性激活伤害性感受器，是较理想的疼痛刺激技术。

189. 什么是基于分析瞳孔的监测指标？

基于分析瞳孔的监测指标为瞳孔疼痛指数（pupillary pain index，PPI），通过瞳孔直径的变化和瞳孔对光反射的不稳定性评估痛反应。PPI 是通过监测仪监测瞳孔直径，同时将 100 赫兹的电刺激作用于前臂，调整电流由 10～60 毫安逐渐增大，直至瞳孔直径增幅超过基准值的 13%，然后把记录到的电流值进行量化后，得到数值 1～9，PPI 值越大表示痛反应越强烈，当 PPI 值＞4 时表示镇痛不足。

190. 基于分析瞳孔的监测指标临床应用的局限性有哪些？

麻醉状态下瞳孔直径的变化不仅与痛反应相关，丙泊酚、抗胆碱药物、血管活性药物的使用对其亦有影响；阿片类药物本身有缩瞳作用，但阿片类药物对瞳孔直径影响的机制仍不明确，不能显著缩小全身麻醉患者的瞳孔直径，会影响 PPI 的监测。另外，环境明亮程度、年龄、眼部疾患及霍纳综合征等多种因素可影响瞳孔测量的准确度，进而影响测量疼痛的准确度。

191. 阿片类药物的优点和特性有哪些？

（1）阿片类镇痛药一般是通过中枢神经系统中的 μ 受体发挥其镇痛效应。虽无镇痛的封顶效应，但其镇痛效应往往受其耐受性或相关不良反应（如恶心、呕吐、镇静或呼吸抑制）的限制。

（2）阿片类药物可通过皮下、经皮和肌内注射给药，但是术后全身阿片类镇痛药物最常用的给药途径是口服和经静脉，也可注入鞘内或硬膜外腔。

（3）治疗中重度术后疼痛，阿片类药物一般采用胃肠道外给药（如静脉或肌肉注射），比口服起效更快更可靠。当患者开始进食时，通常将胃肠道给药改为口服给药，口服缓释阿片类药物较传统术后按需给药（PRN）方案能提供更好的镇痛效果。

192. 什么是静脉内患者自控镇痛？

静脉内患者自控镇痛建立在一个负反馈环路基础上，当患者感到疼痛的时候可自行给予麻醉性镇痛药，而疼痛减轻时不再需求用药。静脉内患者自控镇痛可优化阿片类镇痛药的给药方式，而且能将患者之间药代动力学和药效学差异的影响降至最小。

193. 非甾体类抗炎药的作用机制和常见不良反应？

非甾体类抗炎药（NSAIDs）发挥其镇痛作用的主要机制是抑制环氧合酶（COX）和前列腺素类合成。后者是外周敏化和痛觉过敏的重要介质。NSAIDs 是主要作用于外周的药物，也可通过抑制脊髓 COX 而发挥镇痛作用。目前发现至少两种 COX 亚型，即 COX - 1，为组织型，参与血小板凝集、止血和胃黏膜保护；COX - 2，为诱导型，参与疼痛、炎症和发热。可降低恶心、呕吐和镇静等阿片类药物相关不良反应的风险。

194. 非甾体类抗炎药的常见不良反应？

围术期使用 NSAIDs 可引起许多不良反应，包括：① 止血功能下降：主要是由于血小板功能障碍和血栓素 A2 减少（由 COX - 1 产生），血栓素 A2 是血小板凝集和血管收缩的重要介质。② 肾功能障碍：高危患者如低血容量、肾功能异常或血清电解质异常，主要是因为前列腺素类可扩张肾血管床，介导肾利尿和排钠功能。但可能不影响血容量和肾功能正常的患者。③ 胃肠道出血：因为 NSAIDs 能抑制胃黏膜细胞保护因子前列腺素类合成所必需的 COX - 1。④ 对骨骼愈合和骨生成的有害作用：可能影响骨骼愈合和脊柱融合。⑤ 诱发支气管痉挛。⑥ 心血管毒性作用：COX - 2 抑制剂的心血管风险是由其化学成分所决定的，并受到患者特征、具体药物和剂量等许多因素的影响。

195. 低剂量氯胺酮用于术后镇痛的优点？

① 氯胺酮是非竞争性的 N-甲基-D-天冬氨酸(N-methyl-D-aspartic acid receptor，NMDA)受体拮抗剂，可减少中枢敏化和阿片类药物耐受。② 围术期使用亚麻醉剂量的氯胺酮可减少镇痛药的需求量或者降低疼痛强度。③ 可减少阿片类药物的消耗量和术后恶心、呕吐的发生率，且不良反应较少。④ 低剂量氯胺酮静脉注射不会引起幻觉和认知功能损害。

196. 椎管内阿片类药物的特性有哪些？

(1) 亲脂类阿片类药物：常用药物芬太尼、舒芬太尼；镇痛起效迅速(5～10 分钟)；作用时间较短(2～4 小时)；CSF 扩散最小；作用位点为脊髓±全身；不良反应恶心呕吐和瘙痒发生率低于亲水性阿片类药物。呼吸抑制主要在早期，延迟性罕见。

(2) 亲水性阿片类药物：常用药物吗啡、氢吗啡酮；镇痛起效延迟(30～60 分钟)；作用时间较长(6～42 小时)；CSF 中广泛扩散；作用位点为脊髓；不良反应恶心呕吐和瘙痒发生率高于亲脂性阿片类药物。呼吸抑制早期(<6 小时)和延迟(>6 小时)都有可能发生。

197. 椎管内镇痛药物的不良反应有哪些？

硬膜外镇痛相关性不良反应，除考虑用药方案还应考虑其他因素如低血容量、出血、低心排血量引起的低血压、脑血管意外、肺水肿，以及进展性脓毒血症导致的呼吸抑制。① 低血压：局部麻醉药可能阻断交感神经纤维。② 运动阻滞：大多数患者硬膜外阻滞在停药后约 2 小时消失，但应及时评估运动阻滞为持续性或渐进性，椎管内血肿、椎管内脓肿和鞘内导管移位都应在鉴别诊断时考虑。③ 恶心、呕吐：发生率为 45%～80%，可有效缓解的药物包括纳洛酮、甲氧氯普胺。④ 瘙痒：是硬膜外或鞘内使用阿片类药物时最常见的不良反应之一，发生率约为 60%，有效的控制药物包括静脉注射纳洛酮，纳曲酮。⑤ 呼吸抑制：发生率 0.1%～0.9%，高危因素包括剂量增加、高龄、同时全身应用阿片类药物或镇静药，长时间大范围手术、存在合并疾病和胸部手术。

198. 硬膜外镇痛的优势有什么？

与单独应用一种麻醉剂或一种阿片类药物相比，硬膜外联合应用局部麻醉剂-阿片类药物，术后镇痛效果更好(包括改善运动性镇痛)，减少感觉阻滞的减退，并可以减少局部麻醉药的用量。

199. 患者硬膜外自控镇痛的方案有哪些？

① 总体方案镇痛配方：0.2％罗哌卡因＋5 μg/mL 芬太尼，持续输注速度 5 mL/h，需求量 2 毫升，锁定时间 20 分钟。② 腹部手术：0.1％～0.2％罗哌卡因＋2 μg/mL 芬太尼，持续输注速度 3～5 mL/h，需求量 2～5 毫升，锁定时间 10～20 分钟。

200. 硬膜外镇痛的风险有哪些？

现代麻醉实践中椎管内阻滞或周围神经阻滞后永久性神经损伤罕见。① 与硬膜外导管的放置有关的风险：硬膜外血肿和脓肿。椎管内穿刺、置管和拔管时应该考虑抗凝药物的药代动力学特性；必须定期进行神经学监测；同时应用多种抗凝药可能增加出血风险。镇痛方案应利于神经学监测，监测应持续至拔出硬膜外导管后的 24 小时。② 硬膜外镇痛相关性严重感染（如脑膜炎、脊髓脓肿）：置管时间相对较长或并存免疫减弱，或并存疾病（如恶性肿瘤、创伤）。③ 硬膜外导管从硬膜外腔迁移进入鞘内、血管内或皮下间隙可降低该技术的效果。④ 可能会导致下肢骨筋膜间隙综合征的诊断延迟。

201. 硬膜外镇痛的优势有什么？

围术期采用硬膜外镇痛，优势为：① 能减轻手术的病理生理反应。② 降低患者的发病率和死亡率。③ 抑制交感神经，降低术后胃肠道、肺部、心脏并发症的发生率。

202. 老年患者术后疼痛控制时需要注意哪些问题？

老年人生理储备能力下降且并发症较多，老年人伤害感受性 Aδ 和 C 纤维功能降低、中枢敏化延迟、疼痛阈值增加以及对低强度伤害性刺激的敏感性下降。老年人对较高强度伤害性刺激的反应增强，疼痛耐受性下降，下行调节系统功能减退（即 5-羟色胺能和去甲肾上腺素能），这些促使老年患者慢性疼痛的发病率较高。随着年龄增长，镇痛药物的需求量下降。老年人实施有效的术后镇痛控制可能存在交流、情感表达、认知、社会和观念上的障碍。术后谵妄是多因素的，一般认为是由于在神经生理功能储备下降和存在炎性介质的情况下，神经递质（特别是乙酰胆碱和 5-羟色胺）失衡所致。未控制的术后疼痛可能是其发生的重要促发因素，较高的疼痛评分预示精神状态下降和谵妄风险升高。

203. 阿片受体激动药等效镇痛剂量是多少？

非口服：吗啡 10 毫克＝芬太尼 0.1 毫克＝羟考酮 15 毫克；口服：吗啡 30 毫克＝羟考酮 20～30 毫克。

204. 阻塞性睡眠呼吸暂停患者的术后镇痛方案有哪些？

肥胖的定义是体重指数 BMI 体重（kg）/身高平方（cm²）大于 30，病态肥胖定义为 BMI 大于 35。肥胖是 OSA 患者最重要的生理特征。OSA 定义为尽管有连续通气呼吸动度，但是每小时发生大于 5 次，每次大于 10 秒的呼吸暂停。由于睡眠期间上气道咽部塌陷，导致气流阻塞，阻塞发作期间，OSA 患者可能表现为低氧血症，缓慢型或快速型心律失常，心肌缺血，左心室每搏量下降、肺动脉高压和血压升高。

对于 OSA 患者，使用局部镇痛技术、优化使用 NSAIDs 和局部麻醉药为主的硬膜外镇痛而非全身给予阿片类药物。

205. 慢性疼痛的介入治疗方法有哪些？

① 神经阻滞：诊断性和治疗性神经阻滞。② 持续导管输注技术：利用可程控的植入泵及隧道式外置导管，药物可持续输注到鞘内或硬膜外间隙。③ 刺激技术：包括针灸，脊髓电刺激（spinal cord stimulation，SCS）以及经皮神经电刺激（transcutaneous electrical nerve stimulation，TENS）。

206. 慢性疼痛的临床定义和分类是什么？

美国麻醉医师协会将慢性疼痛定义为：持久或剧烈的，对患者的功能或健康产生不利影响的疼痛。国际疼痛研究协会将慢性疼痛定义为：无明显生理改变且已持续超过正常组织愈合时间（通常为 3 个月）的疼痛。

慢性疼痛分类：恶性疼痛（癌症及其治疗相关的）和良性疼痛（如神经性、肌肉骨骼性、炎性）。

207. 阿片类药物耐受性的机制是什么？

耐受性是指药物的效应强度在反复给予相同剂量药物后降低，或需要增加剂量来产生相同药效的现象。阿片类药物的全部效应（如镇痛、恶心、呼吸抑制、镇静、便秘)均可形成耐受。阿片类药物耐受性的机制包括阿片类受体-G蛋白的解偶联、受体内陷、再循环减少、NMDA受体的灵敏度提高。此外,药物代谢动力学(如阿片类药物分布或代谢的变化),学会耐受(learned tolerance)(如轻度中毒时形成的代偿机制),肿瘤生长,炎性反应或神经瘤的形成导致伤害性刺激增加也是剂量需求增加的可能原因。

208. 曲坦类药物的适应证与禁忌证有哪些?

曲坦类药物的应用限于有与偏头痛相关的功能障碍患者。临床剂量的曲坦类药物即可使冠状动脉缩窄 20%,因此对合并有冠状动脉、脑血管及外周血管性疾病等危险因素的患者不能使用。

209. 抗癫痫药物的常见不良反应有哪些?

抗癫痫药用于治疗由外周神经系统损害(如糖尿病、疱疹)或中枢神经系统损害(如脑卒中)所导致的神经性疼痛。常见的副作用包括精神障碍(嗜睡、头晕、认知障碍、疲劳)和运动功能障碍(共济失调),这限制了它在临床上的应用,尤其是老年患者。严重的不良反应包括肝毒性、血小板减少症、危及生命的皮肤与血液反应。为此应监测这类药物的血药浓度。

210. 静脉输注局部麻醉药用于疼痛治疗的严重不良反应包括哪些?

局部麻醉药可外用、口服、静脉注射、扳机点注射、区域阻滞。严重的不良反应包括心律失常、头晕、恶心、疲劳、局麻药全身毒性反应。

211. 可乐定的作用机制及不良反应?

可乐定为 α2-肾上腺素受体激动剂,可以开放钾离子通道,抑制突触前钙离子通道,抑制腺苷酸环化酶活性。因此可乐定可以减少神经递质的释放、减少突触后传递,从而在整体上产生抑制效应。可乐定的主要不良反应包括镇静、低血压、心动过缓。

212. 为什么术后恶心呕吐的治疗不能轻易地应用于慢性疼痛患者?

因为在某些特殊的患者,如癌症患者中,除了要考虑阿片类药物的原因,还要考虑如放疗、化疗、尿毒症、高钙血症、肠梗阻及颅内压增高等原因导致的恶心。另外,疼痛本身及焦虑也可引起恶心。

213. 止吐药物有哪些？

推荐使用的止吐药物包括：胃肠动力药(甲氧氯普胺)、吩噻嗪类(如左美丙嗪)、多巴胺受体拮抗剂(如氟哌啶醇)、5-HT拮抗剂(如昂丹司琼)及抗组胺药(如赛克力嗪)；甲基纳曲酮(唯一一种外周阿片类药物拮抗剂)、地塞米松、抗胆碱能药如东莨菪碱、神经激肽-1受体拮抗剂阿瑞匹坦。

214. 导致便秘的因素有哪些？

便秘的危险因素包括阿片类药物、老龄、癌症晚期、低血钾、干结固化，以及治疗过程中使用三环类抗抑郁药、吩噻嗪类药物、抗惊厥药、利尿剂及补铁剂。阿片类药物相关的便秘是通过肠内及中枢的μ受体介导的。

215. 治疗便秘的常用药物有哪些？

非药物治疗措施包括：充足的液体摄入量、富含纤维的营养支持，增加胃肠蠕动等。泻药包括：影响体积形成，改变渗透压的高渗性泻药，结肠灌洗药，促胃肠动力药，阿片拮抗药。通常建议首选乳果糖、番泻叶、聚乙二醇。

216. 围术期慢性疼痛患者的特征有哪些？

慢性疼痛患者的特征：围术期阿片类药物需求增加、疼痛被低估及依从性差，围术期持续性镇痛以防撤药反应，加强沟通教育，减轻焦虑，围术期可出现药物耐受，药物之间相互作用及药物不良反应。

217. 慢性疼痛患者围术期管理的危险因素有哪些？

① 常规围术期镇痛方案不能满足慢性疼痛患者的需求。② 给药不足所致术后疼痛未缓解可能诱发撤药反应。③ 患者倾向隐瞒既往用药史。④ 因无法控制的焦虑或对疼痛的恐惧，患者往往夸大疼痛刺激。⑤ 既往使用阿片类药物的患者，术后对硬膜外和静脉阿片类药物(包括患者自控镇痛)的需求量是首次使用阿片类药物患者的2～4倍。⑥ 苏醒延迟及术后对镇痛的需求应在预料之中。⑦ 焦虑及不够合作导致患者对镇痛方法依从性降低。⑧ 由于阿片类药物个性差异，需通过序贯试验选择最佳药物及剂量。⑨ 为寻找镇痛和不良反应之间的平衡，需行个体化的药物剂量滴定。⑩ 辅助药物可能会对麻醉及术后镇痛产生影响。

218. 长期使用 COX 抑制剂患者围术期应该注意哪些问题？

COX 抑制剂是最常用的非阿片类镇痛药，并不会出现耐受性和生理依赖性，其常见的不良反应主要见于胃肠道，凝血系统和肾。麻醉医师关心的主要是凝血功能紊乱，这会增加脊髓麻醉和硬膜外麻醉时硬膜外血肿的风险。

219. 抗癫痫药物与麻醉药物有哪些相互作用？

抗癫痫药能够以不同的方式影响麻醉：① 加巴喷丁具有良好的不良反应耐受性及相对较少的药物相互作用，可以在围术期持续快速滴定。② 苯妥英钠和卡马西平加快非去极化肌松药的恢复。③ 术前排除苯妥英钠的中毒血清浓度，房室传导阻滞、定向力障碍、眼球震颤、共济失调以及复视等是血药浓度过高的临床表现。④ 卡马西平可能会产生镇静、共济失调、恶心和骨髓抑制或肝肾功能障碍。围术期应监测血钠水平避免低钠血症的发生。⑤ 丙戊酸钠口服通常预防偏头痛，静脉注射用于治疗阵发性头痛。它可抑制肝微粒体酶活性，干扰血小板聚集。抗癫痫药不能突然停药，以免引起中枢神经系统兴奋性过高。整个围术期需要维持稳定的药物剂量。

220. 服用抗抑郁药患者围手术期需要注意哪些问题？

抗抑郁药主要用于治疗神经性疼痛和相关的抑郁症。不良反应多，包括镇静、抗胆碱能作用及心血管变化。药物过量可引起心电图改变如 PR 间期延长及 QRS 波增宽。麻醉前无需中断抗抑郁药，但由于酶诱导作用，可能需要增加麻醉药物的剂量。由于累加的抗胆碱能作用，术后发生谵妄及意识错乱的可能性会增加。选择性 5 - HT 再摄取抑制剂及非典型抗抑郁药，如米氮平或文拉法辛，很少影响麻醉效果。

221. 什么是生理依赖性？

生理依赖性是一种适应状态，表现为药物特定的戒断综合征，可因突然停药、快速减少药物用量、血药浓度下降或使用拮抗药等而出现。

222. 慢性疼痛患者术前的注意事项有哪些？

① 采集病史，了解患者目前所用的镇痛药物及辅助用药、危险因素及并发症 ② 告知患者关于围术期的各种操作、疼痛加重的可能性以及阿片类药物需要量增加。③ 将计划告诉手术室，麻醉复苏室麻醉医生及病房的外科及护理人员。④ 对

长期应用阿片类药物患者应区分成瘾、假性成瘾及生理依赖性。⑤ 长时间应用阿片类药物的患者存在生理依赖性。⑥ 短时间手术可继续使用之前的长效阿片类镇痛药。⑦ 对于接受大手术并且禁食时间超过 8 小时的患者,经计算后在手术室给予等效剂量的阿片类药物作为背景输注。⑧ 手术当天早晨给予常规阿片类药物。⑨ 维持术前剂量的抗癫痫药物及苯二氮䓬类药物。

223. 什么是戒断综合征?

戒断综合征指停药或减少精神活性物质的使用后所致的综合征,临床表现为精神症状、躯体症状和社会功能受损。

224. 什么是神经阻滞剂恶性综合征?

神经阻滞剂恶性综合征(neuroleptic malignant syndrome,INMS)是指一组并不多见的、致死性的并发症,以肌强直、高热、意识障碍及自主神经系统的不稳定为主要表现。既往认为 NMS 主要由锥体外系不良反应强的药物如氟哌利多等引起,现在发现,氯氮平、奥氮平、利培酮、奎硫平等新型抗精神病药物也可引起 NMS。

225. 什么是药物成瘾性和假成瘾性?

成瘾性是一种行为综合征,其特点为出现心理依赖性,不顾其不良反应而无法控制地和(或)强迫性地用药,以及其他的药物相关异常行为(如更改处方、强迫医疗机构、囤积或销售药品、未经允许加大剂量)。

假性成瘾描述的情况是医务人员没有提供足够的药物剂量。这可能导致患者反复要求镇痛,可能被看作是一种"觅药行为"。足够的药物用量以及医疗机构正规教育可避免假性成瘾。

226. 诊断性神经阻滞术的临床应用有哪些?

诊断性神经阻滞用于治疗腰背痛、头痛、神经性疼痛和复杂局部痛综合征(completed region pain syndrome,CRPS)。其中包括关节突注射及内侧支阻滞、骶髂关节注射、扳机点注射、脊神经阻滞、枕神经阻滞和交感神经阻滞。

227. 外科手术中硬膜外镇痛时导管置入位置在哪里?

① 切口部位在胸部:肺减容术、乳房根治术、开胸术、胸腺切除术,一致型硬膜

外导管留置：T4～8。② 切口部位在上腹部：胆囊切除术、食管切除术、胃切除术、肝切除术、胰十二指肠切除术，一致型硬膜外导管留置：T6～8。③ 切口部位在中腹部：膀胱前列腺切除术、肾切除术，一致型硬膜外导管留置：T7～10。④ 切口部位在下腹部：腹主动脉瘤修复术、结肠切除术、前列腺根治术、经腹子宫切除术，一致型硬膜外导管留置：T8～11。⑤ 切口部位在下肢：股骨动脉旁路术、全髋或全膝关节置换术，一致型硬膜外导管留置：L1～4。

228. 常用于硬膜外持续输注的局部麻醉药有哪些？

许多局部麻醉药可用于硬膜外持续输注，一般情况下选用丁哌卡因、罗哌卡因或左旋丁哌卡因。由于这些局麻药对感觉阻滞呈差异性与优先性。对运动功能的影响最小。

229. 常用的硬膜外输注的辅助用药有哪些？

其作用：增强镇痛作用，并最大限度地减少不良反应。常用药物包括：① 可乐定：主要是通过脊髓背角中初级传入神经元以及中间神经元上的 α2 受体和下行去甲肾上腺素通路介导其镇痛作用。硬膜外常用剂量是 $5～20\,\mu g/h$。可乐定临床应用受到其不良反应的限制，如剂量依赖性的低血压、心动过缓和镇静。② 肾上腺素：可改善硬膜外镇痛作用，能增强感觉阻滞，通常给药浓度为 $2～5\,\mu g/mL$。

230. 静脉 PCA 相关的呼吸相关的危险因素有哪些？

与静脉内 PCA 发生呼吸抑制可能相关的因素包括：背景输注的使用，高龄，同时使用静脉或催眠类药物以及并存肺部疾病如睡眠呼吸暂停，程序设定或操作失误。

第五节　脑功能监测

231. 何谓脑血流量？

脑血流量是指每 100 克脑组织在单位时间内通过的血流量。

232. 脑血流量的调控方式主要是哪几种？

化学调节，自动调节，神经调节，脑代谢调节。

233. 脑血流量化学调节方式是怎样的?

血液 CO_2 分压升高时,脑血管舒张,血流量增加。CO_2 过多时,通过使细胞外液 H^+ 浓度升高而使脑血管舒张。过度通气时,CO_2 呼出过多,动脉血 CO_2 分压过低,脑血流量减少,可引起头晕等症状。血液 O_2 分压降低时,也能使脑血管舒张。

234. 脑血流量自动调节方式是怎样的?

当平均动脉压在 8.0～18.6 千帕(60～140 mmHg)范围内变化时,脑血管可通过自身调节的机制使脑血流量保持恒定。平均动脉压降低到 8.0 千帕(60 mmHg)以下时,脑血流量就会显著减少,引起脑的功能障碍。反之,当平均动脉压超过脑血管自身调节的上限时,脑血流量显著增加。

235. 脑血流量神经调节方式是怎样的?

颈上神经节发出的去甲肾上腺素后纤维,其末梢分布至脑的动脉和静脉,并分布至软脑膜的血管,还有少量分布至脑实质的血管。脑实质内的小血管有起自蓝斑去甲肾上腺素神经元的轴突末梢的分布。副交感乙酰胆碱能神经末梢也分布至脑血管。刺激或切除支配脑血管的交感或副交感神经,脑血流量没有明显变化。在多种心血管反射中,脑血流量一般变化都很小。

236. 脑血流量脑代谢调节方式是怎样的?

脑的各部分的血流量与该部分脑组织的代谢活动程度有关。代谢活动加强引起的局部脑血流量增加的机制,可能是通过代谢产物如 H^+ 离子、K^+ 离子、腺苷,以及氧分子降低,引起脑血管舒张的。

237. 吸入麻醉药对脑代谢脑血流有什么影响?

吸入性麻醉药对 CMR 抑制引起的 CBF 下降与对脑血管扩张作用的平衡决定了 CBF 的增减。这种平衡跟剂量相关,超过 1.0 MAC 时,直接扩张脑血管引起 CBF 增加。

238. 镇静药对脑代谢脑血流有什么影响?

巴比妥类、丙泊酚、依托咪酯、右美托咪定在出现等电位脑电图前,剂量相关性的抑制 CMR 导致 CBF 相对平行的下降。氯胺酮可明显增加 CMR 和 CBF。

239. 镇痛药对脑代谢脑血流有什么影响?

剂量相关的引起脑血流脑代谢降低。

240. 肌松药对脑代谢脑血流有什么影响?

部分肌松药通过组胺释放引起脑血管扩张,脑血流增加。琥珀胆碱可明显增加 CMR 和 CBF。

241. 脑血流量的测量方式有哪些?

血管示踪化合物、经颅多普勒,CT,MRI,PET,近红外光谱技术,颈静脉球血氧饱和度监测,神经电生理监测。

242. 血管示踪化合物测量脑血流的方法是什么?

第一次成功进行人体脑血流测量是 Kety 和 Schmidt。目前常用放射性同位素^{133}Xe,从而更加推动了脑血流的研究。虽然此方法可定量测量脑血流,但由于操作繁杂,耗时较长且有放射性、气体栓塞风险、不能即时监测等弊端逐渐被人们摒弃。近年来人们将超极化^{129}Xe 用作脑血流示踪剂与磁共振成像相结合来探索正常和异常脑灌注。

243. 经颅多普勒超声如何监测脑血流?

TCD 原理是探头发出超声波束穿过颅骨薄弱处(颞窗、颌下窗、眶窗、枕下窗,颅骨的较薄区域称为声学窗)经血管中流动的红细胞反射回来,多普勒漂移与血流速度和方向直接相关,由此可估计脑流的速度。

TCD 因受颞骨窗的限制,10%~15%的患者不能准确监测。当然,TCD 也有高度操作者依赖性,对去骨瓣的患者多普勒超声技术则可直视下大致观察颅内的正常结构及病变结构,同时测量大动脉起始端 FVm。

244. 有创脑组织血流量监测方法是什么?

在当前临床或科研用途中所有的监测仪是通过头颅钻孔安放的,然后进一步延伸至白质或脑室系统,通常还要用螺钉来固定仪器。这种方法在放置过程中可能起出血、感染或缺血。

245. 热扩散脑血流量监测原理是什么？

因为组织的热传导特性是不变的，因此热扩散的变化就能反映血流量的变化。探针由一个薄导管两侧分别加上 1 个电热调节器组成，2 个电热调节器之间的间距是 5 毫米。一旦插入，2 个电热调节器就定位在皮层下白质。近端或负极电热调节器主要测量大脑温度，而远端或正极电热调节器设定的温度要比近端电热调节器测得的温度高 2℃。这一维持 2℃温差所需的能量与脑血流量直接相关。但是热扩散脑血流监测仪不能在发热状态下工作的特性使其应用大为受限。

246. 何谓脑灌注压的定义？

大脑的灌注压依赖于驱动压或平均动脉压(MAP)和颅内压(ICP)之间的压力差。正常脑灌注压为 70～80 mmHg，临界局部缺血的阈值为 30～40 mmHg。即正常水平的 MAP，颅内压升高超过 20 mmHg 将危及脑灌注压。

247. 何谓颅内压？

颅内压(ICP)是指颅腔内容物对颅腔壁所产生的压力。

248. 颅内压的正常值是多少？

成人颅内压的正常值在 0.7～2.0 千帕($70～180$ mmH$_2$O)之间，儿童正常值在 0.5～1.0 千帕($50～100$ mmH$_2$O)之间，成人低于 0.7 千帕(70 mmH$_2$O)或儿童低于 0.5 千帕(50 mmH$_2$O)为低颅压，成人高于 2.0 千帕(180 mmH$_2$O)或儿童高于 1.0 千帕(100 mmH$_2$O)为颅内压增高。

249. 颅内压波形如何分类？

(1) A 波又称高原波，系压力突然升至 6.7～13.2 千帕($50～100$ mmHg)，持续 5～20 分钟后降至原水平或更低所形成的一种压力波形，其出现时间无规律。如出现高原波，预示颅内压增高，病情处于严重阶段。

(2) B 波又称节律震荡波，每分钟出现 0.5～2 次，高度 0～6.7 千帕($0～50$ mmHg)，无临床意义。

(3) 上述波形的关系，A 波提示颅腔代偿功能濒于衰竭，是非常紧急的信号。B 波则是 A 波的前奏，提示脑顺应性降低，即依靠脑脊液和脑血容量的减少已不能缓解颅内高压，多见于脑血管自动调节功能障碍等原因所致。

250. 颅内压是如何分级的?

轻度 15～20 mmHg;中度 21～40 mmHg;重度>40 mmHg。

251. 颅内压的影响因素有哪些?

脑组织,脑血流,脑脊液的变化。

252. 动脉二氧化碳分压如何影响颅内压?

各种原因引起的二氧化碳蓄积和碳酸血症,致脑血流量的增加而引起颅内压增高。

253. 动脉氧分压如何影响颅内压?

缺氧引起的二氧化碳蓄积,致脑血流量的增加而引起颅内压增高。

254. CVP 如何影响颅内压?

静脉回流受阻,颅内血容量增加,颅内压增高。

255. 血压如何影响颅内压?

颅内动脉和静脉血压增高,颅内压增高。

256. 麻醉药怎样影响颅内压?

巴比妥类、丙泊酚、依托咪酯、右美托咪定在出现等电位脑电图前,剂量相关性的抑制 CMR 导致 CBF 相对平行的下降,从而降低 ICP;挥发性麻醉药对 CMR 抑制引起的 CBF 下降与对脑血管扩张作用的平衡决定了 CBF 的增减。这种平衡跟剂量相关,超过 1.0 MAC 时,直接扩张脑血管引起 CBF 增加。苯二氮䓬类、镇痛性麻醉药和非去极化肌松剂对 ICP 影响轻微,而氯胺酮和琥珀胆碱可明显增加 CMR 和 CBF,升高颅内压。

257. 颅内压监测的分类有哪些?

有创以及无创。

258. 有创颅内压监测的分类有哪些?

包括利用液体的系统和可植入的微换能器。

259. 无创颅内压监测的分类有哪些?

经颅多普勒(TCD),遥测传感器,CT,MRI,视神经鞘直径(ONSD),近红外光谱(NIRS)。

260. 脑室内插管法的原理是什么?

利用侧脑室穿刺外引流的方法把含有压力感应探头的导管置入侧脑室,并通过内置于导管中的导线连接压力感应探头和体外显示器。

261. 脑室内插管法的优点是什么?

脑室内测压最准确,且可通过引流脑脊液控制颅内压,是颅内压监测的金标准。

262. 脑室内插管法的缺点是什么?

有损伤脑组织的风险,在脑严重受压而使脑室移位或压扁时也不易插管成功。此外,导管也容易受压或梗阻而影响测压的准确性。脑室内测压最严重的并发症是感染,因此管道内必须保持绝对无菌并防止液体反流。

263. 硬脑膜外传感器的原理是什么?

将带有压力传感器的测压装置置于硬脑膜外。

264. 硬脑膜外传感器的优点是什么?

无感染风险。

265. 硬脑膜外传感器的缺点是什么?

因为颅内压和硬膜外空间压力的关系还不明确,所以监测结果不太可靠,且随着使用时间的延长,换能器易出现故障、移位、基线漂移,其临床使用并不广泛。

266. 光纤探头的原理是什么?

将柔细的光纤颅内压探头(直径仅1.5毫米,长3毫米)直接放置在硬脑膜外、硬脑膜下、脑实质内或脑室内,经光导纤维传至颅外压力监护仪,能准确动态监测患者的颅内压。

267. 光纤探头的优点是什么?

该系统操作简单,感染和出血少。

268. 光纤探头的缺点是什么?

不能引流脑脊液。

269. 蛛网膜下腔螺栓的原理是什么?

颅骨钻孔后透过硬脑膜将中空的颅骨螺栓置于蛛网膜下腔。蛛网膜下腔脑脊液压力可以通过测压螺栓传递到压力换能器进行测压。

270. 蛛网膜下腔测压螺栓的优点是什么?

操作简单,对脑组织无明显影响。

271. 蛛网膜下腔测压螺栓的缺点是什么?

感染率高,误差大。

272. 颅内压增高的临床表现是什么?

头痛、呕吐和视盘水肿、意识障碍和生命体征变化等。

273. 颅内压增高的原因是什么?

(1) 颅腔内容物的体积增加　如脑组织体积增加(脑水肿)、脑脊液增多(脑积水)、颅内静脉回流受阻或过度灌注,脑血流量增加,使颅内血流量增多。

(2) 颅内占位性病变使颅内空间相对变小　如颅内血肿、脑肿瘤、脑脓肿等。

(3) 先天性畸形使颅腔的容积变小　如狭颅症,颅底凹陷症等。

274. 如何降低颅内压?

(1) 常规的床头抬高 30°可以降低颈静脉回流达到降低颅内压的目的。使用呼吸机过度通气也有利于降低颅内压。

(2) 可以使用相关的药物进行治疗,比如呋塞米、甘露醇、甘油果糖。

(3) 需要针对颅内压增高的病因进行积极治疗,如果经过保守治疗,颅内压难以降低时,通常需要考虑进行手术治疗。

275. 甘露醇降低颅内压的原理是什么？

静脉注射甘露醇,可使血液渗透压迅速升高,使脑组织和脑脊液的部分水分进入血液,而使脑组织脱水,起到降低颅内压的作用。口服不能起上述作用,故不能口服。

276. 甘露醇药代动力学是什么？

甘露醇口服吸收很少。静脉注射后迅速经肾脏排泄,故一般情况下经肝脏代谢的量很少。本药 T1/2 为 100 分钟,当存在急性肾功能衰竭时可延长至 6 小时。肾功能正常时,静脉注射甘露醇 100 克,3 小时内 80% 经肾脏排出。

277. 甘露醇降低颅内压的注意事项是什么？

输注 20% 甘露醇后 10～20 分钟内颅内压开始下降,30 分钟降到最低水平,可使颅内压降低 50%～90%,约 1 小时后颅内压开始回升,4～8 小时回升到用药前水平。甘露醇遇冷易结晶,故应用前应仔细检查,如有结晶,可置热水中或用力振荡待结晶完全溶解后再使用。

278. 甘油果糖降低颅内压的原理是什么？

提高血浆渗透压,导致组织内(包括眼、脑、脑脊液等)水分进入血管内从而减轻组织水肿。

279. 甘油果糖的药代动力学是什么？

甘油果糖起效较甘露醇慢,静脉给药后体内分布 2～3 小时内达到平衡。其代谢过程不需胰岛素。而且果糖为单糖,不增加血液中血糖量,还有抗酮化作用,因此糖尿病患者亦可应用。甘油果糖不增加肾脏负担,进入体内参与代谢,产生水和二氧化碳。

280. 甘油果糖降低颅内压的注意事项有哪些？

静滴过快可发生溶血及血红蛋白尿。用药时须注意患者食盐摄入量。

281. 脑电图是如何诊断的？

判断脑波是否正常,主要是根据其年龄,对脑波的频率、波幅、两侧的对称性以及慢波的数量、部位、出现方式及有无病理波等进行分析。脑电图表现没有特异性,必须结合临床进行综合判断。

282. 脑电地形图的原理是什么?

将定量脑电图数据在头皮表面的空间分布通过图形及色彩差(或灰度差)直观显示出来的图像。能直观地显示脑电信号的空间分布或一个具体的参数,如某个频带的功率分布或峰潜伏期分布情况,包括等电位分布图、脑电功率地形图和显著性概率地形图等。

283. 脑电地形图的优点是什么?

能发现 EEG 中较难判别的细微异常,提高了阳性率,且病变部位图像直观醒目,定位比较准确,从而客观对大脑机能进行评价。主要应用于缺血性脑血管病的早期诊断及疗效预后的评价。

284. 脑磁图的原理是什么?

电流在导体内流动,导体周围可以产生磁场。同理,脑细胞的电活动也有极微弱的磁场,可用高灵敏度的磁场传感器予以检测,并记录其随时间变化的关系曲线,即脑磁图,其图形与 EEG 图形相似。

285. 脑磁图的优点是什么?

与 EEG 相比,优点是:可发现有临床意义而又不能被 EEG 记录到的波形,或检测到皮质局限性的异常电磁活动。但屏蔽、电磁装置以及设备复杂、昂贵。

286. 听觉传导通路第一级神经元是什么?

第一级神经元:螺旋神经节内的双极细胞是听觉传导通路的第一级神经元,其周围突分布于内耳毛细胞,中枢突构成听神经(或称耳蜗神经)。蜗神经入脑后,终止于脑桥蜗腹侧核和蜗背侧核。

287. 听觉传导通路第二级神经元是什么?

第二级神经元:蜗腹侧核和背侧核的核团是听觉传导通路的第二级神经元。其中,由耳蜗腹侧核发出的二级纤维,在脑桥内形成斜方体,穿过内侧丘系交叉至对侧,在上橄榄核外侧转折向上行,成为纵行的纤维束,称为外侧丘系;由耳蜗背侧核发出的二级纤维,向内行于绳状体的背面,组成髓纹。沿着第四脑室底交叉至对侧,加入外侧丘系中上行。外侧丘系终止于四叠体的下丘(听反射中枢)及内侧膝状体(第三级神经元)。

外侧丘系上行到中脑下丘阶段,其中一部分纤维终止于下丘,并通过下丘核的中继,通过内侧纵束和顶盖脊髓束分别与各眼肌核和脊髓前角细胞相联系,以完成皮质下的听反射。

288. 听觉传导通路第三级神经元是什么?

外侧丘系其他部分的纤维则经过下丘臂止于第三级神经元(内侧膝状体)。内侧膝状体再发出纤维组成听辐射,经内囊后肢,投射到同侧的大脑颞叶颞横回的皮质听觉中枢。听皮质接受听觉信息,经分析综合,产生听觉意识。需要注意的是,部分耳蜗腹、背侧核发出的纤维不交叉,进入同侧外侧丘系;也有部分外侧丘系纤维直接止于内侧膝状体;还有一些蜗神经核发出的纤维到达上橄榄核,后者发出的纤维加入同侧的外侧丘系。另外,下丘核的神经细胞也互有纤维联系。

289. 根据潜伏期长短听觉诱发反应如何分类?

根据潜伏期的长短,可将听觉诱发反应分为短潜伏期反应、中潜伏期反应和长潜伏期反应。目前应用较多的是短潜伏期反应(潜伏期 10 毫秒以内)。

290. 听觉诱发电位叠加技术的概念是什么?

由于脑膜、头骨和头皮等的影响,诱发电位比自发电位小得多,因而诱发电位便被淹没于自发电位的噪声背景中难以觉察。为了排除噪声的干扰,需用数据处理仪或叠加仪,将几十次甚至上百次刺激得到的电信号叠加、平均,使那些在时间和方向上不一致的自发电位相互抵消,而使在时间和方向上一致的诱发电位增大,从而能够加以辨认。所以诱发电位又叫叠加诱发电位或平均诱发电位。

291. 听觉诱发电位(AEP)的概念?

AEP 是听觉系统在接受声音刺激后,从耳蜗毛细胞至各级中枢产生的相应电活动,由头皮电极记录脑干听觉通路至皮层不同潜伏期的波形,反映麻醉时皮层和皮下电活动情况。

292. 听觉诱发电位分为哪几部分?

AEP 包括脑干听觉诱发电位,短潜伏期、中潜伏期及长潜伏期听觉诱发电位。

293. 听觉诱发电位监测麻醉深度的优点有哪些?

① AEP 是中枢神经系统对刺激反应的客观表现,而 BIS 反映的是静息水平; ② AEP 有明确的解剖生理学意义,每个波峰都与一个解剖结构有密切关系。因此,AEP 在监测镇静及麻醉方面较脑电功率谱分析、BIS 有解剖学和生理学上的优点。

294. 听觉诱发电位(AEP)易受到哪些因素干扰?

AEP 监测仪使用环境要求较高,这是它的不足之处,如受肌肉活动、人为移动的影响、术中电刀干扰等,以及与氯胺酮等一些麻醉药的不相关性很大程度地限制了其临床应用;使用时需给予听觉刺激,对于听力障碍者并不适用。

295. 听觉诱发电位指数是如何得到的?

通过脑电电极记录听觉通路对仪器产生的声响刺激所产生的诱发电位波形,利用数学方法将波形指数化,得到听觉诱发电位指数(AEP index)。

296. 什么是中潜伏期听觉诱发电位?

中潜伏期听觉诱发电位(middle latency auditory evoked potential,MLAEP):接受声音刺激后 10~100 毫秒出现,与大多数麻醉药作用呈剂量相关性变化,较适用于麻醉深度的判断。

297. 什么是长潜伏期听觉诱发电位?

长潜伏期听觉诱发电位:接受声音刺激 100 毫秒后出现。LLAEP 与意识水平密切相关,但过于敏感,在小剂量麻醉药作用下即可完全消失。

298. 脑干听觉诱发电位的记录方法是什么?

(1) 常规应用短声刺激(click)刺激频率:10~15 赫兹;刺激强度:50~80 赫兹或主观听阈基础上＋(60~70)dB。

(2) 电极安装放置:短声刺激时,颅顶部是最佳的记录位置,通常采用以下导联记录:记录电极:通道 1:Ai(刺激耳侧)-Cz;通道 2:Ac(刺激对侧耳)-Cz;参考电极:置于耳垂或乳突;接地电极:置于 FPz。

299. 脑干听觉诱发电位绝对潜伏期概念是什么？

绝对潜伏期（peak latency，PL）：一般测峰潜伏期，从刺激起始点测量到反应波波峰的顶点。

300. 脑干听觉诱发电位波间潜伏期概念是什么？

波间潜伏期（inter-peak latency，IPL）：测量两个主要波峰顶点之间的时间间隔，代表中枢传导时间。多采用Ⅰ～Ⅲ波、Ⅲ～Ⅴ波和Ⅰ～Ⅴ波的测量。正常双耳之间的差距小于 0.5 毫秒。以Ⅰ～Ⅴ波间期最常用。

301. 脑干听觉诱发电位Ⅰ～Ⅲ波间期正常值是多少？

上限 2.5 毫秒。

302. 脑干听觉诱发电位Ⅰ～Ⅲ波间期代表意义是什么？

代表耳蜗神经到下位脑干之间的传导。

303. 脑干听觉诱发电位Ⅲ～Ⅴ波间期正常值是什么？

上限 2.4 毫秒。

304. 脑干听觉诱发电位Ⅲ～Ⅴ波间期代表意义是什么？

代表下位脑干到中脑之间的传导。

305. 脑干听觉诱发电位Ⅰ～Ⅴ波间期正常值是什么？

上限 4.5 毫秒。

306. 脑干听觉诱发电位Ⅰ～Ⅴ波间期代表意义是什么？

代表耳蜗神经至中脑之间的传导。

307. 脑干听觉诱发电位Ⅴ/Ⅰ比值的意义是什么？

Ⅴ/Ⅰ比值在临床上有一定的诊断价值。由于Ⅰ波产生于中枢以外的听神经，Ⅴ波产生于中脑水平，因此，两波的波幅比值可以反映周围和中枢神经系统损害的情况。

Ⅴ/Ⅰ比值通常在 50%～300%，若比值＜50%，说明Ⅴ波过小，提示中枢可能有损害,多见于多发性硬化的早期;若比值>300%,说明Ⅰ波波幅过小,可能由于外周听神经损害所致。

308. 脑干听觉诱发电位异常情况如何分类?

波形消失;波潜伏时和波间潜伏时异常;Ⅴ/Ⅰ比值异常。

309. 排除技术因素后,脑干听觉诱发电位各波消失的临床意义是什么?

可考虑为听神经的严重损伤,也可根据其他临床表现判断是否脑死亡。

310. Ⅰ波或Ⅰ、Ⅱ波之后的各波消失临床意义是什么?

可考虑听神经颅内段或脑干严重损伤。

311. Ⅰ波未引出,但其后各波均存在,且绝对潜伏期延长的临床意义是什么?

若Ⅲ~Ⅴ波波间期正常,提示病损可能在脑干听觉传导通路下段或听神经。

312. 脑干听觉诱发电位各波潜伏期均延长,但两侧对称的临床意义是什么?

可能为双侧听力轻度下降所致。若Ⅰ~Ⅴ波间期延长,则提示脑干听觉通路受损。

313. Ⅰ~Ⅴ波间期延长的临床意义是什么?

Ⅰ~Ⅴ波间期延长:提示耳蜗后任何部位的病变。若Ⅰ~Ⅲ波间期延长,提示病变可能累及同侧听神经至脑干段。若Ⅲ~Ⅴ波间期延长,提示病变可能影响到脑干内的听觉传导通路。

314. 脑干听觉诱发电位的临床应用有哪些?

(1)客观评价听力。特别是对听力检查不合作者、癔症和婴儿,可以判断是否有听力障碍及程度。

(2)脑干内病变。脱髓鞘、肿瘤、炎症、血管病等,主要有以下4个方面的应用:发现脑干亚临床病灶;当临床有可疑脑干症状或体征时,若BAEP异常则更支持脑干有病变;病情随访;观察治疗效果。

(3)昏迷。BAEP对昏迷预后的评估及可能的损害部位(脑干损害还是大脑半球损害)有一定的鉴别诊断作用。

　　一般而言,脑干的器质性病变导致的昏迷,其 BAEP 多异常(先需了解病前有无耳科疾病);而半球病变如未引起脑干损害,则 BAEP 正常。另外,无论病因及昏迷程度如何,只要 BAEP 正常,其预后可能较好,而 BAEP 异常者死亡率极高。

　　(4)脑死亡判断。脑电图判读的大脑皮质的功能,而 BAEP 评估的是脑干的功能。二者结合起来,能更好地判断脑死亡。符合脑死亡的 BAEP 主要有三种类型:BAEP 各波均消失;BAEP 仅见Ⅰ波;有时可见Ⅰ、Ⅱ波。

　　(5)术中监护。BAEP 可以用来监护后颅窝手术,以防止听神经发生不必要的损伤。

315. 闪光视觉诱发电位的适应证是什么?

　　① 眼眶外伤;② 婴幼儿视觉功能测定。

316. 闪光视觉诱发电位的劣势是什么?

　　闪光视觉诱发电位的波形变异较大,可重复性差。

317. 图形视觉诱发电位的适应证是什么?

　　① 神经病损;② 多发硬化;③ 青光眼;④ 脑肿瘤;⑤ 脑梗死;⑥ 视觉功能的客观测定。

318. 图形视觉诱发电位(PVEP)的优势是什么?

　　① 相对于 FVEP,PVEP 的波形成分稳定性和可重复性好。② 视路神经元具有明显的空间频率应答特性,不同的眼病对于不同的空间频率刺激所产生的反应可能不同。在这一点上,FVEP 无法做到。③ 视路神经元比较敏感,PVEP 可以在检查时调整对比度,FVEP 做不到。④ PVEP 不像 FVEP 那样,对视网膜产生的是一种弥散光刺激,不容易确定视网膜受刺激部位。PVEP 的图形刺激部位比较具体,如半视野刺激或象限野刺激等等。⑤ PVEP 的刺激图形,可以根据需要进行调整,如棋盘格或条形光栅,有的人还采用过其他图形。但方格和条栅最为常用,这可能与各级神经元的感受野敏感性有关。

　　PVEP 检查,通常患者的矫正视力应在 0.1 以上,但这并不是说低于 0.1 的视力就不能进行 PVEP 检查。临床上,一些矫正视力低于 0.1 的患者也可以记录到 PVEP 反应波形,但大多数人记录不到反应。

319. 体感诱发电位定义是什么?

体感诱发电位(SEP),是指躯体感觉系统的外周神经部分在接受适当刺激后,在其特定的感觉神经传导通路上记录出的电反应。主要反映周围神经、脊髓后索、脑干、丘脑、丘脑放射及皮质感觉区的功能状态。

320. 短潜伏期体感诱发电位的定义是什么?

主要指的是上肢各波中潜伏时小于 25 毫秒以及下肢各波中潜伏时小于 45 毫秒的波。

321. 短潜伏期体感诱发电位常见波形如何识别?

了解下波形的命名原则(极性潜伏期):波峰向下为 P、向上为 N。例如 N9:即波形向上、刺激后第 9 秒出现的波。

(1)上肢:刺激正中神经可记录到以下的波:① Erb's 点记录到的 N9,起源于臂丛神经电位;② C7 棘突点记录到 N13,起源于颈髓后角的突触后电位;③ 对侧 C3/C4 记录到的 N20,起源于中央后回体感皮质区。

(2)下肢:刺激胫神经可记录到以下的波:

① 腘窝记录到的 N8,为胫神经复合电位。(即通常在刺激 8 秒后出现,主波向上,故以 N8 表示);② 腰髓记录到的 N22,反映的是腰髓节段突触后电位(LP),在 L1 和 T12 处均可记录到;③ 对侧 Cz 点的 P37(也有 P40 说),一般认为起源于大脑皮层中央后回上端。

322. 异常体感诱发电位判断标准是什么?

① 测量值＞平均值加 3 个标准差(SD);② 波幅明显减低伴波形分化不良或波形异常;③ 双侧各相应波幅差值＞50％以上。

323. 上肢体感诱发电位异常临床如何解读?

① N9 未引出:但 N13-N20 正常,则认为上肢 SSEP 正常,N9 未引出的原因多为技术问题。② N9 潜伏时延长:提示外周神经损害,需进一步行外周神经传导检查。③ N9-N13 波间期延长:提示颈神经根在臂丛近髓段和颈髓间病损。④ N13-N20 波间期延长:提示同侧颈髓中、上段的后索、楔束核或对侧内侧丘系、丘脑及丘脑皮层放射的病损。⑤ N13 波幅减低或消失:可能为下颈髓病变。⑥ N20 波幅减低或消失:提示皮质或皮质下受损。

324. 下肢体感诱发电位异常临床如何解读？

① N8 潜伏时延长：提示腘窝以下外周神经损害，需进一步行外周神经传导检查。② N22 - P40 波间期延长：提示脊髓、脑干、皮质体感中枢通路受损。为进一步明确定位，可参考上肢 SSEP，若正常，则病损部位在胸髓。③ N22 波幅减低或消失：意义不大，因为正常人此电位可引不出。④ P40 波幅减低或消失：提示皮质或皮质下受损。

325. 体感诱发电位的适应证是什么？

SEP 可以用于各种感觉通路受损的诊断和客观评价：主要用于吉兰-巴雷综合征（GBS）、颈椎病、后侧索硬化综合征、多发性硬化（MS）、亚急性联合变性等。还可用于脑死亡的判断和脊柱、脊髓手术的术中监护等。

326. 肌电图操作方法是什么？

肌电图是用同心圆针电极插入肌肉，然后记录肌肉安静状态下和不同程度收缩状态下各种肌电活动所得的波形。肌电图主要用于各种肌肉病变以及周围神经病变的诊断。

327. 肌电图适应证是什么？

① 神经肌肉接头疾病，重症肌无力症等；② 各种肌肉疾病的诊断，如各种肌炎、肌病如多发性肌炎、肌营养不良症、皮肌炎、各种药源性肌炎；③ 各种原因引起的肌无力，肌萎缩及感觉障碍；④ 对脊髓和大脑的病变亦有辅助诊断价值。

328. 肌电图禁忌证是什么？

① 有出血倾向者，如血友病或血小板数明显低下或出凝血时间不正常者等。② 传染病患者。③ 晕针者。④ 安装心脏起搏器者。⑤ 有严重高血压、心脏病、脑血管病、血液病、糖尿病、精神障碍的患者须病情得到控制后再做检查。

329. 常规针极肌电图的作用是什么？

判断疾病系神经源性或肌源性损害。

330. 常规针极肌电图的原理是什么？

常规针极肌电图，就是用同心圆针电极记录的肌肉安静状态下和不同程度随意收缩运动状态下各种电活动所得的波形图。

331. 常规针极肌电图的组成部分有哪些?

通常包括静息电位、轻收缩运动单位电位、重收缩募集电位三种状态。

332. 神经传导速度测定的内容以及作用是什么?

神经传导检测(nerve conduction study，NCS)，是用于评定周围神经传导功能的一项诊断技术。NCS 通常包括运动神经传导速度(motor nerve conduction velocity，MCV)和感觉神经传导速度(sensory nerve conduction velocity，SCV)的测定。

333. F 波的定义是什么?

F 波(F - wave)是神经干在超强刺激下，在肌肉动作电位 M 波后较迟出现的一个小的肌肉动作电位。因其最早于 1950 年在足部(foot)肌肉被记录到，故称为 F 波。

334. F 波检查方法是什么?

为引出 F 波，设置与运动传导检测一样，并在周围神经远端刺激。然而，应对 EMG 机器进行调整以记录 F 反应。增益设在 200 微伏(因为 F 波的波幅很低)；扫描速度依据所检神经长度的不同调至 5～10 毫秒。应确保每次均为超强刺激，刺激器反向使阴极面向神经近端。尽管 F 波也可以在刺激器置于标准的位置下获得(阴极面向远端)，但从理论上来说存在阳极阻滞可能(即阳极下神经处于超极化，阻滞从阴极下神经去极化传导来的动作电位)。注意刺激频率应不快于每 2 秒 1 次(0.5 赫兹)。这样可避免后一次刺激发生在前一次刺激后的反应期内。

335. F 波适应证是什么?

① 格林巴利综合征；② 糖尿病及尿毒症性神经病；③ 神经丛及神经根病变。

336. 运动神经传导速度适应证是什么?

运动神经元病、脊肌萎缩症、单肢肌萎缩、神经根与神经丛疾病、格林巴利综合征。

337. 感觉神经传导速度测定适应证是什么？

周围神经损伤、周围神经炎、肌肉疾病。

338. H 反射适应证是什么？

颈神经根、腰骶神经根病变；神经丛病变。

339. 重复神经电刺激的定义是什么？

重复神经刺激（repetitive nerve stimulation，RNS），指以一定的频率超强重复刺激运动神经干，在其支配的肌肉记录运动反应即复合肌肉动作电位，然后观察波幅的变化程度。

正常情况下，神经干连续受刺激后，CMAPs 的波幅可有轻微的波动，而降低或升高超过一定的范围均提示神经肌肉接头病变。

340. 重复神经电刺激测量方法是什么？

（1）电极放置：刺激电极置于神经干，记录电极置于该神经所支配的肌肉，地线置于两者之间。

（2）神经和肌肉的选择：通常选择面神经支配的眼轮匝肌、腋神经支配的三角肌、尺神经支配的小指展肌及副神经支配的斜方肌等。

常用神经：尺神经，腋神经，面神经（远端、近端、面部肌肉）。

（3）刺激时长：低频：持续 3 秒或连续 10 个波形；高频：持续 3～20 秒或 75～100 个波形。

其中，近端肌肉阳性率高，但不易固定；远端肌肉灵敏度低，但结果稳定，伪差小；高频刺激患者疼痛较明显，通常选用尺神经。

341. 重复神经电刺激适应证是什么？

用于了解神经肌肉接头的功能状态，诊断和鉴别突触前膜和后膜的病变。特别是重症肌无力和 Lambert - Eaton 综合征的诊断，前者表现为低频或高频刺激波幅递减；而后者表现为低频刺激波幅递减，而高频刺激波幅递增。

342. 重复神经电刺激影响因素有哪些？

（1）温度：温度对神经传递阻滞有重要作用。环境温度升高 MG 会使 RNS 阳性率提高；环境温度变冷加强神经至肌肉接头传递。因此皮温低时，RNS 刺激 MG

患者可不出现阳性反应。

（2）胆碱酯酶抑制剂：服药后影响结果。若不危及呼吸、吞咽功能，最好停药8小时以上。

（3）刺激的强度：先采用单个刺激，用超强刺激强度，当得到波幅最大动作电位后，再开始用连续电刺激。

（4）记录电极的位置及电极松弛等。

343. 瞬目反射定义是什么？

瞬目反射（blink reflex，BF）是一种脑干反射，它的传导通路涉及三叉神经感觉传入、脑干中间神经元的信息传递以及面神经的运动传出。

344. 瞬目反射观察指标是什么？

记录潜伏期较短、波形简单的 R1 以及潜伏期长、波形复杂的 R2 和 R2$'$波。

345. 瞬目反射异常类型有哪些？

不完全右侧三叉神经损害，完全右侧三叉神经损害，不完全右侧面神经损害，完全右侧面神经损害，以脱髓鞘为主的多发周围神经病。

346. 瞬目反射适应证是什么？

有助于面神经、三叉神经核脑干病变的辅助定位。主要用来评估面神经、三叉神经以及延髓和脑桥的功能。

347. 脑阻抗血流图的原理是什么？

是检查头部血管功能和供血情况的一种方法。其原理是通过放置在头部的电极给以微弱的高频电流，由于血液的电阻率最小，其电阻可随心动周期供血的变化而变化。这种节律性的阻抗变化，经血流图仪放大，可描记出波动性曲线，对其进行测量、计算、分析，可间接了解外周阻力、血管弹性和供血情况。

348. 脑阻抗血流图的作用是什么？

常用于脑动脉硬化、闭塞性脑血管病、偏头痛以及药物疗效观察等。

349. 格拉斯哥昏迷评分组成部分有哪些？

格拉斯哥昏迷指数的评估有睁眼反应、语言反应和肢体运动三个方面，三个方面的分数加总即为昏迷指数。

350. 格拉斯哥评分测定结果如何判读？

格拉斯哥昏迷评分法最高分为 15 分，表示意识清楚；12～14 分为轻度意识障碍；9～11 分为中度意识障碍；8 分以下为昏迷。分数越低则意识障碍越重。

351. 格拉斯哥评分的操作要点是什么？

（1）对患者的刺激应遵循由轻到重的原则，先呼唤、后轻拍肩膀、再推动肩膀、最后疼痛刺激。

（2）所给予的疼痛刺激绝对不能针对下肢，因为疼痛刺激下肢引出的体动反应可能是脊髓反射的结果，这会造成混淆。

（3）呼唤患者姓名时睁眼应判断为自主睁眼；呼唤姓名不睁眼，但大声呼唤时睁眼，判断为呼唤睁眼。

（4）判断遵嘱和语言定向力时，所提问应尽可能简单明确，如嘱患者握手、松手、询问患者姓名、年龄等，应避免询问不易回答的复杂问题。

（5）评价时应记录观察到的最佳状态。

352. 影响格拉斯哥评分的因素有哪些？

饮酒、癫痫、使用镇静剂。

353. 格拉斯哥评分的缺点是什么？

① GCS 是主观评分；② 未包括瞳孔和脑干功能的评价；③ 各评价部分间无权重；④ 部分组合不存在或无临床意义，比如运动反应为过伸（去脑强直）、不可能出现语言定向等；⑤ 有人工气道患者无法评价语言功能。

354. 脑氧饱和度监测分类有哪些？

颈静脉球部氧饱和度（jugularvenous oxygen saturation，$SvjO_2$）监测；脑组织氧分压（brain tissueoxygen tension，$PtiO_2$）监测；近红外光谱（near-infraredspectroscopy，NIRS）监测技术。

355. 颈静脉球部氧饱和度监测的原理是什么?

SvjO$_2$ 监测的原理是根据 Hb 携氧的比例及全脑氧供与氧耗间的动态变化,间接评估脑组织氧耗情况,通过放置于颈静脉球部的纤维导管抽取血样间断或持续地测定 SvjO$_2$,再通过 Fick 公式计算脑组织氧代谢情况来表示全脑氧饱和度,是维持适宜脑灌注非定性监测方法。

356. 颈静脉球部氧饱和度监测适应证是什么?

用于监测颅脑创伤、蛛网膜下腔出血后脑灌注受损情况,指导维持脑灌注压(cerebral perfusion pressure,CPP)及过度通气的治疗。

357. 颈静脉球部氧饱和度监测缺点是什么?

为介入性操作,随着监测时间延长有出现血肿、形成静脉血栓等风险,对局部脑组织缺血不敏感等。SvjO$_2$ 监测是全脑血流加权测量装置,采用稳定的脑氧代谢率模拟计算脑血流变化,因而可能会遗漏大脑关键区域缺血。

358. 颈静脉球部氧饱和度正常范围是多少?

$55\% \sim 75\%$。

359. 颈静脉球部氧饱和度结果如何解读?

降低可能因为二次灌注不足使脑灌注压下降、发生低碳酸血症或脑氧耗增加使氧供需失衡。增高则可能表示相对充血或动静脉瘘,还可能与病理性动静脉分流、脑死亡有关。

360. 脑组织氧分压监测适应证有哪些?

原来用于严重颅脑创伤患者,现已广泛用于 ICU 床旁监测和围手术期麻醉管理,尤其是在患者需要监测颅内压时。

361. 脑组织氧分压监测缺点是什么?

只能反映局部脑组织的氧代谢状况。监测所获得的信息尚需结合其他监测手段获得的数据加以综合分析,才能得出准确结论。

362. 脑组织氧分压正常值范围是多少？

一般认为 $PbtO_2$ 正常值为 20~35 mmHg。

363. 脑组织氧分压结果如何解读？

低于 10 mmHg 是严重脑缺氧的指征，然而，至今仍未界定低 $PtiO_2$ 治疗临界值，建议当 $PtiO_2$ 低于 20 mmHg 或 15 mmHg 开始治疗。

364. 脑组织氧分压影响因素有哪些？

系统性因素主要有动脉血氧饱和度、动脉血二氧化碳饱和度、吸入氧分压、心肺功能、Hb 水平。脑特异性因素主要有 CPP 和颅内压、CBF、脑血管自动调节水平、脑组织氧分压扩散梯度、探针周围微血管的组成等。

365. 近红外光谱无创局部脑氧饱和度监测的原理是什么？

固定于左右眉弓上缘的 NIRS 探头发出近红外光谱依次穿过颅外皮肤颅骨后进入脑组织，处于不同氧合状态的血红蛋白吸收光谱的程度有差别。这种差异经过数字化处理就可以得到脑氧饱和度数值，其实质是根据脑组织血液中氧合血红蛋白和去氧血红蛋白比例得出数值，测定的基本原理与 SpO_2 的测定原理相同。

366. 近红外光谱无创局部脑氧饱和度监测适应证是什么？

$NIRS - ScO_2$ 具有较高稳定性，适用血流动力学不稳定的患者，因为该技术不依赖于动脉脉搏，具有较高的稳定性，对于生命体征不稳定的患者（体温过低，血压过低，休克，甚至心脏骤停的患者），仍然可以获得较稳定的 ScO_2 数值。ScO_2 对脑灌注具有较高的敏感性，对心脏骤停、肝移植等血流动力学紊乱的患者具有重要意义。

367. 近红外光谱无创局部脑氧饱和度监测缺点是什么？

NIRS 监测的局限性包括临床应用技术的局限性和外界的干扰因素。临床应用技术的局限性包括：个体间差异导致 rSO_2 反映脑缺血的阈值尚未达成共识；rSO_2 值具有设备特异性；传感器只能放置在前额无毛发处，仅反映额叶前部皮质的氧合状态。受外界的干扰因素有：颅外组织、环境光、皮下血肿、颅内血肿、皮肤色素沉着等。

368. 近红外光谱无创局部脑氧饱和度正常值范围是什么?

　　rSO_2 正常值为 $55\%\sim75\%$(吸空气时),其绝对数值在人群中变化较大,相对变化更有临床意义,可以反映大脑氧供需平衡变化趋势。

369. 近红外光谱无创局部脑氧饱和度结果如何解读?

　　个体差异大,因此基于 NIRS 监测的脑血氧定量法被认为是监测趋势。临床研究和管理流程常以绝对 $rScO_2$ 值$\leqslant50\%$或从基线下降$\geqslant20\%$作为启动改善脑氧合的触发点。

370. 近红外光谱无创局部脑氧饱和度影响因素有哪些?

　　(1) 生理变量:动脉血氧饱和度、$PaCO_2$、BP、Hct、CBF、脑血容量、脑氧代谢率等。

　　(2) 病理变量:颅内血肿、脑水肿或蛛网膜下腔出血等。

(孟庆涛　谢淑华　徐　洁)

参考文献

［1］ Naguib M, Brull S J, Kopman A F, et al. Consensus statement on perioperative use of neuromuscular monitoring[J]. Anesthesia and Analgesia, 2018, 127(1): 71 - 80.

［2］ 邓小明,姚尚龙,于布为,等. 现代麻醉学[M]. 第 5 版. 北京:人民卫生出版社,2014.

［3］ Brull S J, Kopman A F. Current status of neuromuscular reversal and monitoring: challenges and opportunities[J]. Anesthesiology, 2017, 126(1): 173 - 190.

［4］ 罗自强,谭秀娟. 麻醉生理学[M]. 第 3 版. 北京:人民卫生出版社,2011:24.

［5］ 邓小明,曾因明,黄宇光. 米勒麻醉学[M]. 第 8 版. 北京:北京大学医学出版社,2016.

［6］ Murphy G S. Neuromuscular monitoring in the perioperative period[J]. Anesthesia and Analgesia, 2018, 126(2): 464 - 468.

［7］ 王俊科,于布为,黄宇光. 麻省总医院临床麻醉手册[M]. 第 8 版. 北京:科学出版社,2018.

［8］ Ortega R, Brull S J, Prielipp R, et al. Monitoring neuromuscular function[J]. The New England Journal of Medicine, 2018, 378(4): e6.

第二章

血流动力学监测

第一节　无创血流动力学监测

1. 什么是心脏电交替现象？

心脏电交替现象简称电交替（electrical alternans），是指来自同一起搏点的心搏的心电图形态和（或）电压甚至极性呈交替性变化。心房、心室除极和复极的各波段如 P 波、QRS 波群、ST 段、T 波、U 波等均可能发生电交替，有关波、段在心电图上的形态和电压有明显差异（＞0.1 毫伏）。出现于单个或数个波（或段）的分别称为单纯性或复合性电交替，如出现于全部波（或段）的称为完全性电交替。最常见的电交替比例为 2∶1，少数还有 3∶1、4∶1，甚至更为复杂的情况。

2. 何谓 Brugada 综合征？

Brugada 综合征是由于编码心肌离子通道基因突变引起离子通道功能异常而导致的综合征。临床上，这个综合征以 V1～V3 导联 ST 段抬高、V1～V3 导联 ST 段多变、心脏结构无明显异常、多形室性心动过速（室速）或心室颤动（室颤）和晕厥的反复发作以及心脏性猝死为特征。

3. 无创血流动力监测包括哪些项目？

无创血流动力学监测主要包括：心率、收缩压、舒张压、心排血量、心脏指数、每搏输出量、每搏指数、胸腔液体量等项目。

4. 理想的无创血流动力学监测应具备哪些特点?

　　准确、无创、安全性高、操作简便、可长时间、多次反复监测、适用范围广等。

5. 血压是如何形成的?

　　血管内流动的血液对血管侧壁的压强,即单位面积上的压力,称为血压。它是推动血液在血管内流动的动力,通常所说的血压是指动脉血压。需要以下条件:心血管系统有足够的血液充盈,心脏射血,外周阻力作用,以及主动脉和大动脉的弹性储器作用。

6. 无创血压监测有哪几种?

　　无创血压监测即袖带血压测量法,可分为柯氏音法、振荡法和动脉传递时间法,多参数监护仪无创血压测量方法一般是采用振荡法。

7. 无创血压可测量的部位有哪些?

　　根据袖带位置不同,可在上臂、下肢、腕部和手指等能触及血管搏动的部位进行无创血压测量。

8. 无创血压监测体位如何选择?

　　无创血压监测可采用坐位,特殊情况下可取仰卧位或站立位,测量时被检查者上肢裸露伸直并轻度外展,肘部置于与心脏同一水平。

9. 手动袖带无创测压法导致的误差因素有哪些?

　　① 袖带因素:袖带使用不当(宽度、松紧度)是最常见的原因;② 放气速度:放气过快易导致测量值偏低,尤其在心率偏慢时;③ 肥胖患者手臂较一般人粗且松,充气后部分压力作用于脂肪组织,因而导致读数不准确;④ 校对:血压计应定期进行校对,误差不可超过±3 mmHg;⑤ 检查者的主观因素亦可影响读数。

10. 测量无创血压时,袖带位置在哪里,宽度有何要求?

　　袖带下缘应当在肘窝以上约2.5厘米,袖带中央位于肱动脉表面,袖带大小适合患者上臂臂围(气囊长22~26厘米、宽12厘米),肥胖者或臂围大者(>32厘米)应使用大规格气囊,袖带至少包裹80%上臂。

11. 儿童的袖带有何要求？

　　儿科诊室应该配备各种尺寸的袖带,包括用于严重肥胖儿童和青少年大腿的袖带。袖带宽度应为上臂长度的1/3～1/2,学龄儿童一般使用6～7厘米宽的袖带接到成人的台式血压表上即可。

12. 测量无创血压时,袖带过宽或过窄对血压数值有何影响？

　　袖带过宽会使得测量值偏低,而袖带过窄会使测量值偏高。

13. 测量无创血压时,袖带松紧对血压数值有何影响？

　　袖带过紧会使测量值偏低,反之袖带过松会使测量值偏高。

14. Korotkoff 音法测量血压是根据什么原理？

　　Korotkoff 音的原理是利用充气袖带压迫动脉血管,随着袖带压力下降,动脉血管呈完全阻闭—渐开—全开的变化过程,通过辨别动脉血流受阻过程中血流声音及相应压力点来确定收缩压和舒张压。

15. 无创血压测量的并发症有哪些？

　　袖带压迫部位出血点、擦伤、神经损伤等。

16. 无创血压与有创血压数值相差多少？

　　一般足背动脉收缩压较桡动脉收缩压高约 20 mmHg,而舒张压较桡动脉舒张压低约 10 mmHg。通常情况下,有创血压的收缩压及舒张压略高于无创血压。但在休克患者中,无创血压收缩压与舒张压均较有创血压高;肥胖患者中,有创血压收缩压较无创血压高,而舒张压较无创血压低;高血压患者的有创血压收缩压较无创血压高,血压越高的患者,有创血压与无创血压之间的差值越大;合并外周血管病变患者有创收缩压较无创收缩压可高出 30 mmHg,而舒张压较为接近。

17. 什么情况会导致无创血压测量不准确？

　　① 被检者因素:体位、肥胖、测量前活动状态;② 检查者因素:未按照正确操作方法进行;③ 血压计因素:血压计故障、袖带宽度和长度不合适、袖带缠绕松紧不合适、袖带充气及放气速度过快或过慢。

18. 哪些情况不宜进行无创血压监测?

被测量部位有血管异常(如动静脉瘘)或静脉输液肢体,烧伤患者缺乏测量部位等情况。

19. 无创血压测不出有哪些情况,如何处理?

① 血压计故障,更换血压计;② 测量方法错误,由有经验的检查者进行操作;③ 患者周围血管硬化、狭窄,换对侧肢体进行测量;④ 患者合并房颤等心律失常,必要时进行有创动脉血压监测;⑤ 患者血压过高或过低,如发生高血压危象或休克、血流动力学崩溃等,进行对症处理的同时建立有创血压监测。

20. 心脑肾等重要器官最基本的灌注压需求要求多少?

平均动脉压60~70 mmHg,即可满足冠状动脉灌注压并满足心肌运动所需血供;平均动脉压50~150 mmHg脑灌注压在这范围内变化时能够保持相对恒定的脑血液供应;肾动脉灌注压在80~180 mmHg,肾血流量可通过自身调节保持相对恒定。

21. 每搏连续无创血压监测系统的原理是什么?

在上臂袖带定标的基础上,通过手指套红外传感器采集心脏每次搏动的血容量信号,并将此信号通过算法转换为每搏血压数据,并提供心排量、外周血管阻力、连续血压等心血管参数,供临床决策参考。

22. 每搏连续无创血压监测系统有哪些应用?

① 用于各类手术及不同麻醉方式患者的围术期监测;② 可用于ICU内重症患者的监测;③ 用于急诊患者及急诊转运的监测;④ 用于评估液体反应性,指导液体管理和容量治疗等。

23. 心电图产生原理是什么?

心脏机械收缩之前先产生电位的变化,心房和心室的电位变化可经人体组织传到体表。心电图就是利用心电图机从体表记录心脏每一心动周期所产生电活动变化的曲线图形。

24. 单个心肌细胞除极与复极过程是怎样的？

　　心肌细胞静息状态,细胞膜电荷分布为外正内负的极化状态。细胞膜一端受到刺激(阈刺激)时通透性发生改变,使细胞内外正、负离子分布逆转,受刺激部位细胞膜除极化,该处膜外正电荷消失而其前面尚未除极膜外仍带正电荷,形成电偶。电源在前,电穴在后,电流自电源流入电穴,并迅速扩展直到除极完毕,心肌细胞膜内正外负为除极状态。由于细胞的代谢作用,细胞膜复原到极化状态,称为复极过程,复极与除极先后程序一致、方向相反。

25. 为什么正常心电图记录的复极波与除极波方向相反？

　　就单个细胞而言,在除极时,检测电极对电源(即面对除极方向)产生向上的波形,背向电源(即背离除极方向)产生向下的波形,在细胞中部则记录出双向波形。复极过程与除极过程方向相同,但因复极过程的电偶是电穴在前,电源在后,因此记录的复极波方向与除极波相反。

26. 心电图电位强度与什么有关？

　　由体表采集到的心脏电位强度与下列因素有关: ① 与心肌细胞数量(心肌厚度)成正比关系; ② 与探查电极位置和心肌细胞之间的距离成反比关系; ③ 与探查电极的方位和心肌除极的方向所构成的角度有关,夹角愈大,心电位在导联上的投影愈小,电位越弱。

27. 什么是心电综合向量？

　　心肌在活动的时候产生动作电位,这个电位有大小方向,所有心肌的动作电位相互叠加、抵消、合成后,就可以得到一个既有方向又有大小的量,这就是心电综合向量。由于心脏的解剖结构及其电活动相当错综复杂,一般均按照以下原理合称为"心电综合向量": 同一轴的两个心电向量的方向相同者,其振幅相加,方向相反者相减;两个心电向量的方向构成一定角度者,则可应用"合力"原理将二者按其角度及幅度构成一个平行四边形,而取其对角线为综合向量。

28. 心脏传导系统与心动周期顺序的对应关系如何？

　　心脏传导系统由窦房结、结间束(前、中、后结间束)、房间束(起自前结间束)、房室交界区(房室结、希氏束)、束支(左、右束支,左束支又分前束支和后束支)以及浦肯野纤维构成。正常心电活动始于窦房结,兴奋心房,此时左、右心房收缩;同时经结间束传导至房室结(激动在此处延迟 0.05～0.07 秒),然后循希氏束→左、右束支→浦肯野纤维顺序传导,最后兴奋心室,左右心室收缩;随后心室缓慢复极完毕。

29. 心电图波形包括哪些?

心电图波形包括:P 波,反映心房除极的过程;PR 段,反映心房复极过程及房室结、希氏束、束支的电活动;QRS 波群,反映心室除极的全过程;ST 段和 T 波分别反映心室缓慢和快速复极过程;QT 间期,反映心室开始除极至心室复极完毕全过程的时间。

30. 心电图的导联体系包括哪些? 肢体导联电极如何放置?

目前临床中广泛采用的国际通用导联体系为常规 12 导联体系,包括肢体导联和胸导联。肢体导联包括:标准肢体导联 Ⅰ、Ⅱ、Ⅲ 及加压肢体导联 aVR、aVL、aVF,将肢体导联电极放置于右臂(R)、左臂(L)、左腿(F),连接此三点即成为 Einthoven 三角。

31. 胸导联电极如何放置?

胸导联包括 V_1～V_6 导联,具体放置位置为:V_1 位于胸骨右缘第四肋间;V_2 位于胸骨左缘第四肋间;V_3 位于 V_2 与 V_4 两点连线的中点;V_4 位于左锁骨中线与第五肋间相交处;V_5 位于左腋前线与 V_4 同一水平处;V_6 位于左腋中线与 V_4 同一水平处。

32. 心电图记录纸的横坐标与纵坐标分别代表什么? 每一小格代表的值是多少?

心电图记录纸的横坐标代表时间,纵坐标代表电压。当走纸速度为 25 mm/s 时,横坐标每一小格(1 毫米)代表 0.04 秒,当标准电压 1 毫伏=10 毫米时,纵坐标每一小格(1 毫米)代表 0.1 毫伏。

33. 正常心率范围是多少? 在心电图纸上如何判断?

在安静清醒的状态下,正常心率范围为 60～100 次/分。在心脏节律规整的情况下,只需测量一个 RR 间期的时间,以秒为单位被 60 除即可算出心率;当心脏节律不规整时,一般计数 6 秒内的心搏数,然后乘以 10 作为心率。

34. 各波段振幅如何测量？

　　P 波振幅测量的参考水平应以 P 波起始前的水平线为准。测量 QRS 波群、J 点、ST 段、T 波和 u 波振幅，统一采用 QRS 起始部水平线作为参考水平。如果 QRS 起始部为一斜段（心房复极或预激综合征等情况），应以 QRS 波起点作为测量参考点。测量正向波形的高度时，应以参考水平线上缘垂直测量到波的顶端；测量负向波形的深度时，应以参考水平线下缘垂直地测量到波的底端。

35. 各波段时间如何测量？

　　测量 P 波和 QRS 波时间，应分别从 12 导联同步记录中最早的 P 波起点测量至最晚的 P 波终点以及从最早 QRS 波起点测量至最晚的 QRS 波终点；PR 间期应从同步心电图中最早的 P 波起点测量至最早的 QRS 波起点；QT 间期应是 12 导联同步心电图中最早的 QRS 波起点至最晚的 T 波终点的间距。

36. 什么是心电轴？正常范围是什么？

　　心电轴通常指的是平均 QRS 心电轴，它是心室除极过程中全部瞬间向量的综合（平均 QRS 向量），用以说明心室在除极过程这一段时间内的平均电势方向和强度。正常心电轴的范围为 $-30° \sim +90°$。

37. 什么是心电轴不偏、左偏、右偏和不确定？

　　正常心电轴的范围为 $-30° \sim +90°$，在此范围内电轴不偏；当电轴位于 $-30° \sim -90°$ 为心电轴左偏；位于 $+90° \sim +180°$ 为心电轴右偏；位于 $-90° \sim -180°$，定义为"不确定电轴"。

38. 心电轴偏移有什么临床意义？

　　心电轴的偏移，一般受心脏在胸腔内的解剖位置、两侧心室的质量比例、心室内传导系统的功能、激动在室内传导状态及年龄、体型等因素影响。左心室肥厚、左前分支传导阻滞等可使心电轴左偏；右心室肥厚、左后分支阻滞等可使心电轴右偏；不确定电轴可以发生在正常人（正常变异），亦可见于某些病理情况，如肺心病、冠心病、高血压等。

39. 什么叫心电轴顺钟向转位？

　　自心尖部朝心底部方向观察，设想心脏可循其本身长轴作顺时针向或逆时针向转位。正常时，V_3 或 V_4 导联 R/S 大致相等，为左、右心室过渡区波形。顺时针向转位时，正常在 V_3 或 V_4 导联出现的波形转向左心室方向，即出现在 V_5、V_6 导联上，顺时针向可见于右心室肥厚和部分正常人。

40. 什么叫心电轴逆钟向转位？

逆时钟向转位时，正常 V_3 或 V_4 导联出现的波形转向右心室方向，即出现在 V_1、V_2 导联上，逆钟向转位可见于左心室肥厚和部分正常人。

41. 什么是正常心电图 P 波？

P 波形态在大部分导联上一般呈钝圆形，有时可能有轻度切迹。由于心脏激动起源于窦房结，心房除极的综合向量指向左、前、下，所以 P 波方向在 Ⅰ、Ⅱ、aVF、V_4～V_6 导联向上，aVR 导联向下，其余导联呈双向、倒置或低平均可。

42. 什么是正常心电图 QRS 波？

（1）胸导联：正常人 V_1、V_2 导联多呈 rS 型，V_5、V_6 导联 QRS 波群呈 qR、qRs、Rs 或 R 型。R 波自 V_1 至 V_5 逐渐增高，V_6 的 R 波一般低于 V_5 的 R 波。V_2 的 S 波较深，V_2 至 V_6 导联 S 波逐渐变浅。V_1 的 R/S 小于 1，V_5 的 R/S 大于 1。在 V_3 或 V_4 导联，R 波、S 波振幅大体相等。

（2）肢体导联：Ⅰ、Ⅱ 导联 QRS 波群主波多向上，Ⅲ 导联 QRS 主波方向多变。aVR 导联 QRS 波群主波向下，呈 QS、rS、rSr′ 或 Qr 型。aVL、aVF 导联 QRS 波群可呈 qR、Rs、或 R 型，也可 rS 型。

43. 什么是正常心电图 ST 段？

自 QRS 波群的终点至 T 波起点间的线段，代表心室缓慢复极过程。正常的 ST 段大多为一等电位线，有时亦可有轻微的偏移，但在任一导联，ST 段下移一般不超过 0.05 毫伏。成人 ST 段抬高在 V_2 和 V_3 导联比较明显，可达 0.2 毫伏或更高，且男性抬高程度一般大于女性。在 V_4～V_6 导联及肢体导联，ST 段抬高的程度很少超过 0.1 毫伏。

44. 什么是正常心电图 Q‐T 间期？

指 QRS 波群的起点至 T 波终点的间距，代表心室肌除极和复极全过程所需的时间。QT 间期长短与心率快慢密切相关，心率越快，QT 间期越短，反之则越长。

45. 什么是正常心电图 u 波?

在 T 波之后 0.02~0.04 秒出现的振幅很低小的波称为 u 波。正常的 u 波形态为前半部斜度较陡,而后半部斜度较平缓。u 波方向在 I、II、V_4~V_5 导联向上,III、aVL、aVF、V_1~V_3 导联可以向上、双向或者向下。

46. 正常心电图各段波形时限如何?

心率在 60~100 次/分时,P 波时间小于 0.12 秒,QRS 时间一般不超过 0.11 秒,PR 间期为 0.12~0.20 秒,ST 段通常为 0.05~0.15 秒,QT 间期为 0.32~0.44 秒。

47. 与成人相比,小儿正常心电图有什么特点?

① 小儿心率比成人快,至 10 岁以后即可大致保持为成人的心率水平。小儿的 PR 间期较成人为短,7 岁以后趋于恒定(0.10~0.17 秒),小儿的 QTc 间期较成人略长。② 小儿的 P 波时间较成人略短(儿童<0.09 秒),P 波的电压于新生儿较高,以后则较成人为低。③ 婴幼儿常呈右室占优势的 QRS 图形特征。④ 小儿 T 波的变异较大,于新生儿期,其肢体导联及右胸导联常出现 T 波低平、倒置。

48. 右心房肥大的心电图表现是什么?

主要表现为心房除极波振幅增高:① P 波尖而高耸,其振幅≥0.25 毫伏,以 II、III、aVF 导联表现最为突出,又称"肺型 P 波"。② V_1 导联 P 波直立时,振幅≥0.15 毫伏,如 P 波呈双向时,其振幅的算术和≥0.20 毫伏。③ P 波电轴右移超过 75°。

49. 为什么右心房肥大心电图主要表现为心房除极振幅增高?

正常情况下右心房先除极,左心房后除极。当右心房肥大时,除极时间延长,往往与稍后除极的左心房时间重叠,故总的心房除极时间并未延长,心电图主要表现为心房除极振幅增高。

50. 什么是肺型 P 波? 肺型 P 波一般见于什么疾病?

P 波尖而高耸,其振幅≥0.25 毫伏,时限正常,以 II、III、aVF 导联表现最为突出,称"肺型 P 波",常见于急、慢性肺源性心脏病和各种引起肺动脉高压的疾病。

51. 左心房肥大的心电图表现是什么？

　　主要表现为心房除极时间延长：① P 波增宽，其时限≥0.12 秒，波常呈双峰型，双峰间距≥0.04 秒，以 I、II、aVL 导联明显，又称"二尖瓣型 P 波"。② PR 段缩短，P 波时间与 PR 段时间之比>1.6。③ V_1 导联上 P 波常呈先正而后出现深宽的负向波。

52. 什么是二尖瓣型 P 波？二尖瓣型 P 波一般见于什么疾病？

　　P 波增宽，其时限≥0.12 秒，波常呈双峰型，双峰间距≥0.04 秒，以 I、II、aVL 导联明显，称"二尖瓣型 P 波"，常见于引起左心房肥厚的疾病如二尖瓣关闭不全、二尖瓣狭窄等。

53. 双心房肥大的心电图表现是什么？

　　① P 波增宽≥0.12 秒，其振幅≥0.25 毫伏。② V_1 导联 P 波高大双相，上下振幅均超过正常范围。

54. 心室肥厚影响心电图表现的机制是什么？

　　① 心肌纤维增粗、截面积增大，心肌除极产生的电压增高。② 心室壁的增厚及心肌细胞变性所致传导功能低下，均可使心室肌激动的时程延长。③ 心室壁肥厚引起心室肌复极顺序发生改变。

55. 左心室肥厚的心电图表现是什么？

　　① QRS 波群电压增高：胸导联 R_{V5} 或 R_{V6}>2.5 毫伏；$R_{V5}+S_{V1}$>4.0 毫伏（男性）或>3.5 毫伏（女性）；肢体导联中，R_I>1.5 毫伏；R_{aVL}>1.2 毫伏；R_{aVF}>2.0 毫伏；R_I+S_{III}>2.5 毫伏；Cornell 标准，$R_{aVL}+S_{V3}$>2.8 毫伏（男性）或>2.0 毫伏（女性）。② 可出现 QRS 心电轴左偏。③ QRS 波群时间延长到 0.10~0.11 秒。④ 在 R 波为主的导联上，其 ST 段可呈下斜型压低达 0.05 毫伏以上，T 波低平、双向或倒置，在以 S 波为主的导联上则反而可见直立的 T 波。

56. 右心室肥厚的心电图表现是什么？

　　① V_1 导联 R/S≥1，呈 Rs 或 R 型，重度右心室肥厚可使 V_1 导联呈 qR 型；V_5 导联 R/S≤1 或 S 波比正常加深；aVR 导联以 R 波为主，R/q 或 R/S≥1。② $R_{V1}+S_{V5}$>1.05 毫伏（重症>1.2 毫伏）；R_{aVR}>0.5 毫伏。③ 心电轴右偏≥

+90°(重症可>+110°)。④ 常同时伴有右胸导联(V_1、V_2)ST 段压低及 T 波倒置,属继发性 ST - T 改变。

57. 双侧心室肥厚的心电图表现是什么?

① 大致正常心电图:由于双侧心室电压同时增高,增加的除极向量方向相反互相抵消。② 单侧心室肥厚心电图:只表现出一侧心室肥厚,而另一侧心室肥厚的图形被掩盖。③ 双侧心室肥厚心电图:既表现出右心室肥厚的心电图特征(如 V_1 导联 R 波为主,电轴右偏等),又存在左心室肥厚的某些征象(如 V_5 导联 R/S > 1,R 波振幅增高等)。

58. 心肌梗死与 ST - T 改变

ST 段抬高型梗死是指 2 个或 2 个以上相邻的导联出现 ST 段抬高(ST 段抬高的标准为:在 V_2 - V_3 导联抬高≥0.2 毫伏,在其他导联抬高≥0.1 毫伏);非 ST 段抬高型梗死是指心电图上表现为 ST 段压低和(或)T 波倒置或无 ST - T 异常。

59. 心内膜下心肌缺血的心电图表现如何?

心内膜下心肌缺血,这部分心肌复极时间较正常时更加延迟,使原来存在的与心外膜复极向量相抗衡的心内膜复极向量减少或消失,致使 T 波向量增加,出现高大的 T 波。例如下壁心内膜下缺血,下壁导联的 Ⅱ、Ⅲ、aVF 可出现高大直立的 T 波;前壁心内膜下缺血,胸导联可出现高耸直立的 T 波。

60. 心外膜下心肌缺血的心电图表现如何?

若心外膜下心肌缺血(包括透壁性心肌缺血),心外膜动作电位时程比正常时明显延长,从而引起心肌复极顺序的逆转,即心内膜先开始复极,膜外电位为正,而缺血的心外膜心肌尚未复极,膜外电位仍呈相对的负性,于是出现与正常方向相反的 T 波向量。此时面向缺血区的导联记录出倒置的 T 波。例如下壁心外膜下缺血,下壁导联 Ⅱ、Ⅲ、aVF 可出现倒置的 T 波;前壁心外膜下缺血,胸导联可出现 T 波倒置。

61. 什么是冠状 T 波?

T 波深倒置呈等腰三角形,倒置的 T 波两肢对称,中间夹角≤60°,形似箭头,通常为急性或慢性冠状动脉供血不足的心电图改变。

62. 什么是缺血型心肌梗死的心电图改变?

冠状动脉急性闭塞后,最早出现的变化是缺血性 T 波改变。通常缺血最早出现在心内膜下肌层,使对向缺血区的导联出现高而直立 T 波。若缺血发生在心外膜下肌层,则面向缺血区的导联出现 T 波倒置。缺血使心肌复极时间延长,特别是三位相延缓,引起 QT 间期延长。

63. 什么是损伤型心肌梗死的心电图改变?

"损伤型"图形主要表现为面向损伤心肌的导联出现 ST 段改变。损伤型 ST 段偏移可表现为 ST 段压低及 ST 段抬高两种类型。心肌损伤时,ST 向量从正常心肌指向损伤心肌。心内膜下心肌损伤时,ST 向量背离心外膜面指向心内膜,使位于心外膜面的导联出现 ST 段压低;心外膜下心肌损伤时(包括透壁性心肌缺血),ST 向量指向心外膜面导联,引起 ST 段抬高。发生损伤型 ST 改变时,对侧部位的导联常可记录到相反的 ST 改变。

64. 什么是坏死型心肌梗死的心电图改变?

缺血时间的进一步延长,导致细胞变性、坏死。坏死的心肌细胞丧失了电活动,该部位心肌不再产生心电向量,而健康心肌仍可正常除极,致使产生一个与梗死部位相反的综合向量。由于心肌梗死主要发生于室间隔或左心室壁心肌,往往引起起始 0.03 秒除极向量背离坏死区,所以"坏死型"图形改变主要表现为面向坏死区的导联产生异常 Q 波(时限≥0.03 秒,振幅≥1/4R)或者呈 QS 波。一般认为:梗死的心肌直径>20~30 毫米或厚度>5 毫米才可产生病理性 Q 波。

65. 心肌梗死的心电图演变过程包括哪些? 如何分期?

急性心肌梗死发生后,心电图的变化随着心肌缺血、损伤、坏死的发展和恢复而呈现一定演变规律。根据心电图图形的演变过程和演变时间可分为超急性期、急性期、近期(亚急性期)和陈旧期(愈合期)。

66. 心肌梗死超急性期的心电图的特征是什么?

急性心肌梗死发病数分钟后,首先出现短暂的心内膜下心肌缺血,心电图上产生高大的 T 波,以后迅速出现 ST 段上斜型或弓背向上型抬高,与高耸直立 T 波相连。由于急性损伤性阻滞,可见 QRS 振幅增高,并轻度增宽,但尚未出现异常 Q 波。这些表现一般仅持续数小时,此期若能及时进行干预和治疗,可避免发展为心肌梗死或使已发生梗死的范围趋于缩小。

67. 心肌梗死急性期的心电图的特征是什么？

此期开始于梗死后数小时或数日,可持续到数周,心电图呈现一个动态演变过程。ST 段呈弓背向上抬高,抬高显著者可形成单向曲线,继而逐渐下降;心肌坏死导致面向坏死区导联的 R 波振幅降低或丢失,出现异常 Q 波或 QS 波;T 波由直立开始倒置,并逐渐加深。坏死型的 Q 波、损伤型的 ST 段抬高和缺血型的 T 波倒置在此期间内可同时并存。

68. 心肌梗死亚急性期的心电图的特征是什么？

出现于梗死后数周至数月,此期以坏死即缺血图形为主要特征。抬高的 ST 段恢复至基线,缺血型 T 波由倒置较深逐渐变浅,坏死型 Q 波持续存在。

69. 心肌梗死陈旧期的心电图的特征是什么？

常出现在急性心肌梗死数月之后,ST 段和 T 波恢复正常或 T 波持续倒置、低平,趋于恒定不变,残留下坏死型的 Q 波。理论上坏死型 Q 波将持续存在,但随着瘢痕组织的缩小和周围心肌的代偿性肥大,其范围在数年后有可能明显缩小。小范围梗死的图形改变有可能变得很不典型,异常的 Q 波甚至可消失。

70. 心电图为什么能判断心肌梗死的范围？

冠状动脉的闭塞引起冠状动脉所分布区域的心肌供血中断并导致缺血坏死,即心肌梗死。心肌梗死的范围基本上与冠状动脉的分布一致,因此根据心电图坏死图形(异常 Q 波或 QS 波)出现于哪些导联就可作出心肌梗死范围的判断。

71. 心室缺血部位与相应的供血冠状动脉的对应关系如何？

前间壁或前壁心肌梗死常为左前降支发生闭塞;侧壁和后壁同时发生梗死多为左回旋支发生闭塞;下壁梗死大多为右冠状动脉闭塞,少数为左回旋支闭塞所致;下壁梗死同时合并右心室梗死时,往往是右冠状动脉近段发生闭塞。

72. ST 段抬高除了急性心肌梗死外还见于哪些疾病？

还可见于变异型心绞痛、急性心包炎、急性肺栓塞、主动脉夹层、急性心肌炎、高钾血症、早期复极等,可根据病史、是否伴有异常 Q 波及典型 ST－T 演变过程予以鉴别。

73. 异常 Q 波除了提示心肌梗死外还见于哪些疾病？

发生感染或脑血管意外时，可出现短暂 QS 或 Q 波，但缺乏典型演变过程，很快可以恢复正常。心脏横位可导致Ⅲ导联出现 Q 波，但Ⅱ导联通常正常。顺时针向转位、左心室肥厚及左束支阻滞时，V1、V2 导联可出现 QS 波，但并非前间壁心肌梗死。预激综合征心电图在某些导联上可出现"Q""QS"波。此外，右心室肥厚、心肌病、心肌炎等也可出现异常 Q 波。

74. 心律失常依据激动的起源异常可分为哪三类？分别是什么？

窦房结起搏点本身激动的程序与规律异常，窦性心律失常：过速、过缓、不齐、停搏。心脏激动全部或部分起源于窦房结以外的部位，称为异位节律，可分为主动性和被动性。被动性异位节律包括：逸搏（房性、房室交界性、室性）；主动性异位节律包括：期前收缩（房性、房室交界性、室性）、心动过速（房性、房室交界性、室性）、扑动和颤动（心房、心室）。

75. 心律失常依据激动的传导异常可分为哪两类？分别是什么？

激动传导通路异常，最常见的一类为传导阻滞，包括传导延缓或传导中断，如房室阻滞（一度、二度Ⅰ型和Ⅱ型、三度）、室内阻滞（左、右束支阻滞，左束支分支阻滞）；另一类为激动传导通过房室之间的附加异常旁路，使心肌某一部分提前激动，属传导途径异常，如预激综合征。

76. 窦性心律超过多少次称为窦性心动过速？常见于什么疾病？

成人窦性心律的频率＞100 次/分，称为窦性心动过速。常见于运动、精神紧张、发热、甲状腺功能亢进、贫血、失血、心肌炎和拟肾上腺素类药物作用等情况。

77. 窦性心律低于多少次称为窦性心动过缓？常见于什么疾病？

成人窦性心律的频率＜60 次/分，称为窦性心动过缓。窦房结功能障碍、迷走神经功能亢进、甲状腺功能低下、服用某些药物（如 β 受体阻滞剂）亦可引起窦性心动过缓。

第二章

78. 什么是窦性心律不齐？

　　指窦性心律的起源未变，但节律不整，在同一导联上 PP 间期差异>0.12 秒。

79. 窦性心律不齐有什么临床意义？

　　窦性心律不齐常与窦性心动过缓同时存在，常见的心律不齐与呼吸周期有关，称呼吸性窦性心律不齐，多见于青少年，一般无临床意义。另有一些比较少见的窦性心律不齐与呼吸无关，如与心室收缩排血有关的（室相性）窦性心律不齐以及窦房结内游走性心律不齐。

80. 什么是呼吸性窦性心律不齐？

　　常见的窦性心律不齐与呼吸周期有关，称呼吸性窦性心律不齐，多见于青少年，一般无临床意义。

81. 什么是窦性停搏？

　　指在规律的窦性心律中，有时因迷走神经张力增大或窦房结功能障碍，在一段时间内窦房结停止发放激动，心电图上见规则的 PP 间期中突然出现 P 波脱落，形成长 PP 间期，且长 PP 间期与正常 PP 间期不成倍数关系。

82. 什么是逸搏心律？包括哪几种？心电图表现如何？

　　当高位节律点发生病变或受到抑制而出现停搏或节律明显减慢时，或因传导障碍而不能下传时，或其他原因造成长的间歇时，作为一种保护性措施，低位起搏点就会发出一个或一连串冲动，激动心房或心室。仅发生 1～2 个称为逸搏，连续 3 个以上称为逸搏心律。按照发生的部位分为房性、房室交界性和室性逸搏。QRS 波群宽大畸形，时限通常>0.12 秒，在长间歇后出现。

83. 什么是病态窦房结综合征？

　　由于窦房结或其周围组织（可包括心房、房室交界区等）的器质性病变，导致窦房结冲动形成障碍和冲动传出障碍而产生的心律失常，主要以窦性心动过缓、窦房传导阻滞、窦性停搏为主，患者可出现头昏、黑矇、晕厥等临床表现，称为病态窦房结综合征，常见于心肌病、冠心病、心肌炎，亦见于结缔组织病、代谢或浸润性疾病，也有少部分病例病因不明。

84. 什么是慢-快综合征?

　　慢-快综合征是病态窦房结综合征的一个亚型,主要表现为症状性窦性心动过缓和窦性停搏,同时伴有各种房性快速性心律失常。一般定义为原发性窦房结功能障碍伴继发性房性快速性心律失常;慢是原发性的,而快是继发性的。

85. 什么是期前收缩?

　　期前收缩是指源于窦房结以外的异位起搏点提前发出的激动,又称过早搏动,是临床上最常见的心律失常。

86. 期前收缩的产生机制是什么?

　　期前收缩产生的机制主要有折返激动、触发活动和异位起搏点的兴奋性增高。根据异位搏动发生的部位,可分为房性、交界性和室性期前收缩,其中以室性最为常见,房性次之,交界性比较少见。

87. 什么是联律间期? 什么是代偿间歇?

　　联律间期指异位搏动与其前窦性搏动之间的时距,折返途径与激动的传导速度等可影响联律间期长短。代偿间歇指期前出现的异位搏动代替了一个正常窦性搏动,其后出现一个较正常心动周期长的间歇。

88. 期前收缩包括哪几种?

　　期前收缩可分为房性、交界性和室性期前收缩,其中以室性最为常见,房性次之,交界性比较少见。

89. 室性期前收缩心电图表现如何?

　　① 期前出现的 QRS-T 波前无 P 波或无相关的 P 波;② 期前出现的 QRS 形态宽大畸形,时限通常>0.12 秒,T 波方向多与 QRS 的主波方向相反;③ 往往为完全性代偿间歇,即期前收缩前后的两个窦性 P 波间期等于正常 PP 间期的 2 倍。

90. 房性期前收缩的心电图表现是怎样的?

　　① 期前出现的异位 P′波,其形态与窦性 P 波不同;② P′R 间期>0.12 秒;③ 大多为不完全性代偿间歇,即期前收缩前后两个窦性 P 波的间期小于正常 PP 间期的两倍。

91. 交界性期前收缩的心电图表现是怎样的？

① 期前出现的 QRS‐T 波，其前无窦性 P 波，QRS 形态与窦性下传者基本相同；② 出现逆行 P′波（P 波在 Ⅱ、Ⅲ、aVF 导联倒置，aVR 导联直立），可发生于 QRS 波群之前（P′R 间期<0.12 秒）或 QRS 波群之后（RP′间期<0.20 秒），或者与 QRS 相重叠；③ 大多为完全性代偿间歇。

92. 房性逸搏心律的心电图表现是怎样的？

① 在一个长间歇后延缓出现 1 个或 2 个房性逸搏 P′波，形态与窦性 P 波不同。② P′‐R 间期大于 0.12 秒，或略短于窦性 P‐R 间期。③ QRS‐T 波群与窦性心搏相同。

93. 交界性逸搏心律的心电图表现是怎样的？

是最常见的逸搏心律，见于窦性停搏即三度房室传导阻滞等情况，其 QRS 波群呈交界性搏动特征，频率一般为 40～60 次/分，慢而规则。

94. 室性逸搏心律的心电图表现是怎样的？

多见于双结病变或发生于束支水平的三度房室阻滞，其 QRS 波形呈室性波形，频率一般为 20～40 次/分，慢而规则，亦可以十分不规则。

95. 什么叫反复心律？

其电生理基础是房室交界区存在双径路传导。优势交界性逸搏或交界性心律时，激动逆行上传至心房，于 QRS 波群之后出现逆行 P 波，这个激动又可在房室结内折返，再次下传心室。当折返激动传抵心室时，如心室已脱离前一个交界性搏动引起的不应期，便可以产生一个 QRS 波群。反复心律属于一种特殊形式的折返激动。

96. 异位心动过速有哪几种？

指异位节律点兴奋性增高或折返激动引起的快速异位心律（期前收缩连续出现 3 次或 3 次以上）。根据异位节律点发生的部位，可分为房性、交界性及室性心动过速。

97. 室上性心动过速的心电图表现是怎样的？

该类心动过速有突发、突止的特点，频率一般在 160～250 次/分，节律快而规则，

QRS 形态一般正常（伴有束支阻滞或室内差异性传导时，可呈宽 QRS 波心动过速）。

98. 室性心动过速的心电图表现是怎样的？

室性心动过速属于宽 QRS 波心动过速类型，心电图表现为：① 频率多在 140～200 次/分，节律可稍不齐；② QRS 波群形态宽大畸形，时限通常＞0.12 秒；③ 如能发现 P 波，并且 P 波频率慢于 QRS 波频率，PR 无固定关系（房室分离），则可明确诊断；④ 偶尔心房激动夺获心室或发生室性融合波，也支持室性心动过速的诊断。

99. 非阵发性心动过速的心电图表现是怎样的？

此类心动过速发作多有渐起渐止的特点。心电图表现为：频率比逸搏心律快，比阵发性心动过速慢，交界性心律频率多为 70～130 次/分，室性心律频率多为 60～100 次/分。由于心动过速频率与窦性心律频率相近，易发生干扰性房室脱节，并出现各种融合波或夺获心搏。

100. 双向性心动过速的心电图表现是怎样的？

双向性心动过速是室性心动过速的一种特殊类型，心电图特征为：心动过速时，QRS 波群的主波方向出现上、下交替改变。该类型除常见于洋地黄中毒外，还可见于儿茶酚胺敏感性多形性室性心动过速患者。

101. 扭转型室性心动过速的心电图表现是怎样的？

是一种严重的室性心律失常，发作时可见一系列增宽变形的 QRS 波群，以每 3～10 个心搏围绕基线不断扭转起主波的正负方向，典型者常伴有 QT 间期延长，每次发作持续数秒到数十秒而自行终止，但极易复发或转为心室颤动。

102. 什么是夺获心搏？出现的机制是什么？

在生理性房室传导干扰或病理性房室传导阻滞产生房室分离情况下，若房室分离不完全时，室上性冲动可下传至心室或房室交界区，或心室冲动可逆转控制心房，称夺获。前者为心室夺获，后者为心房夺获。二者又可分为完全性夺获和不完全性夺获两种形式。前者指发生夺获的冲动完全激动整个被夺获的心室或心房全部；后者指被夺获的心室或心房肌由发生夺获的冲动和基础心律冲动共同激动，形成心室或心房融合波。

103. 心房扑动心动过速的心电图表现是怎样的?

① P 波消失,代之以锯齿状扑动波(F 波),扑动波之间的等电线消失,F 波频率一般为 250~350 次/分;② 心室率不规则或规则,取决于房室传导比例是否恒定;③ QRS 形态正常或畸形。

104. 心房颤动的心电图表现是怎样的?

① P 波消失,代之以大小不一、形态不同、间隔不等的 f 波,频率为 350~600 次/分;② R-R 间期绝对不齐,心室率快;③ QRS 形态通常正常。

105. 为什么持续性房颤患者心电图上会出现 RR 绝对规律且心室率缓慢的情况?

通常房颤患者的心电图特点为:① P 波消失,代之以大小不一、形态不同、间隔不等的 f 波,频率为 350~600 次/分;② R-R 间期绝对不齐,心室率快;③ QRS 形态通常正常。但当持续性的房颤患者发生完全性房室传导阻滞时,在心电图上会出现 RR 绝对规律且心室率缓慢的情况。

106. 什么是传导阻滞的文氏现象?

传导阻滞的文氏现象是指 Ⅱ 度 Ⅰ 型房室传导阻滞,其主要特点是:PR 间期逐渐延长,直至出现一个 P 波受阻不能下传心室,引起 QRS 波群脱落,称为一个文氏周期,此周期周而复始出现称为文氏周期。

107. 右束支传导阻滞的心电图表现如何?

① V_1 呈 rsR';② I、V_6 导联 S 波宽深;③ QRS$\geqslant$0.12 秒或小于 0.12 秒;④ ST-T 改变。

108. 完全性与不完全性右束支传导阻滞的区别是什么? 有什么临床意义?

完全性右束支传导阻滞的 QRS 波大于 0.12 秒,不完全性右束支传导阻滞 QRS 波小于 0.12 秒。完全性与不完全性右束支传导阻滞本身不产生明显的血流动力学异常,故临床上常无症状。如出现症状则多为原发疾病的症状。

109. 左束支传导阻滞的心电图表现如何?

① I、V_6 导联 R 波宽大,顶部有切迹或粗钝;② V_1 呈 QS 或 rS 波型;③ QRS$\geqslant$0.12 秒;④ ST-T 改变。

110.　左束支传导阻滞与左心室肥厚如何鉴别?

（1）左束支传导阻滞心电图特点：① Ⅰ、V_6 导联 R 波宽大,顶部有切迹或粗钝;② V_1 呈 QS 或 rS 波型;③ QRS≥0.12 秒;④ ST - T 改变。

（2）左心室肥厚的心电图特点：① QRS 波<0.11 秒;② V_5、V_6 导联 R 波振幅很高,超过正常范围,无顿挫,有 q 波;③ V_5 或 V_6 导联的 R 波达峰时间>50 毫秒;④ V_5、V_6 导联 ST 段压低,T 波低平。

111.　什么是干扰性房室脱节?

当窦房结兴奋性减低或异位节律点兴奋性稍高时,心脏内同时形成了两个节律点的活动,异位节律点的兴奋性略高于窦房结,而控制心室活动。当窦房结下传的激动（P 波）达房室结（或心室）时,该处正处于前一个兴奋后的不应期,因此激动被干扰而不能下传,这种现象称为干扰。干扰的结果使窦房结的激动只能支配心房形成 P 波,而房室交界部（或心室）的激动支配心室形成 QRS 波,使心房与心室活动彼此分离,这种现象称为脱节（或分离）。

112.　为什么预激综合征心电图 QRS 起始部有预激波?

"预激",即电活动快速通过附束提前（相对房室传导系统而言）兴奋心室肌的一部分,所以得名预先激动综合征,简称"预激综合征"。因电刺激快速通过附束提前兴奋心室肌的一部分,故 QRS 波增宽,即预激综合征心电图 QRS 起始部有预激波。

113.　细胞外血钾浓度增高时,心电图会出现什么变化?

① T 波高尖、对称,基底变窄,呈"帐篷状",以下壁和胸前导联明显。原来倒置的 T 波在高钾血症时可转为正向;② QRS 波群振幅降低,时限增宽,S 波变深;③ ST 段下移;④ P 波振幅减低,甚至消失;⑤ 可出现窦性心动过缓、窦性心律不齐、窦性停搏、各部位传导阻滞、交界性心动过速、室性心动过速、心室自主心律、心室颤动等多种心律失常。

114.　为什么血钾升高会出现"窦室传导"?

心房肌纤维受钾离子的抑制作用最为明显,在血钾浓度轻度升高时,就有可能使心房肌受抑制,明显的高血钾可以使心房肌的兴奋性、传导性完全丧失,心室肌也出现传导障碍,而窦房结的自律性和传导系统,如心房内的结间束与房室交接区的传导性尚未受到抑制，所以窦房结仍然能发出激动，并沿结间束与房室交界区及希浦系统与心室肌产生窦室传导心律。

115. 低钾血症的心电图表现是怎样的？

① U 波增高，可高达 0.1 毫伏以上，有时甚至超过同一导联 T 波；② T 波振幅降低，平坦甚或倒置；③ ST 段下移达 0.05 毫伏以上；④ 可出现各种心律失常，如窦性心动过速、期前收缩、阵发性心动过速等。

116. 严重高钙血症时可能出现哪些心电图改变？为什么？

严重高钙血症心电图表现为 QRS 波群时限及 PR 间期延长，甚至出现二度或完全性房室阻滞，偶见期前收缩、阵发性心动过速、窦房传导阻滞等心律失常。

原因：细胞外钙离子浓度升高，抑制钠离子内流，使阈电位上移，兴奋性降低。同时使复极化 2 期的钙离子内流加快，2 相缩短，ST 段缩短或消失。复极化加快后，有效不应期和动作电位时限缩短，QT 间期缩短。同时钠离子内流减慢，钾离子外流加速，4 期自动除极化的速度降低，这些因素均使自律性降低。

117. 洋地黄中毒时出现的心电图表现是怎样的？为什么？

（1）心电图表现：心率减慢；室性早搏，可呈单源性或多源性；房扑、房颤、室上性心动过速、室性心动过速、非阵发性交界性心动过速和双向性心动过速等；房室传导阻滞等。

（2）原因：洋地黄可以缩短心房肌、心室肌的有效不应期，加快其动作电位四期自动除极化速度，导致心房肌、心室肌异位兴奋性增加，特别是室性异位兴奋性增加；且洋地黄可以增高迷走神经的张力，直接抑制房室结的传导。

118. 动态心电图检查的临床作用有哪些？

① 心悸、气促、头昏、晕厥、胸痛等症状的病因判断；② 心律失常的定性和定量诊断；③ 心肌缺血的诊断和评价；④ 心肌缺血及抗心律失常药物的疗效评价；⑤ 通过观察复杂心律失常等指标，判断心肌梗死后患者及其他心脏病患者的预后；⑥ 选择安装起搏器的适应证，评定起搏器的功能，检测与起搏器有关的心律失常；⑦ 医学科学研究和流行病学调查，如正常人心率的生理变动范围，宇航员、潜水员、驾驶员心脏功能的研究等。

119. 动态心电图结果受哪些因素影响?

动态心电图常受监测过程中患者体位、活动、情绪、睡眠等因素的影响,有时在生理与病理之间难以划出明确的分界线。因此,对动态心电图检测到的某些结果,尤其是 ST-T 改变,还应结合病史、症状及其他临床资料综合分析以作出正确的诊断。

120. 心电图运动负荷试验包括哪两种?

(1) 平板运动试验:是目前应用最广泛的运动负荷试验方法。让患者在类似跑步机的平板上走动,根据所选择的运动方案,仪器自动调整平板的速度及坡度以调节运动负荷量,直到患者心率达到次极量负荷水平,分析运动前、中、后的心电图变化以判断结果;

(2) 踏车运动试验:是在装有功率计的踏车上作踏车运动,以蹬踏的速度和阻力调节运动负荷大小。运动前、运动中及运动后多次进行心电图记录,进行分析作出判断。

121. 心电图运动负荷试验的适应证包括哪些?

① 不典型胸痛或可疑冠心病患者的鉴别诊断;② 已知或可疑冠心病患者的严重程度、危险性、心脏负荷能力和预后的评价;③ 急性心肌梗死出院前预后评估、制定运动处方;④ 评价冠心病的药物或介入手术治疗效果;⑤ 进行冠心病易患人群流行病学调查筛选试验。

122. 心电图运动负荷试验的绝对禁忌证包括哪些?

① 急性心肌梗死(2 天内);② 高危的不稳定型心绞痛;③ 未控制的伴有临床症状或血流动力学障碍的心律失常;④ 有症状的严重主动脉狭窄;⑤ 临床未控制的心力衰竭;⑥ 急性心肌炎或心包炎;⑦ 急性主动脉夹层分离;⑧ 急性肺栓塞或肺梗死;⑨ 急性非心脏性功能失调影响运动试验或被运动试验加剧;⑩ 躯体障碍影响安全性或运动量。

123. 心电图运动负荷试验的相对禁忌证包括哪些?

① 冠状动脉左主干狭窄;② 中度狭窄的瓣膜性心脏病;③ 血清电解质紊乱;④ 严重高血压[收缩压>200 mmHg 和(或)舒张压>110 mmHg];⑤ 快速性心律失常或缓慢性心律失常;⑥ 肥厚型心肌病或其他流出道梗阻性心脏病;⑦ 高度房

室传导阻滞;⑧ 精神或体力障碍而不能进行运动试验。

124. 心电图运动负荷试验阳性标准是什么?

运动中或运动后在 R 波为主的导联 ST 段出现水平型或下斜型压低≥0.1 毫伏("J"点后 60~80 毫秒),持续时间≥2 分钟。① 运动前原有 ST 段压低者,应在原有基础上再压低≥0.1 毫伏,持续时间≥2 分钟;② 运动中或运动后出现 ST 段水平型或弓背向上型抬高≥0.2 毫伏,持续时间≥1 分钟;③ ST 段上斜型下降 0.2 毫伏以上,同时 aVR 导联 ST 段抬高 0.1 毫伏以上;④ 出现一过性异常高耸 T 波伴对应导联 T 波倒置。

125. 监测心率最好使用什么导联,为什么?

监测心率最好使用 II 导联和 V_1 导联,因为 II 导联和 V_1 导联上 P 波显示最清楚。

126. 监测心肌缺血最好选择什么导联,为什么?

监测心肌缺血最好选择 12 导联,因为通过 12 导联同时记录心电图上 ST 段压低或者 T 波低平、倒置出现的导联部位,可以判断心肌缺血的部位,从而判断患者冠状动脉硬化出现在哪个分支,对下一步的治疗提供指导。

127. 围术期心肌缺血有哪些原因?

围术期心肌缺血的常见原因有:① 患者精神紧张、疼痛;② 心动过速;③ 血压过高或过低;④ 麻醉药物引起的心排血量下降;⑤ 供氧不足或缺氧;⑥ 心律失常;⑦ 贫血。

128. 围术期心律失常常见哪些原因?

(1) 术前已存在心律失常,或术前控制良好,围术期诱发心律失常。

(2) 麻醉药物的影响,吸入麻醉药、静脉麻醉药、肌松药等。

(3) 麻醉手术操作的影响:① 气管插管、拔管,椎管内麻醉阻滞平面达 T4 以上、颈丛神经阻滞;② 眼球手术、胆囊手术,手术牵拉、压迫的影响。

(4) 电解质紊乱、酸碱失衡、缺氧和二氧化碳蓄积。

(5) 低温的影响,体温降至 30℃ 以下可出现多种心律失常,至 20℃ 以下可致心搏骤停。

（6）器质性心脏病及有心悸、晕厥病史者。

129. 急性心肌缺血时心电图有哪些表现？

急性心肌缺血心电图可以表现为 T 波高耸、平坦或者倒置，也可以表现为 T 波双向。其中如果想要看 T 波是否为倒置，或者是双向有无意义，需要看以 R 波为主的导联，T 波对称性倒置即所谓的冠状 T 波，这种情况强烈提示患者存在心肌缺血。长 T 波双向倒置通常继发出现 T 波倒置，常见于变异性心绞痛，或者是不稳定型心绞痛的患者，提示急性心肌缺血的发生。如果出现 ST 段的下斜型压低以及水平型压低，则强烈提示患者存在急性心肌缺血。

130. 冠心病无症状心肌缺血心电图有何特点？

ST 段水平或下斜型压低≥1 毫伏伴或不伴 T 波倒置，但无症状。持续性 ST - T 波异常者多有严重冠状动脉病变。

131. 急性肺栓塞心电图有何表现？

① 胸前导联 T 波倒置；② Ⅰ 导联出现 S 波，Ⅲ 导联出现 Q 波和 T 波的倒置；③ 完全性或不完全性右束支传导阻滞；④ aVR 导联 R 波增高；⑤ ST 段改变；⑥ 肺性 P 波；⑦ 心律失常；⑧ Brugada 波样改变；⑨ 正常。

132. 心电图、心音图和脉搏波的波形在时间上有什么相关性？

第一心音与 QRS 波一致且与颈动脉搏动几乎同时出现（桡动脉稍延后）；第二心音开始于 T 波中间。

133. 监护仪显示心率和脉搏氧饱和度脉搏不一致的原因有哪些？

① 考虑患者是否存在房颤，房颤可导致心率与脉搏不一致，心率要快于脉搏（即为短绌脉）；② 心电图监测仪出现故障；③ 脉搏氧饱和度监测仪故障。

134. 脉搏氧饱和度监测的原理是什么？

脉搏氧饱和度监测是一种连续、无创监测脉搏波和动脉血氧饱和度的方法，通过对动脉脉搏波的分析，测定血液在一定的氧分压下，氧合血红蛋白占功能性血红蛋白的百分比值，即 $HbO_2/(Hb+HbO_2)\times100\%$。其基本原理是采用 Lambert - Beer 定律，利用氧合血红蛋白和还原血红蛋白对特定波长的红光、红外光的不同吸收特性,以反映血红蛋白与氧结合的程度。

135. 脉搏氧饱和度波形有什么意义?

(1) 反映交感神经兴奋性,如气管插管和切皮时,指脉波振幅迅速变小,表明存在血管收缩,刺激消失则波形逐渐恢复。

(2) 反映外周灌注和肾灌注,如波形宽大,振幅高,表明灌注良好,反之则差。

(3) 反映心肌收缩力,波形的上升支倾斜表明收缩力降低,可判断心衰患者的病情。

(4) 间接反映血容量,波形出现随呼吸周期变化的情况(PVI 数值较大),提示明显血容量不足,用于对休克患者和体外循环患者容量的判断。PVI 值受到自主呼吸、心律失常等因素的影响。

136. 脉搏血氧饱和度的指脉波是什么,有何意义?

指脉波(Pleth)即脉搏容积图波形。反映交感神经紧张度、末梢灌注、组织器官灌注和有效循环血量。要求波幅宽大、振幅高、无随机械呼吸周期出现的波动。

137. 交替脉、奇脉、水冲脉、脉短绌分别见于什么病?

(1) 交替脉:与左心室的收缩力强弱交替有关。见于左心衰、高血压性心脏病、扩张型心肌病等引起急性心力衰竭的疾病。

(2) 奇脉:吸气时脉搏明显减弱或消失。见于右心衰、大量胸腔积液、大量心包积液、缩窄性心包炎、肺气肿、支气管哮喘(心脏受压迫)。

(3) 水冲脉:急促有力,骤起骤落,如潮水涨落的脉搏。见于甲亢、严重贫血、主动脉瓣关闭不全、动静脉瘘。

(4) 脉短绌:单位时间内脉率少于心率。见于心房纤维颤动(房颤)的患者。

138. 可选用做脉搏血氧饱和度监测的部位有哪些,准确性如何?

经皮血氧监测探头可以放于任何部位,此部位需保证发光的二极管 LED 和光敏探测器相对,中间是含血管床的组织。如果该组织太厚,信号在到达探测器之前减弱,血氧饱和度监测仪无法正常运转。血氧饱和度监测仪探头可置于手指、脚趾、耳垂、嘴唇、脸颊和鼻梁等处。其中手指、脚趾(常用于小儿)常作为脉搏氧饱和度的监测部位,准确性较高。

139. 脉搏血氧饱和度监测和有创动脉血氧饱和度的关系？

血氧饱和度可通过采集动脉血由血气分析仪测定而得，也可由脉搏血氧饱和度仪测得，后者已广泛应用于临床。临床上常以脉搏血氧饱和度来间接反映有创动脉血氧饱和度的变化。正常值为 $92\%\sim99\%$。

140. 氧分压与脉搏氧饱和度的相互关系？

氧分压是指以物理状态溶解在血浆内的氧分子所产生的张力（故又称氧张力）。氧饱和度是指血红蛋白与氧结合达到饱和程度的百分数。氧饱和度高低主要取决于氧分压的高低，氧分压与氧饱和度之间的关系，可用氧解离曲线来表示，由于血红蛋白的生理特点，氧解离曲线呈 S 形。

141. 如何进行最理想的脉搏氧饱和度监测？

① 避免影响脉搏氧饱和度监测的非疾病因素；② 选择合适的监测部位；③ 装置与患者连接良好；④ 对血氧饱和度、心率、血气分析等结果进行综合考虑、分析。

142. 影响脉搏氧饱和度（SpO_2）测定的疾病因素有哪些？

① 血红蛋白异常：普通 SpO_2 监测仪只适用于测定 HbO_2 和 Hb，如患者血液中 MetHb 或 COHb 等异常血红蛋白浓度显著增高时，SpO_2 读数就会出现错误；② 氧离曲线：动脉血氧饱和度（arterial oxygen saturation，SaO_2）和 PaO_2 一定范围内呈线性相关，氧离曲线呈平坦状；当氧分压较高时（$PaO_2>160$ mmHg），SpO_2 不能再准确反应 PaO_2；当患者病情改变使氧离曲线左移或右移时，均可能影响 SaO_2 和 PaO_2 的相关性；③ 患者严重缺氧、贫血，低血压、低体温致末梢低灌注等 SpO_2 信号将消失或精确度降低。

143. 影响脉搏氧饱和度测定的非疾病因素有哪些？

① 患者活动伪差；② 静脉搏动：在静脉充血时 SpO_2 读数往往偏低；③ 血液内染料：如亚甲蓝等静脉注射后可影响 SpO_2 的准确性；④ 患者涂抹黑绿色指甲油 SpO_2 信号将消失或精确度降低；⑤ 传感器不稳定、传感器位置不正确、高频电刀或外界光的干扰也会对 SpO_2 测量的精确度产生影响。

144. 指甲油是否对脉搏氧饱和度的测量产生影响，哪种颜色影响最大？

指甲油导致射入手指周围的光线中断（称为光学分流），射入的光线不会接触到血管床,因此脉搏氧饱和度值可能错误偏高或偏低,这取决于光线是否为脉冲式。黑色和绿色的指甲油对脉搏氧饱和度的测量影响最大。

145. 海拔对脉搏氧饱和度的影响?

氧饱和度高低主要取决于氧分压的高低,氧分压与氧饱和度之间的关系,可用氧解离曲线来表示,由于血红蛋白的生理特点,氧解离曲线呈S形。空气中氧所占比例基本不受高原影响,当大气压力因海拔增高而降低时,则氧分压按比例降低。故随着海拔的增高,脉搏氧饱和度也呈一定程度的下降。

146. 贫血如何影响脉搏氧饱和度?

贫血可能会导致血氧饱和度的下降,这是因为贫血时末梢循环血量可能会出现不足,而脉搏氧饱和度的监测主要是监测末梢血氧的百分含量,因此可能会导致血氧饱和度的降低。但对于血红蛋白在 50 g/L 以下的严重贫血状态患者,因血红蛋白携氧总量下降,存在贫血性缺氧时,脉搏血氧饱和度数值却可显示正常。

147. 血管内染料如何影响脉搏氧饱和度?

脉搏氧饱和度的监测是测定血液在一定的氧分压下,氧合血红蛋白占功能性血红蛋白的百分比值,即 $HbO_2/(Hb + HbO_2) \times 100\%$。其基本原理是采用 Lambert-Beer 定律,利用氧合血红蛋白和还原血红蛋白对特定波长的红光、红外光的不同吸收特性,以反映血红蛋白与氧的结合的程度。当血管内有染料存在时,会影响氧合血红蛋白和还原血红蛋白对特定波长的红光、红外光的吸收,故而影响脉搏氧饱和度的监测。

148. 主动脉内球囊反搏如何影响脉搏氧饱和度? 影响较大时怎么办?

主动脉内球囊反搏(intra-aortic balloon pump,IABP):在心室舒张期球囊扩张,使动脉舒张期血压增高;心室收缩期球囊放气,使动脉阻抗减低,减轻心脏后负荷,增加心排血量,减少心肌耗氧,改善心肌和外周器官灌注,从而起到机械辅助循环的目的。主动脉内球囊反搏可以增加心排血量、改善外周器官灌注,从而使脉搏氧饱和度升高。当影响较大时,可以通过改变主动脉内球囊充气和放气的时间比例来减少影响。

149. 组织灌注不足对机体有何影响?

组织灌注不足指的是当机体处于脱水、休克或腹腔压力增加,出现腹腔间隙综合征等情况时,血液系统会在体内进行二次分配,以保证心、脑等重要器官的血液供应,从而牺牲其他器官或组织的液体灌注,以致该器官或组织处于血流量较低的状态,这种状态被称为组织低灌注。这时候该组织有氧代谢降低,无氧代谢增加,长时间会造成该组织和器官损伤。

150. 脉搏血氧灌注指数是什么?

在监测部位,搏动性组织(变化着的小动脉血流量)和非搏动性组织(静脉血、肌肉和其他组织)都吸收光,前者吸收的光量称搏动性信号(AC),后者吸收的光量称非搏动性信号(DC)。脉搏氧灌注指数(perfusion index, PI)为搏动性信号/非搏动性信号×100%。

151. 脉搏血氧灌注指数有何临床意义?

每个人测量部位的非搏动信号是相对固定的,搏动信号是变化的,故脉搏血氧灌注指数反映的是小动脉的搏动强度,当小动脉血流量增加时,搏动性组织吸收的光量增加,脉搏血氧灌注指数变大。脉搏血氧灌注指数可用于:① 评价局部组织灌注;② 评价全身循环灌注;③ 还可用在新生儿出生时筛检严重先天性心脏缺损;④ 评估胸交感神经切断术的手术效果;⑤ 监测伤害性刺激反应程度。

152. 影响脉搏血氧灌注指数的因素有哪些?

(1) 外在因素:① 温度:皮温不影响指端末梢动脉收缩,但手指温度与脉搏血氧灌注指数有关。② 其他因素:探头位置的改变,体位的改变,气腹的影响,电刀干扰,指甲染色,血管活性药物的应用。

(2) 内在因素:患者情绪紧张、焦虑等常引起脉搏血氧灌注指数值波动。脉搏血氧灌注指数受围术期的血容量、心输出量、低碳酸血症等因素的影响。患者处于贫血状态、高铁血红蛋白增加等都会影响测量结果。

153. 灌注指数在评估成人危重症患者预后中有何应用价值?

灌注指数反映的是小动脉的搏动强度,当小动脉血流量增加时,搏动性组织吸收的光量增加,灌注指数变大。因此,局部灌注改变和系统灌注障碍都会使灌注指数发生改变。灌注指数是一个相对值,不同个体和测量部位之间的差异均较大,临床应用主要是将测量值与基础值进行比较或作动态比较从而评估成人重症患者局部灌注以及系统灌注的情况。

154. 脉搏灌注指数变异度是什么？

脉搏灌注指数变异度是呼吸周期中脉搏灌注指数变异性参数，反映胸膜腔内压和回心血量之间的平衡关系。换句话说，是用来评价血容量状态的。公式为脉搏灌注指数变异度 $PVI=(PI_{max}-PI_{min})/PI_{max}\times100\%$（$PI_{max}$：呼吸周期中最大值，$PI_{min}$：呼吸周期中最小值）。

155. 脉搏灌注指数变异度有哪些临床应用？

① 麻醉效果评估；② 监护和评估心力衰竭、呼吸功能衰竭患者的胸腔内压力和心功能；③ 对全身麻醉手术期间指导输血、输液，容量治疗具有指导意义等。

156. 围术期脉搏灌注指数变异度如何预测血容量反应性？

围术期脉搏灌注指数变异度可以预测和诊断低血容量和扩容的变化。围术期脉搏灌注指数变异度增加提示低血容量的存在，液体复苏后围术期脉搏灌注指数变异度降低表明低血容量正在改善，结合趋势回顾对了解和掌握心肺功能有很大帮助。用围术期脉搏灌注指数变异度指导液体管理对降低术后风险、改善预后，降低心肺并发症及促进伤口愈合有一定价值。

157. 影响脉搏灌注指数变异度的因素有哪些？

① 心脏源性：如心源性休克、心包填塞、心包积液、缩窄性心包炎、限制性心肌病、肺栓塞、急性心肌梗死；② 非心脏非肺源性：如低容量、感染性休克、过敏性休克、膈疝、上腔静脉闭塞、过度肥胖；③ 肺源性：如哮喘、张力性气胸等。

158. CO_2 气腹对脉搏灌注指数变异度和脉搏灌注变异指数的影响？

CO_2 气腹可使腹腔内压力升高致膈肌向头端移位，使得胸腔压力升高减少回心血量，且 CO_2 气腹使腹腔及下肢静脉血回流减少，进一步使有效循环血量降低。故 CO_2 气腹可造成脉搏灌注指数变异度升高和脉搏灌注变异指数降低。

159. 什么是心肺交互？

心肺交互指通气可以影响循环，循环也可以影响通气。健康者存在心肺的交互作用,在严重心肺疾病的患者心肺交互作用将被放大,甚至出现异常。

160. 机械通气对循环有何影响?

机械通气一方面使得气道压力增加,跨肺压增加,肺血管阻力增加,右室后负荷增加;另一方面,机械通气使肺容量增加,跨肺压增加,静脉血回流减少,右心室前负荷减少。肺容积的增加会将血液挤出肺血管床,从而增加左心室前负荷。由于左心室后负荷部分由跨主动脉压力决定的,因此出现胸内正压时,即作用于血管外壁的正压,会导致左心室后负荷降低。

161. 血容量对呼吸有何影响?

(1)血容量过多:血容量过多可引起高静水压性肺水肿,诱发或加重呼吸困难,出现氧合障碍。

(2)血容量过低:组织灌注不足时,可导致通气血流比例失调,在肺部无效腔通气明显增加,影响气体交换,导致组织缺氧和酸中毒。严重低血压,酸中毒(pH<7.2)时可导致支气管对支气管解痉物质的敏感性下降,使气道痉挛不易纠正。

(3)心力衰竭对呼吸的影响:左心衰竭可引起不同程度的肺循环充血,主要表现为各种形式的呼吸困难和肺水肿。

162. 监测心输出量有何临床意义?

心输出量等于每搏量和心率的乘积,因此凡是影响每搏量和心率的因素都能影响心输出量。心脏不断地射出血液,供给机体新陈代谢的需要。心输出量是衡量心脏射血功能的强弱与是否正常的指标,故监测心输出量在反映心脏的射血功能方面具有重要的临床意义。

163. 围术期无创监测心输出量方法有哪些?

围术期无创监测心输出量方法有胸腔生物阻抗法、部分 CO_2 复吸入法、脉搏波形心排血量测定法(创伤较小)等。

164. 通过感知患者脉搏搏动强度是否可对每搏量进行大致评估?

① 无法触及脉搏搏动或感知困难:每搏量估计为0~20毫升;② 可触及脉搏搏动但搏动微弱:每搏量估计为30~50毫升;③ 正常脉搏强度:每搏量估计为

60～70毫升;④ 脉搏过强且搏动明显:每搏量估计为80～100毫升。

165. 胸腔生物阻抗法测量心排血量的原理是什么?

胸腔生物阻抗法测量心排血量的原理是生物体容积变化时引起电阻抗变化,心动周期中血管容积变化则相应地引起电阻抗变化。即心脏射血时左心室内的血液迅速流入主动脉,主动脉内血容量增加,体积增大,电阻抗减小;当心脏舒张时,主动脉弹性回缩血容量减少,体积减小,电阻抗增大。根据电阻抗改变反映血管容积随时间变化情况,即血流动力学状态。其基本原理是欧姆定律(电阻＝电压/电流)。

166. 胸腔生物阻抗法测量心排血量容易受到哪些因素的影响?

胸腔生物阻抗法测量心排血量的方法易受到患者呼吸、手术操作及心律失常等的干扰。

167. 胸腔生物阻抗法测量心排血量的优缺点是什么?

(1) 优点:操作简单、费用低并能动态观察心排血量的变化趋势,且是无创连续的,便于前后对比。

(2) 缺点:其抗干扰能力差,尤其是不能鉴别异常结果是由于患者的病情变化引起,还是由于机器本身的因素所致,其绝对值有时变化较大。

168. 胸腔电生物阻抗法血流动力学监测技术可监测哪些指标?

胸腔电生物阻抗法血流动力学监测技术可提供心率、血压和平均动脉压等常规参数,以及:① 流量参数:心输出量、心排指数、每搏输出量、每搏输出指数;② 心脏做功参数:左心每搏功指数、左心做功指数;③ 阻力参数:外周血管阻力、外周血管阻力指数;④ 心脏收缩参数:收缩时间比率、预射血期、左心射血时间、速度指数、加速指数;⑤ 液体参数:胸部液体含量等指标。

169. 胸腔电生物阻抗法血流动力学监测技术在临床还有哪些应用?

① 心力衰竭:该技术可与体格检查、胸X线片、血清脑钠肽等作为目前心衰早期诊断的基本方法;② 高血压:该技术可提供患者潜在的血流动力学信息,有助于有针对性地制定个体化治疗方案,提高临床降压疗效;③ 脑卒中:该技术有助于卒中患者的预后判断;④ 其他:该技术还可被应用于冠心病、机械通气、肺动脉高

压、血液透析、血管迷走性晕厥以及麻醉患者的血流动力学监测。此外,还可早期识别脓毒性休克的血流动力学变化,并有助于指导治疗。

170. 部分 CO_2 复吸入法心排血量监测的原理是什么?

部分 CO_2 复吸入法心排血量监测的工作原理主要是基于 Fick 原理,利用部分 CO_2 复吸入的方法,分别测定 CO_2 消除量的变化及相应的呼气末 CO_2 变化,二者之商与心排出量成正比,是一种简单而又无创的方法。

171. 部分 CO_2 复吸入法测量心排血量优缺点是什么?

(1) 优点:与传统的热稀释法相比具有无创、简便、价格低等特点。在测量范围内与有创监测相符性较高,且其准确性高于生物阻抗法及多普勒超声法。

(2) 缺点:只能用于气管插管的患者;在施行部分复吸入通气时呼吸无效腔增加;测量时需要生理死腔/潮气量(VD/VT)及混合静脉血 CO_2 含量相对稳定;影响测量准确性的因素较多。

172. 部分 CO_2 复吸入法测量心排血量的适应证和禁忌证?

(1) 适应证:适用于手术室或重症监护室(ICU)中气管插管机械通气的患者(包括有自主呼吸但需呼吸支持的患者)。

(2) 禁忌证:部分复吸入可使 $PaCO_2$ 暂时升高 $2\sim5$ mmHg,故不能耐受此种情况的患者禁忌使用该方法测量心排血量。

173. 影响部分 CO_2 复吸入法测量心排血量的因素有哪些?

影响部分 CO_2 复吸入法测量的因素有:① 肺内分流$>15\%$,VD/VT>0.65,血红蛋白<90 g/L 或>160 g/L 时需要用血气分析结果进行校正;② 静脉应用碳酸氢钠使 $ETCO_2$ 短时升高,将影响心排血量测定的准确性;③ 凡是可以引起混合静脉血 CO_2 变化的因素皆可影响测量的准确性。

174. 肺内分流量对部分 CO_2 复吸入法测定心输出量有什么影响?

肺内分流是影响部分 CO_2 复吸入法测定心输出量准确性的重要因素。肺内分流量低时($\leqslant15\%$)部分 CO_2 复吸入法测定心输出量更加准确。但是并不能因为肺内分流量高($>15\%$)时部分 CO_2 复吸入法测定的心输出量偏低而否定其临床价值。临床上心输出量的变化趋势往往比其数值更有指导意义。肺内分流量高

时部分 CO_2 复吸入法测定心输出量偏低的可能原因是监测仪计算的肺内分流量偏低。

175. 机械通气时呼吸参数的设置对部分 CO_2 复吸入法测定心输出量有什么影响？

多种呼吸参数可以影响部分 CO_2 复吸入法测定心输出量，其中影响较大的是呼气末二氧化碳分压、二氧化碳清除量、平均气道压和吸呼比。测定的心输出量随呼气末二氧化碳分压和二氧化碳清除量的增大而增大；随着平均气道压和吸呼比的增大而减小。

176. 脉搏波形心排血量测定的原理是什么？

脉搏波形心排血量测定是基于动脉压力波形分析的 FloTrac/Vigileo 系统进行连续监测心排血量的。该系统通过对外周任意动脉获得压力波形信号，根据动脉压力波形特征的计算并结合患者的人口统计学资料来监测心排血量。

177. 脉搏波形心排血量测定有什么临床意义？

脉搏波形心排血量测定法具有创伤小、操作简单、实时数据更新和无需外部校准等优点。除了监测心排血量外，还可以通过监测呼吸对动脉压的影响，计算出每搏变异率，用于评估患者的血容量并指导液体治疗。

178. FloTrac/Vigileo 提供的参数包括哪些？

FloTrac/Vigileo 系统是通过对外周任意动脉连续监测其压力波形信息，分析动脉压和血管顺应性，并结合患者的人口统计学资料，计算得到患者的每搏量，乘以脉率后，可以连续显示心排血量。除心排血量外，还可以通过监测呼吸对动脉血压的影响，计算出另一个重要的参数每搏量变异率。

179. 每搏量变异度产生的机制是什么？

每搏量变异度是监测心脏前负荷的一项指标，多用于机械通气无自主呼吸的患者。通过记录单位时间内的每搏量和脉压，计算出它们在该时段内的变异程度来预测心血管系统对液体负荷的反映效果，从而更准确判断循环系统前负荷状态。

180. 如何利用 FloTrac/Vigileo 进行目标导向液体治疗?

FloTrac/Vigileo 系统可以计算出每搏变异率(stroke volume variation, SVV),SVV 的值等于每搏量最高值(SV_{max})与每搏量最低值(SV_{min})之差与每搏量平均值(SV_{mean})之比,其计算公式为 $SVV=(SV_{max}-SV_{min})/SV_{mean}\times100\%$。在控制呼吸时 SVV 正常值为 10%~15%,一般认为 SVV>13% 说明血容量不足,故常把指导液体复苏的目标值定为 SVV<13%。

181. 影响 FloTrac/Vigileo 准确性的因素有哪些?

FloTrac/Vigileo 系统进行连续监测心排血量的原理是对动脉压力波形进行分析,因此血管阻力、顺应性、心功能和放置位置等因素都会影响到测量的准确性,目前该方法仅适用于行机械通气及无心律失常的患者。

182. PiCCO 监测心输出量的原理?

PiCCO 在中心静脉注射温度指示剂后,使患者的血温发生变化,PiCCO 动脉导管尖端的热敏电阻测量温度的变化,通过分析热稀释曲线,心输出量可通过改进的 Stewart‑Hamilton 公式计算得到。

183. PiCCO 提供的参数包括哪些?

PiCCO 通过大动脉内测量温度-时间变化曲线来监测全心血流动力学参数包括胸腔内血容量(intrathoracic blood volume, ITBV)、肺血管外肺水(extravascular lung water, EVLW)、肺毛细血管通透指数(pulmonary vascular permeability index, PVPI)、全心舒张末期容积(global end-diastolic volume, GEDV)、每搏变异量(stroke volume variation, SVV)、脉压变异(pulse pressure variation, PPV)、全心射血分数(global ejection fraction, GEF)、心脏功能指数(cardiac function index, CFI)及体循环血管阻力(systemic vascular resistance, SVR)等。

184. PiCCO 监测的临床应用有哪些?

① 各种血流动力学不稳定,需要监测心功能和循环容量的患者;② 各种原因休克的鉴别和管理;③ 高风险外科手术患者的围手术期监护;④ 早期判断肺水肿,鉴别是心源性还是通透性肺水肿,直接反映肺水肿的严重程度。

185. 在重症患者中如何利用 PiCCO 监测调整血流动力学状况?

PiCCO 监测以微创的方法获得反映心脏前、后负荷、心功能状态及血管外肺水等指标,通过对上述指标的动态监测可以精确地指导补液及正确使用正性肌力药或血管活性药。在 PiCCO 的指导下,通过适当补液、使用血管活性药物及正性肌力药物等,调整心脏前、后负荷及适当增加心肌收缩力,使得患者血流动力学指标得到显著改善。

186. Swan - Ganz 漂浮导管、FloTrac/Vigileo、PiCCO 监测有何不同?

(1)作用机制不同。

(2)评价血管容量和心脏前负荷的指标不同:Swan - Ganz 漂浮导管监测肺动脉压、肺动脉毛细血管楔压及中心静脉压等易受到多种因素的影响;FloTrac/Vigileo 监测中如果能获得中心静脉压则可计算外周血管阻力和外周血管阻力指数以及每搏变异量;PiCCO 监测胸腔内血容量及血管外肺水,稳定、准确且直观。

(3)留置时间:Swan - Ganz 漂浮导管不宜超过 5 天;FloTrac/Vigileo 由于是一种微创的监测方法留置时间较长;PiCCO 可以长达 10 天。

(4)并发症:Swan - Ganz 漂浮导管并发症较多,除中心静脉置管的并发症外,尚有心律失常、心脏及肺动脉损伤等危险;FloTrac/Vigileo 并发症较少;PiCCO 严重并发症少。

187. 影响 PiCCO 监测准确性的因素有哪些?

(1)全心舒张末期容积:① 巨大主动脉瘤会造成数值偏高;② 当血管内容量严重不足时,数值偏大。

(2)血管外肺水:① 巨大肺栓塞的时候,数据偏大;② 肺切除患者数据偏低。

(3)经肺稀释法所得参数:① 左向右分流时,无法进行测量;② 体外循环期间影响容量参数的监测。

(4)脉搏轮廓分析所得参数:① 当患者使用主动脉内球囊反搏(IABP)时皆不可测得;② 严重心率不齐时皆不可测得。

188. 什么是毛细血管充盈时间监测,有何意义?

毛细血管充盈时间也叫泛红试验,可以用来测量肢体、身体是否缺血,正常值是小于 2 秒。使用玻片盖在检测部位,用其他手指按压,一段时间后抬起手指看局部红色恢复的情况。如果大于 3 秒,则提示很可能存在缺血,需要进一步检查明确诊断。

189. 花斑评分法如何评估休克程度？

花斑评分法常用于评估感染性休克。皮肤花斑评分根据腿部花斑的面积,分为 0～5 分。0:无花斑;① 花斑区域小(硬币大小),局限于膝盖中央;② 花斑区域不超过髌骨上缘;③ 花斑区域不超过大腿中部;④ 花斑区域不超过腹股沟;⑤ 花斑区域严重,超出腹股沟。再通过将花斑评分法按照 0～1 分,2～3 分,4～5 分分为三个等级评估休克严重程度。

190. 什么是休克指数？严重程度如何分级？

(1) 休克指数是判定休克有无或反映休克轻重程度的指标,计算如下:休克指数＝脉率/收缩压。

(2) 分级:① 休克指数为 0.5 多提示无休克。② 休克指数＞1.0～1.5 提示有休克。③ 休克指数＞2.0 为严重休克。

191. 什么是微循环？

微循环是指微血管中血液循环,由微动脉、后微动脉、毛细血管前括约肌、毛细血管、动-静脉吻合支和微静脉及流经其内的液体(血液、淋巴液和组织液)组成。在血液循环过程中,微循环将氧气和营养物质运送至组织和细胞,并将二氧化碳和代谢废物排出体外。

192. 微循环障碍如何影响患者预后？

(1) 神经系统:脑部发生供血不足导致头晕、头痛、失眠、多梦、记忆力下降、神经衰弱、重者会发生脑梗死、中风等。

(2) 心血管系统:可引起心肌供血不足,产生胸闷、心慌、心律不齐、心绞痛等冠心病的症状,甚至发生心肌梗死。

(3) 消化系统:可引起胃肠功能紊乱,发生胃炎、溃疡病以及其他胃肠道病变。

(4) 肌肉关节系统:可引起全身肌肉酸痛、麻木、冰冷以及脉管炎、下肢静脉曲张,严重出现跛行,刀割样痛,颈、肩、腰、腿痛等退行性病变。

193. 围术期影响微循环的因素有哪些？

围术期机体微循环受多种因素的影响,包括麻醉药物、非麻醉药物、手术、容量等。

194. 可用于围术期微循环监测的技术手段有哪些?

皮肤(腋下)与直肠温度的差别;眼底检查;生化测定;手持显微镜;正交偏振光谱;侧流暗场成像;入射暗场成像;线粒体亚细胞技术;高光谱成像等。

195. 手持显微镜如何监测微循环?

目前已有专供观察微循环的显微镜,可在甲皱与眼结膜等部位进行观察,对了解微血管的舒缩状态、微血管内的血流状态以及有无渗出、出血等有很大帮助。

196. 侧流暗场成像如何监测微循环?

侧流暗场成像是对于微血管超微结构进行成像的技术,通过对微血管管径、微血管密度、微血管内的超微结构等参数变化的观察,以及对微血管内皮细胞和微血管流动的细胞的观察来了解微血管超微结构的状态,进而监测微循环的状况。

197. 高光谱成像监测微循环的原理是什么?

使用可见光和近红外光谱区来确定组织微循环参数。该系统最初是为伤口诊断而开发的,分析软件可以在床边进行图像记录和解释。该系统用强光源照亮感兴趣的皮肤区域,并在 500~1 000 纳米的光谱中检测反射光。由于不同成分(血红蛋白、水)具有特定的吸收光谱,再通过软件分析提供可靠的微循环测定结果。

198. 体温监测对微循环有何影响?

正常情况下,皮肤(腋下)与直肠温度的差值不超过 $0.5\sim1.0℃$,若温差超过 $2\sim3℃$,则提示有周围血管收缩,微循环血流障碍。持续性的低体温可导致酸中毒和凝血功能恶化。进行体温监测可以多一个方面了解微循环的情况,以便及时做出干预。

199. 尿量小于多少时提示器官灌注不足?

成人尿量小于 $30\ mL/h$ 提示器官灌注不足。

200. 围术期无尿考虑哪些原因?

(1)患者:围手术期禁食禁饮液体补充不足;容量丢失过多;本身存在前列腺肥大等尿道堵塞情况。

(2)麻醉因素:麻醉后,因膀胱收缩无力或无憋尿感,即便肾脏产生尿液,也会造成尿潴留。

（3）手术因素：手术造成患者大量失血、血容量大量丢失且未及时补充；手术也可造成尿路损伤、尿路堵塞等情况。

第二节　有创血流动力学监测

201. 什么是血流动力学监测？

血流动力学是指血液在心血管系统中流动的力学，主要研究血流量、血流阻力、血压以及它们之间的相互关系，本质是循环满足组织器官的氧供、代谢等。依据物理学定律，结合病理和生理学，对血液及其组成成分的运动规律进行定量、动态、连续地测量与分析，并依据这些数据判断病情和指导临床治疗，称为血流动力学监测。

202. 血流动力学监测主要指标有哪些？

（1）流量指标：心输出量与每搏量是代表性的流量指标，其代表性技术是肺动脉漂浮导管；脉搏指示持续心输出量监测、超声多普勒监测等。

（2）容量与压力指标：动脉血压、中心静脉压是临床上最为常用的压力指标。

（3）氧运输与组织灌注指标：混合静脉血氧饱和度（SvO_2）（通过肺动脉导管连续采集血样）、乳酸值、中心静脉血氧饱和度（$ScvO_2$）、经皮氧分压（$PtcO_2$）等。

203. 有创动脉压监测适应证与插管常用路径有哪些？

（1）适应证：① 体外循环下手术；② 各类危重患者、复杂的大手术及有大出血的手术；③ 低温和控制性降压的手术；④ 严重低血压、休克等患者；⑤ 需反复做血气分析的患者；⑥ 需用血管活性药治疗的患者；⑦ 心肺复苏的患者等。

（2）测压途径：桡动脉（首选途径）、股动脉、尺动脉、足背动脉、肱动脉等。

204. 有创动脉压监测有哪些并发症及注意事项？

（1）并发症：感染、肢体缺血、动脉栓塞、动静脉瘘等。

（2）注意事项：① 注意无菌操作，避免感染并发症；② 减少动脉损伤、出血；③ 套管针不宜太粗；④ 末梢循环欠佳时，应立即拔出动脉套管，恢复血供；⑤ 套管留置时间不宜过长，不宜超过 4～7 天，必要时可更换部位。

205. 基于血流动力学监测衍生的指标有哪些?

① 心脏指数 $CI(L/min/m^2)=CO(L/min)/BSA(m^2)$;② 体循环阻力 SVR $(dyn\times s/cm^5)=(MAP(mmHg)-CVP(mmHg)\times 80/CO(L/min))$;③ 体循环阻力指数 $SVRI(dyn\times s/(cm^5\times m^2))=(MAP(mmHg)-CVP(mmHg))\times 80/CI(L/min/m^2)$;④ 肺循环阻力 $PVR(dyn\times s/cm^5)=(MPAP(mmHg)-PCWP(mmHg))\times 80/CO(L/min)$;⑤ 肺循环阻力指数 $PVRI(dyn\times s/(cm^5\times m^2))=(MPAP(mmHg)-PCWP(mmHg))\times 80/CI(L/min/m^2)$;⑥ 每搏量 $SV(mL)=(CO(L/min)/HR(beat/min))\times 1\,000$;⑦ 每搏指数 $SVI(mL/m^2)=(CI(L/min/m^2)/HR(beat/min))\times 1\,000$;⑧ 左心室做功指数 $LVSWI(gm\times m/m^2)=SVI(mL/m^2)\times(MAP(mmHg)-PCWP(mmHg))\times 0.013\,6$;⑨ 右心室做功指数 $RVSWI(gm\times m/m^2)=SVI(mL/m^2)\times(MPAP(mmHg)-CVP(mmHg))\times 0.013\,6$;⑩ 每分钟氧供 $DO_2(mL/min)=CaO_2(mL/dL)\times CO(L/min)\times 10$;⑪ 氧供指数 $DO_2I(mL/min/m^2)=CaO_2(mL/dL)\times CI(L/min/m^2)\times 10$;⑫ 每分钟氧耗 $VO_2(mL/min)=Ca\text{-}vO_2(mL/dL)\times CO(L/min)\times 10$;⑬ 氧耗指数 $VO_2I(mL/min/m^2)=Ca\text{-}vO_2(mL/dL)\times CI(L/min)\times 10$。

注意:$(BSA=71.84\times(WT^{0.425})\times(HT^{0.725})/10\,000)$。

206. Allen 试验如何完成? 有何临床意义?

Allen 试验步骤:观察者双手同时按压尺动脉和桡动脉;嘱患者反复用力握拳和张开手指 5~7 次至手掌变白;松开对尺动脉的压迫,保持压迫桡动脉,观察手掌颜色变化。

Allen 试验临床意义:用以判断尺动脉循环是否良好,是否会因桡动脉插管后的阻塞或栓塞而影响手部的血流灌注,若手掌颜色 10 秒之内迅速变红或恢复正常,表明尺动脉和桡动脉间存在良好的侧支循环,即 Allen 试验阴性;若 10 秒手掌颜色仍为苍白,Allen 试验阳性,不宜选用桡动脉穿刺。

207. 动脉压力波形分析有何临床意义?

① 估计心脏收缩功能:目测动脉波上升段及下降段的斜率;② 收缩压变异(systolic blood pressure variability, SPV),SPV>5~8 mmHg 提示血容量不足;③ 判断是否存在心律失常;④ 估计可能低心排血量;⑤ 判断主动脉瓣膜关闭不全。

208. 中心静脉穿刺置管的适应证与禁忌证？

（1）适应证：① 各种心脏大血管手术；② 术中血流动力学变化较大的手术；③ 危重患者的抢救特别是严重低血容量急需快速补液治疗的患者；④ 需长期静脉营养支持或抗生素治疗；⑤ 放置临时或永久心脏起搏器患者；⑥ 持续性血液滤过者。

（2）禁忌证：① 目标血管血栓形成、外压性狭窄、解剖变异、手术史、放疗史等；② 凝血机制严重障碍者；③ 局部皮肤感染者（另选穿刺部位）；④ 感染、凝血功能障碍是相对禁忌证。

209. 中心静脉穿刺插管有何路径？如何判断中心静脉插管的最佳深度？

中心静脉穿刺插管的一般路径包括：颈内静脉、锁骨下静脉、股静脉。广义地说，还包括：① 隧道式中心静脉导管（central venous catheter，CVC）；② 经外周静脉置入的中心静脉导管（peripherally inserted central catheter，PICC）；③ 深静脉穿刺技术埋植静脉输液港（PORT）。

评估置管深度方法有胸 X 线片和超声。成人深度一般为颈内静脉 13 厘米、锁骨下静脉 15 厘米、股静脉 20 厘米。中心静脉导管在上腔静脉的理想位置是隆突下方至心房边缘（导管随心跳摆动，不易贴壁形成血栓），但中心静脉导管在下腔静脉的位置无明确论断。

210. 中心静脉穿刺部位选择与用途？

中心静脉入路选择一般右侧优于左侧。锁骨下静脉（CVC、PORT、PICC）；股静脉（CVC、小儿 PICC）；颈外静脉（小儿 PICC、PVC）；腋静脉（CVC、PORT）；贵要静脉（PICC 最常用）；头静脉（PICC 较常用；胸大肌三角肌沟血管解剖途径埋植PORT）；肘正中静脉、贵要静脉和（或）头静脉；肱静脉（超声引导 PICC 置入）。颈内静脉隧道式中心静脉导管（central venous catheter，CVC）、深静脉穿刺技术埋植静脉输液港（PORT）、经外周静脉置入的中心静脉导管（peripherally inserted central catheter，PICC）。

211. 中心静脉穿刺置管有何并发症？如何防治？

（1）操作并发症：① 肺与胸膜损伤致气胸、血胸、血气胸、胸腔积液；② 动脉及静脉损伤致出血、血肿；③ 神经损伤，如臂丛神经；④ 淋巴管损伤，胸导管、右淋巴导管、淋巴渗漏；⑤ 纵隔损伤；⑥ 空气栓塞；⑦ 导管导丝断裂致栓子形成；⑧ 导管异位；⑨ 非目标静脉、动脉、血管外组织、体腔（胸腹腔）损伤；⑩ 心律失常；⑪ 心肌穿孔致心包压塞。

（2）操作并发症的预防：推荐压力转换法及超声成像法来判断目标静脉。

212. 中心静脉留置过程中的并发症？如何防治？

（1）留置并发症：① 静脉血栓形成；② 空气栓塞；③ 导管断裂；④ 导管堵塞：血栓、药物沉积、纤维蛋白鞘形成、导管打折、夹闭；⑤ 导管夹闭综合征：体位相关性输液不畅、导管劳损性破裂致渗漏甚至断裂；⑥ 导管相关感染：局部、导管、血流；⑦ 导管破裂致药物外渗；⑧ 导管滑脱：体外、体内；⑨ 静脉炎：机械、化学、血栓、感染；⑩ 穿刺点渗血、渗液。

（2）留置并发症的预防：中心静脉导管留管时间不宜过长，留置期间应加强护理和监测，早期发现，早期治疗。

213. 影响中心静脉压测定值的因素有哪一些？

（1）中心静脉压值偏低：换能器的位置过高；血容量不足或血管扩张药物使用；

（2）中心静脉压值升高：换能器的位置过低；右心功能不全、胸腔或腹腔压力升高、容量过多、血管活性药物、自主呼吸运动、机械通气或患者躁动等。

214. 监测中心静脉压(central venous pressure, CVP)的临床意义是什么？

主要反映右心的前负荷。对左心功能良好无瓣膜病变者，从 CVP 可粗略地估计左心充盈压。但在心功能不全时，CVP 与左心充盈压的差别很大，需另外测定左心充盈压。过低 CVP 提示：① 血容量不足：失血、缺水；② 血管扩张；③ 血管收缩舒张功能失常：分布性休克、脓毒血症。CVP 值过高：首先考虑容量过多、右心功能不全、心包压塞。

215. 中心静脉压(central venous pressure, CVP)监测哪些正常波形？

CVP 监测的 6 个波形包括，a 波：舒张末期，心房收缩；c 波：收缩早期，三尖瓣关闭；x 波：收缩中期，右房舒张；v 波：收缩末期，右房充盈；y 波：舒张早期，血流进入右心室；h 波舒张中期，心室充盈达平台。典型的中心静脉压波形包含三个正向波 a、c、v。c 波可能看不见，a 波是最大的波，h 波见于窦缓。

216. 中心静脉压(central venous pressure，CVP)异常波形的临床意义如何判读？

常见病理状态：① 心房纤颤：a 波消失，c 波明显；② 室性心率或者心脏起搏，可见高大的 a 波；③ 三尖瓣反流：c、v 波宽大；④ 右心室缺血，a、v 波形明显；⑤ 心包缩窄：a、v 波突出，x、y 段变陡，成 M 或 W 形；⑥ 心包填塞：CVP 波形呈单相，x 段明显变陡，y 段缩短或消失。

217. 肺动脉漂浮导管(Swan‐Ganz 导管)围术期使用有哪些适应证？

① 肺动脉漂浮导管(Pulmonary artery floating catheter，PAC)围术期用于目标导向治疗；② PAC 用于多种血流动力学波动较大的手术中的血流动力学监测；③ PAC 在高危与重症手术患者中用于判断患者血流动力学状态、指导输液(血)及血管活性药物使用、优化全身氧供需平衡等方面，可发挥重要作用；④ PAC 在 ICU/CCU 中指导心衰、严重脓毒症和脓毒性休克、急性肺损伤、急性呼吸窘迫综合征患者的治疗也可发挥重要作用。

218. 肺动脉漂浮导管(Swan‐Ganz 导管)有哪些禁忌证及插管途径？

(1) 相对禁忌证：右心瓣膜手术史、严重的凝血病、严重的血小板减少症、严重的肺动脉高压、心内置有起搏导线者、穿刺部位感染和组织破损、完全性左束支传导阻滞患者。

(2) 插管途径：颈内静脉、锁骨下静脉、股静脉。

219. 肺动脉漂浮导管入肺动脉遇到困难应考虑的问题有哪些？

① 导管方向？② 改变患者体位？③ 心脏病理体位？④ 置入速度过快？⑤ 三尖瓣中重度反流？⑥ 右心房-右心室过大？⑦ 导管变形？⑧ 气囊充气情况？

220. 肺动脉压力监测有哪些并发症？

① 心律失常；② 导管气囊破裂；③ 感染及血栓性静脉炎；④ 肺栓塞；⑤ 导管堵塞或肺动脉血栓形成；⑥ 肺动脉破裂；⑦ 导管在心腔内扭曲、打结。

221. 导管打结如何处理？

如已打结，可将结拉紧，必要时穿刺点皮肤切开小口，与导管鞘一起缓缓拔出。

222. 哪些麻醉药可降低肺动脉压力?

吸入麻醉药是有效的血管平滑肌扩张剂,异氟烷、七氟烷可降低肺动压及肺血管阻力并增加心排血量,但是吸入 1 MAC 以上则抑制心肌的收缩力。肌松剂一般无肺血管扩张作用,阿片类药物不直接扩张血管,但可以减弱伤害性疼痛刺激产生的血管收缩反应。氯胺酮可增加左向右分流,使体循环阻力的增加远大于肺循环。

223. 有创肺动脉压力的监测方法?

① 肺动脉漂浮导管直接测量;② 超声多普勒测量,简化伯努利方程计算心腔与大血管间的压差,$\Delta P = 4V^2$,(V 为血流峰值速度)。如右心室收缩压(right ventricular systolic pressure,RVSP)$= \Delta P + RAP$,ΔP 为三尖瓣反流峰值速度用伯努利方程计算的右室与右房压差,RAP 为右心房压力,没有监测中心静脉压时,一般取值为 10 mmHg,注意右心房增大或者颈静脉怒张则取 15 mmHg。

224. 如何改善肺动脉漂浮导管监测数据的可靠性?

① 正确的漂浮导管大小,计算校正常数;② 导管位置;③ 取得肺毛细血管楔压,气囊需要 1.25～1.5 毫升的空气;④ 必要时 X 线胸片定位;⑤ 注射冰水量和速度,快速均匀注射相应量(4 秒 10 毫升)和温度;⑥ 注射之间停 1 分钟;⑦ 计算多次平均数;⑧ 随意在呼吸循环内注射;⑨ 正确的体外/体内校正(VITRO/VIVO);⑩ 实验血样品缓慢抽出(30 秒 2 毫升),监测混合静脉血氧饱和度(SvO_2)。

225. 如何解读肺动脉漂浮导管测定肺动脉堵塞压和右心室心排血量?

肺动脉堵塞压(pulmonary artery occlusion pressure,PAOP),原称为肺毛细血管楔压(pulmonary capillary wedge pressure,PCWP)。反映肺静脉、左心房和左心室的功能状态。临床意义为 PCWP 的正常值为 0.8～2 千帕(6～15 mmHg),PCWP 增高反映左心房压力增高,如心源性急性肺水肿,即使中心静脉压正常。PCWP 低于正常值时,反映血容量不足。PCWP 小于 15 mmHg,一般无肺充血;PCWP 在 15～25 mmHg,肺充血明显;PCWP 在 25～35 mmHg 为间质性肺水肿,胸部 X 线见 Kerley B 线;PCWP 大于 35 mmHg 可见急性肺水肿。右心室心排血量与肺循环阻力成反比。

226. 如何诊断肺动脉高压?

(1) 诊断标准:在海平面静息状态下,右心导管测量平均肺动脉压大于等于

25 mmHg。

（2）肺动脉高压分为五大类：① 动脉性肺动脉高压。② 左心疾病导致的肺动脉高压。③ 肺部疾病或低氧血症导致的肺动脉高压。④ 慢性血栓栓塞性肺动脉高压。⑤ 无明确因素所致的肺动脉高压。肺动脉高压的严重程度可根据近期状态下平均肺动压水平分为轻中重：轻度 26~35 mmHg，中度 36~45 mmHg，重度大于 45 mmHg。

227. 左心房压（left atrial pressure，LAP）监测方法？与肺动脉堵塞压（pulmonary artery occlusion pressure，PAOP，原名称 pulmonary capillary wedge pressure，PCWP）的关系是什么？

当左心室和二尖瓣功能正常时，LAP≈LVEDP≈PCWP，肺毛细血管堵塞压仅较左心房压高 1~2 mmHg，因此 PAOP 可用于估计肺循环状态和左心室功能，判断左心室的前负荷。心脏几何变形时，基于肺动脉漂浮导管 PAOP 不能准确反映左心室前负荷，可在心内直视手术中经颈内静脉置入左心房测压管直接测量 LAP，合并瘀血性重度肺动脉高压的患者中，直接监测 LAP 对于判断左心室前负荷更准确。根据二尖瓣反流超声多普勒也可以测量 LAP。

228. 肺毛细血管楔压（pulmonary capillary wedge pressure，PCWP）与左室舒张末压（left ventricular end-diastolic pressure，LVEDP）的差异在临床上如何判断？

① 左心室功能不全，心室顺应性降低和心室舒张时心房的收缩作用使 LVEDP 升高，常超过 PAOP，PCWP 或肺动脉舒张末期压不能代表 LVEDP。② 间歇正压或呼气末正压通气时若呼气末正压超过 10 cmH$_2$O，造成肺泡压大于左心房压（left atrial pressure，LAP），测出的 PCWP 可能代表的是肺泡内压。③ PCWP 数值高于 LVEDP：慢性阻塞性肺疾病、二尖瓣狭窄、梗阻或反流及心内有左向右分流的患者。④ PCWP 数值低于 LVEDP：主动脉瓣反流、肺栓塞及肺切除患者。

229. 如何分析肺毛细血管楔压的波形和判断正常值范围？

PCWP 的波形有 a 及 V 波，心房收缩产生 a 波，心室收缩后期产生 V 波。若 PCWP 超过肺动脉舒张压，并有高大的 V 波，常提示急性二尖瓣反流。PCWP 反映左心功能、左心房压力，正常范围是 6 ~ 15 mmHg，常见临床情况如下：

① PCWP<15 mmHg：通常代表心房压力正常，没有肺瘀血或者肺充血的情况；② PCWP>15 mmHg，<25 mmHg：常提示肺瘀血；③ PCWP 为 25～35 mmHg：可能会有间质性肺水肿；④ PCWP>35 mmHg：可能有急性肺水肿。

230. 肺动脉导管有哪些并发症？

（1）穿刺并发症：局部的血肿、误伤造成的动-静脉瘘、假性动脉瘤和血栓性静脉炎及静脉血栓形成、气胸等。

（2）导管并发症：① 导管打折、断裂；② 心律失常。导管刺激心脏壁及心内结构时可产生心律失常，包括房性早搏、室性早搏、室上速、室速甚至室颤；③ 较长时间留置导管时，可能造成肺动脉破裂、血栓性静脉炎、附壁血栓、静脉血栓、肺梗死、瓣膜和（或）心内膜炎和与导管相关的脓毒症，甚至导致肺动脉导管相关性死亡。

231. 如何理解肺毛细血管楔压？

PAWP 反映左室舒张末期压力，可评估左心室前负荷。在肺动脉-左心室通道无狭窄时，PAWP 等于左房压和左心室舒张末期压力，正常值为 6～15 mmHg。PAWP 可协助判断左心室功能状态，鉴别心源性或肺源性肺水肿，诊断低血容量以及评估输液、输血及血管活性药物的治疗效果等。如果每搏量指数（stroke volume index，SVI）降低，PAWP<6 mmHg 提示可能存在低血容量；如果 SVI 低，PAWP>18 mmHg 则通常反映左心功能衰竭，PAWP>25 mmHg 则可能存在急性肺水肿。

232. 基于肺动脉导管如何对低心脏功能曲线（通常右室射血分数<30%）进行病因分析和处理？

（1）如果肺血管阻力指数（pulmonary vascular resistance index，PVRI）>240 Dyn×S^{-1}×cm^{-5}，并且右心室收缩末期容积指数（right ventricular end-systolic volume index，RVESVI）超过正常高限、右心室舒张末容积指数（right ventricular end-diastolic volume index，RVEDVI）和右房压（right atrial pressure，RAP）超过正常范围，应寻找 PVRI 增加原因，给予对因治疗；如果 PVRI 降低存在困难，则给予强心药物增加射血分数。

（2）如果 PVRI 在正常范围或低于正常值，且 RVEDVI 超过正常高限、RAP 超过正常范围，每搏量指数低于正常范围，应考虑存在右心功能不全或衰竭，给予强心药物。

233. 基于肺动脉导管如何判断高心脏功能曲线和进行临床处理？

（1）如果右心室舒张末容积指数（right ventricular end-diastolic volume index，RVEDVI）、右心室收缩末期容积指数（right ventricular end-systolic volume index，RVESVI）、每搏量指数（stroke volume index，SVI）和右房压（right atrial pressure，RAP）低，主要考虑低血容量，应以补充容量为主。

（2）如果 RVEDVI、RVESVI、SVI 低，而 RAP 高，病因考虑心包填塞，缩窄性心包炎或者三尖瓣狭窄，主要需解除病因。

（3）如果 RVEDVI 和 SVI 正常，而 RVEDVI 和 RAP 高，病因考虑三尖瓣关闭不全的，需外科处理；全身容量过负荷若未影响肺氧合、心排血量的，可继续观察。

234. 心排血量监测需要考虑什么问题？

① 不同的监测手段必要性；② 不同的监测方法的准确性及结果解读的正确性；③ 基于基线测量值的优化；④ 多技术联合的可能性，如肺动脉漂浮导管（pulmonary artery floating catheter，PAC）与经食管超声多普勒（transesophageal echocardiography，TEE），或 PAC 与 CO_2 部分重吸收法技术的联合等，取长补短，根据条件，综合考虑。

235. 心排血量常用监测的方法有哪些？

① 肺动脉导管热稀释法；② 超声心动图，如经食管超声心动图、经胸超声心动图；③ 动脉脉搏波形法连续心排血量监测，如 FloTracTM 系统唯捷流、EV1000 系统；④ PiCCO 技术，脉搏指示连续心排血量监测；⑤ T-LINE 技术等。

236. 新型无创血流动力学监测技术有哪些？

① 电抗技术 NICOM；② CO_2 重复吸入法心排血量测定（non-invasive CO_2 rebreathing cardiac output monitoring，$NICO_2$）技术；③ 无创超声心排血量监护（USCOM）；④ T 线连续无创血压监测仪（T-LINE tensymeter，T-LINE）；⑤ 连续无创血压监测系统（continuous non-invasive arterial blood pressure monitoring，CNAP）；⑥ Nexfin 连续血流动力学监测（Nexfin continuous hemodynamic recording，Nexfin HD）。

237. 呼气末二氧化碳监测与心排血量的关系？

在无明显肺部疾病的常温患者中，呼气末二氧化碳（PetCO$_2$）是估测心排血量（cardiac output，CO）的有用指标，PetCO$_2$ 大于 30 mmHg 与大于 4.0 L/min 的 CO 或大于 2.0 L/min/m^2 的心脏指数相关。

238. 新型有创血流动力学监测方法有哪些？

（1）基于超声血流动力学监测：测量左心室压力和指导容量评估；评估收缩和舒张性心衰的潜在风险；二维和多普勒指标监测每搏输出量（SV）、容量负荷过多状态；目标导向液体疗法等。

（2）基于脉搏指示连续心排血量监测（pulse indicator continuous cardiac output，PiCCO）：临床参数有心脏前负荷、后负荷、心肌收缩力、肺水监测等。

（3）基于动脉脉搏波形法连续心排血量监测，如 FloTracTM、EV1000 系统、MOST CARE 系统，主要参数有心脏指数、每搏量、外周血管阻力、每搏量变异度等。

239. 经食管超声心动图可监测血流动力学哪些参数？

① 心脏的容积；② 心脏收缩功能；③ 心脏舒张功能；④ 心排血量；⑤ 前负荷；⑥ 计算后负荷；⑦ 肺动脉压力。

240. 反映后负荷的相关参数有哪些及临床判断值？

后负荷是指心室射血时所克服的压力，在没有流出道和瓣膜狭窄时，后负荷由动脉顺应性、外周血管阻力、血液黏度等决定。

（1）体循环阻力＝（MAP−RAP）/CO×80，正常值为 800～1 200 Dyn・S^{-1}・cm^{-5}。全身血管阻力低可能使血压降低，如药物影响、脓毒症等；全身血管阻力高，可能影响心脏射血功能和器官组织的血液灌注。

（2）肺血管阻力＝（mPAP−LAP）/CO×80，正常值＜250 Dyn・S^{-1}・cm^{-5}。肺血管阻力增高，考虑原发性或继发性肺动脉高压，如左心衰竭、慢性肺部疾病、肺水肿、急性呼吸窘迫综合征。

其中，MAP：平均动脉压；RAP：右心房压；CO：心排血量。

241. 什么是脉搏指示连续心排血量监测？

首先需放置中心静脉导管（锁骨下或颈内静脉），同时在患者的动脉（股动脉）

放置 PiCCO 专用监测导管。测量开始,从中心静脉注入一定量的冰水(0~8℃),经过上腔静脉→右心房→右心室→肺动脉→血管外肺水→肺静脉→左心房→左心室→升主动脉→腹主动脉→股动脉→PiCCO 导管接收端;计算机可以将整个热稀释过程模拟出热稀释曲线并对该曲线波形进行分析,随后结合 PiCCO 导管测得的股动脉压力波形计算出其他的重要临床参数。

242. 脉搏指示连续心排血量监测有哪些主要参数?

① 心输出量/心脏指数;② 胸腔内总血容量(total intrathoracic blood volume,ITBV);③ 心脏舒张末总容积(global end diastolic volume,GEDV);④ 血管外肺水(extravascular lung water,EVLW);⑤ 肺血管通透性指数(pulmonary vascular permeability index,PVPI);⑥ 每搏输出量变异率(stroke volume variation,SVV)。

243. PiCCO 法监测血管外肺水参数的临床价值是什么?

血管外肺水(extravascular lung water,EVLW)指分布于肺血管外的液体,该液体的量由肺毛细血管内静水压,肺间质静水压,肺毛细血管内胶体渗透压和肺间质胶体渗透压所决定,超过正常 2 倍的 EVLW 就会影响气体弥散和肺的功能,出现肺水肿的症状与体征。EVLWI>7 mL/kg 作为肺水肿阈值的敏感度为 86%,是一项表示病情严重的指标。就 ICU 的 ARDS 患者死亡率与 EVLW 的关系问题,对 EVLW 增加的患者需要给予机械通气及特殊护理与治疗,只要能减少 EVLW 而不降低内脏灌注,才能增加患者存活机会。

244. 胸腔内总血容量是如何组成的?

胸内血容量是由指示剂稀释心排血量测定中左右心腔舒张末期容量和肺血容量组成,即注入点到探测点之间胸部心肺血管腔内的血容量。胸腔内总血量(total intrathoracic blood volume,ITBV)是一项比肺动脉堵塞压(pulmonary artery occlusion pressure,PAOP)、右室舒张末压(right ventricular end-diastolic pressure,RVEDP)和中心静脉压(central venous pressure,CVP)更好的心脏前负荷指标。ITBV=RAEDV+RVEDV+PBV+LAEDV+LVEDV。

其中,RAEDV:右房舒张末期容积、RVEDV:右室舒张末期容积、PBV:肺血容量、LAEDV:左房舒张末期容积、LVEDV:左室舒张末期容积。

245. 什么是肺动脉导管温度稀释法连续心排血量监测?

肺动脉导管热敏电阻发送热信号,通过远端温度感应器感知的温度变化曲线,计算心输出量大小,包括连续心输出量和连续心指数。其正常值为 $4\sim6$ L/min $(2.5\sim4.0$ L/min/m$^2)$。心输出量是全身氧供的主要决定因素,它反映心肌整体射血功能。在代偿状态下通过心率增快仍可维持心输出量在正常范围,因此在判断心功能状态时,使用每搏量指数更能真实反映心脏心肌的收缩状态。

246. 漂浮导管监测右心功能的指标有哪些?

(1) 每搏量(stroke volume,SV)和每搏量指数(stroke volume index,SVI):SV 是指心脏每次收缩的射血量,正常值为 $60\sim90$ 毫升,SVI:$25\sim45$ mL/m^2,主要反映心脏的射血功能。在低血容量和心功能衰竭时,SV/SVI 是首先改变的变量之一,SVI<25 mL/m^2 提示心脏射血功能减弱。

(2) 右心室射血分数(ejection fraction,EF):右心室 EF 正常值为 $40\%\sim60\%$,常会受右心室前负荷、右心室收缩力和后负荷影响,基于右心室 EF 值,结合中心静脉压/右房压和肺血管阻力指数,可以协助判断右心室功能衰竭的病因。

247. 判定右心容量有何临床意义? 怎样制定?

容量型肺动脉漂浮导管具有直接测定右心室舒张末期容积(right ventricular end-diastolic volume,RVEDV),右心室射血分数(ejection fraction,EF)的功能,其正常值为 $40\%\sim60\%$;通过计算可以获得 RVEDV(正常值为 $100\sim160$ 毫升),和右心室收缩末期容积(right ventricular end-systolic volume,RVESV)(正常值为 $50\sim100$ 毫升)。RVEDV 不受胸膜腔内压和腹内压升高的影响,不论静态或动态情况下,其与每搏量指数均具有很好的相关性。在分析 RVEDV 时,需考虑右心室收缩力、右心室后负荷及右心室容量的影响。超声多普勒也可测量右心室舒张末期、收缩末期容积。

248. 围术期影响右心室功能的因素有哪些?

(1) 肺血管阻力明显增加,如术前重度肺动脉高压、肺动脉栓塞、恶性哮喘状态、术后合并肺栓塞、肺不张、弥散性肺纤维化、COPD 或 ARDS 等。

(2) 右心室收缩力和顺应性减低,如急性右冠状动脉梗阻致心肌缺血等,尤其在前负荷过重时易发生右心衰竭。

(3) 某些先天性心脏病、二尖瓣狭窄、右心瓣膜病,继发于左心室下壁梗死或左心室衰竭晚期。

（4）在左心辅助中，右心功能不全的表现常因辅助流量的不匹配而加重。

249. 全身氧供需平衡参数有哪些？

① 混合静脉血氧饱和度，其变化主要取决于 4 个因素：心输出量、动脉血氧饱和度、血红蛋白浓度和机体氧耗的变化；② 氧供，氧输送代表心脏给外周循环输送的氧量，受 4 个因素的影响，即血红蛋白浓度、心脏指数、动脉血氧饱和度和动脉血氧分压；③ 氧耗；④ 乳酸。

250. 如何改善全身氧供需平衡？

① 提高血红蛋白浓度；② 纠正低氧血症，增加动脉血氧含量；③ 补充血容量，提高心输出量；④ 提高心脏指数，输注正性肌力药物如多巴酚丁胺；⑤ 改善微循环，提高细胞利用氧能力。

251. 影响心肌氧供需平衡的因素哪一些？

（1）影响氧供：① 动脉血氧含量取决于血红蛋白、血氧饱和度和氧分压。此外也受 pH、体温及 2,3 - 二磷酸甘油酸的影响；② 冠状动脉血流：冠状血流与其灌注压呈正比，而与其阻力呈反比。

（2）影响耗氧：① 心率；② 心肌收缩性；③ 室壁应激性：与心腔内压（后负荷）和心腔大小（前负荷）的积呈正比，而与室壁厚度呈反比。对心脏病患者应尽可能地提高和保证心肌供氧，同时降低耗氧。

252. 血流动力学管理有哪八个阶梯？

血流动力学管理的八个阶梯包括：容量、前负荷、心排量、血压、灌注、氧供、氧平衡、转归。

253. 血流动力学管理的八个阶梯中第一个阶梯容量监测考虑的问题是什么？

① 目前不能直接测量；② 考虑目标导向；③ 最好的监测手段是什么？④ 最可靠的参数是什么？⑤ 有效的目标值？⑥ 个体化途径？⑦ 液体的选择？

254. 什么是目标导向容量治疗？

目标导向性治疗（goal-directed therapy，GDT）是有明确目标（提高心输出量和组织氧供为治疗目标)的治疗。治疗的目的在于通过使用血管活性药物和供氧，将心脏指数及氧输送量提高到一个理想状态。理想状态的定义为：心脏指数超过 $4.5\ L/min \cdot m^2$，氧输送量超过 $650\ mL/min \cdot m^2$。

255. 如何科学实施目标导向的液体治疗？

① 给予需要液体的机体输液；② 液体输入后前负荷增加，心输出量增加（液体反应性），组织灌注增加，组织氧合改善；③ 利用易于测定显示容量状态、预测液体反应的监测指标；④ 实施个体化的"目标导向液体治疗"。

256. 容量监测有效目标值是多少？

正压通气时，脉压和左室搏出量的动态变化，反映容量反应程度；脉压变异（pulse pressure variation，PPV）和每搏变异量（stroke volume variation，SVV）都定量地跟踪容积反应性，一般阈值$>10\%\sim15\%$，作为定义受试者的心输出量将响应于 500 毫升液体注射而增加$>15\%$。

257. 扩容的基本目标是什么？

① 中心静脉压$<15\ cmH_2O$；② 血压波动$\leqslant20\%$；③ 血红蛋白量$\geqslant80\sim100\ g/L$，血细胞比容$\geqslant25\%\sim30\%$；④ 白蛋白$>25\ g/L$；⑤ 尿量$\geqslant1\ mL/kg/h$；⑥ 血浆 K^+、Na^+、Cl^-、Ca^{++}、Mg^{++} 正常；⑦ 凝血系统指标正常。

258. 容量监测有哪些方法？

① 血压；② 中心静脉压；③ 肺动脉漂浮导管；④ 经食管超声心动图；⑤ 脉搏指示连续心排血量监测（pulse indicator continuous cardiac output，PiCCO）；⑥ 胃黏膜 pH；⑦ 组织氧张力测定。

259. 什么是张力性容量（非应激容量）和非张力性容量（应激容量）？ 二者关系？

血管内容量分成两部分：非张力性容量，也是应激储备容量；张力性容量是产生静脉回流驱动压的基础。张力性容量与非张力性容量在一定条件下可以相互转换。非张力性容量难以测定，测量体循环平均充盈压（mean systemic filling pressure，Pmsf）间接反映张力性容量。根据公式回心血量＝(Pmsf－Pra)/静脉血管阻力，提高 Pmsf 可有效增加静脉回流。因此张力性容量的变化可以直接影响静脉回流和心输出量的变化。

260. 张力性容量和非张力性容量的临床价值如何？

① 指导容量复苏治疗；② 指导血管活性药物的使用；③ 采用张力性容量进行血流动力学评估时，同时需参考其他变量进行综合临床判断；④ 非张力性容量与张力性容量可以相互转化。

261. 什么是体循环充盈压？

体循环平均充盈压（mean systemic filling pressure, Pmsf），是指心脏停止跳动以后，全身血管内压力达到平衡时的压力。根据 Guyton 模型，回心血量即 CO＝（Pmsf－右心房压力）/静脉系统阻力。心血管系统内血液充盈程度愈高，静脉回心血量就愈多。当容量增加或容量血管收缩时，Pmsf 升高，静脉回心血量也就增多。反之，血量减少或容量血管舒张时，Pmsf 降低，静脉回心血量下降。

262. 什么是心脏 Frank‑Starling 学说？

心脏 Frank‑Starling 曲线是指心脏收缩释放的能量（做功）是心肌纤维长度（心室舒张末期容积）的函数关系。舒张期心室充盈，肌节伸长，心肌的初长度增加使粗肌丝与细肌丝重叠部分增加，即肌球蛋白和肌动蛋白交联数量增加，使心肌收缩力量增加。在无神经、体液因素参与下，心脏随心室充盈量（或心肌细胞初长度）改变而自动调节心输出量（或心肌收缩力）的机制，也称心肌的异长自身调节。

263. 什么是前负荷？判断前负荷需要考虑什么问题？

前负荷是指心肌收缩之前所遇到的阻力或负荷，即在舒张末期，心室所承受的容量负荷或压力，反映了心室舒张末期容量或心室舒张末期室壁张力，与静脉回心血量关系密切。

判断前负荷需要考虑的问题：收缩前心肌纤维的长度；不同容量状态；最佳的评估方法（如心脏超声）；中心静脉压（central venous pressure, CVP）和肺毛细血管楔压（pulmonary capillary wedge pressure, PCWP）指标是非直接的方法，需参考功能性血流动力学参数，如每搏变异量（stroke volume variation, SVV）。

264. 监测心肌收缩力的指标有哪些？

（1）每搏量（stroke volume，SV）：SV＝EDV－ESV（EDV：舒张末心室容积，ESV：收缩末心室容积），前负荷、后负荷和心肌收缩力的改变均可影响 SV，正常值为 60～70 毫升。

（2）心排血量（cardiac output，CO）：CO＝SV×HR（常用基于肺动脉导管热稀释法和 TEE，HR：心率）。

（3）射血分数（ejection fraction，EF）：EF＝SV/EDV，正常 EF 为 55%～65%。

（4）心功能曲线：心室前负荷与心室做功指数之间关系的曲线。

（5）室壁运动：超声心动图监测心肌局部和整体室壁运动。

265. 什么是心脏的射血分数（ejection fraction，EF）？ 如何分析射血分数的临床意义？

射血分数是指每搏量占心室舒张末期容积量（即心脏前负荷）的百分比，正常值为 50%～70%，公式为：EF＝（EDV－ESV）×100%/EDV（EF：射血分数；EDV：心室舒张末容积；ESV：心室收缩末容积）。① EF 是评价心肌收缩力的指标，心功能正常时，EF 受前后负荷的影响较少；② 心肌收缩力受损时，后负荷增加和前负荷减少可明显影响 EF 值；③ EF 小于 40%时提示可能有心肌收缩力受损；④ 二尖瓣关闭不全可高估 EF；⑤ 左右心室的 EF 分数是不同的。

266. 心脏射血分数的监测方法？

① 围术期常用 TEE/TTE 监测射血分数（ejection fraction，EF）值；② 肺动脉漂浮导管可连续测量右心室射血分数；③ 心脏造影或者是 CT/MRI 技术。

267. 麻醉期间发生急性心力衰竭时可选择的监测方法？

① 心电图；② 胸部 X 线；③ 生物学标志物：利钠肽，肌钙蛋白 I/T；④ 超声心动图与急诊肺部超声：紧急行床旁超声心动图和急诊肺部超声：肺间质水肿的征象（增多的 B 线，呈现肺"火箭征"）；⑤ 血气分析；⑥ 其他实验室检查：乳酸，半胱氨酸蛋白酶抑制剂 C。

268. 心脏舒张功能的监测方法有哪些？

包括左心室和右心室舒张功能。① 超声学评估是目前临床常见方法。二维、

M 型超声心动图、血流多普勒和多普勒组织成像技术：包括血流传播速度（propagation rate，Vp）；E/Vp 比值≥2.5 能比较准确地提示 PCWP>15 mmHg；E/Ea 等；② 心电图评估；③ 影像学：胸部 X 线、放射性核素心血管造影、心导管检查和心血管造影术、CT、MRI。影像学指标需要结合患者的病理生理特点。

269. 影像学哪些参数可以判断心脏舒张功能？

① 胸部 X 线：肺瘀血或肺水肿，心影正常或稍大；② 放射性核素造影：射血分数（EF）、高峰射血率（PER）、高峰充盈率（PFR）、前 1/3 舒张分数（1/3FF）、等容舒张时间（IVRT）；③ 心导管检查和心血管造影术：左室心肌松弛时间常数（Tau）值、Tei 指数、心肌僵硬度常数（Kp）；④ CT：研究心脏的结构和功能，测定舒张功能指标有 EDV（舒张末期容积）、ESV（收缩末期容积）等；⑤ MR：黑血技术（black blood technique）及白血技术（white blood technique）具有更高的时间和空间分辨率。

270. 心电图如何评估心脏舒张功能？

（1）V_1 导联 P 波终末电势（terminal force of P wave in lead V_1，Ptfv1）。

（2）P/P-R 比值：P/P-R>1.6 可提示左室舒张功能异常，基于 ECG 的左房异常（ECG-LAA）可反映高血压患者左室充盈压力增高与随后的左室重构；

（3）P 波离散度：ECG 不同导联测定的最大 P 波与最小 P 波时间的差值。P 波离散度是反映心房内存在部位依从性非均质电活动的一个概念。

271. 什么是射血分数中间范围的心衰？

ESC 发布《2016 急性和慢性心衰诊治指南》提出的新术语，射血分数中间范围的心衰（HFmrEF）即 LVEF 为 40%～49%的心衰患者。

① 射血分数降低的心衰（HFrEF，LVEF<40%），② 射血分数中间范围的心衰 HFmrEF（40%～49%），③ 射血分数保留的心衰（HFpEF，LVEF≥50%）。

272. 常见哪些疾病会对心脏舒张功能产生影响？

有可能影响心脏舒张功能的疾病有：2 型糖尿病、慢性阻塞性肺疾病与肺心病、类风湿关节炎、甲状腺功能亢进、肺栓塞、肥厚型心肌病、高血压、冠心病、贫血、系统性硬化症、孕晚期孕妇、肥胖、甲状腺功能减退、慢性肾脏病、系统性红斑狼疮、阻塞性睡眠呼吸暂停综合征、血压昼夜节律异常等。

273. 围术期判断血压异常需要考虑的问题哪些？

目前围术期血压管理没有达成一致性的目标值。依据目标血压,确定治疗标准,强调个体化管理。心输出量是心率和每搏量(stroke volume,SV)的乘积,SV取决于前负荷、心肌收缩力和后负荷。全身血管阻力(systemic vascular resistance,SVR)由血管半径、血管长度和血液黏稠度决定。在临床上,还要考虑给予血管收缩药、β受体阻滞剂和钙通道阻滞剂以及使用起搏器等干预措施后,可导致血流动力学方面的变化而导致血压的相应变化。

274. 如何理解基础血压与术中血压管理的目标值？

基础血压是指患者没有应激、疼痛且清醒状态下(或轻度镇静)下多次血压测量的平均值。基线血压可分为低(SBP<90 mmHg,或 DBP<50 mmHg)、正常(SBP 90～129 mmHg,DBP 50～79 mmHg)和高(SBP≥130 mmHg,DBP≥80 mmHg)。

基于压力-心输出量-血管阻力三角形架构和血流动力学的金字塔架构。考虑全身血管阻力(血压的决定因素)和区域血管阻力(器官灌注的决定因素)的变化是一致的。目标值主要考虑基础血压、器官缺血和手术出血风险,特别强调平衡出血和缺血风险。

275. 低基础血压患者的血压管理目标是什么？

非心脏手术患者低基础血压(SBP<90 mmHg,DBP<50 mmHg),低基础血压患者的血压管理目标在考虑与多种不良预后的相关性后,设定于维持 MAP≥60 mmHg 和血压保持在基线 100%～120%范围内。在这一患者群体中,需要保持血压不低于基础值,这意味着允许血压下降是 0。因为如果维持 MAP≥60 mmHg 是先决条件。对于基础 MAP<60 mmHg 的患者,其围术期 MAP 不能低于该基础值,因为首要考虑的是维持 MAP≥60 mmHg。

276. 正常基础血压患者的管理目标是什么？

对于非心脏手术正常基础血压(SBP 90～129 mmHg、DBP 50～79 mmHg)的患者,其目标可能是保持血压在基础值的 90%～110%,MAP 保持在 65～95 mmHg。10%规则(即允许的血压变化≤基础值的 10%),是基于最近在接受腹部大手术患者中开展的 RCT 的研究结果。虽然该试验有局限性(没有区分参与者的基础血压值),但在基线血压正常的患者中采用 10%规则是合理的。该患者人

群的最低和最高血压基础值分别为 90/50 mmHg 和 130/80 mmHg,对应的 MAP
分别是 63 mmHg 和 97 mmHg。

277. 较高基础血压患者的管理目标是什么?

非心脏手术患者基础血压高(SBP≥130 mmHg、DBP≥80 mmHg)的患者,其
目标可能是将血压保持在基础值的 80%～110%,且 SBP 低于 160 mmHg。该患
者群体围术期血压波动较大。对于可允许的血压降低,建议将其保持在基线 20%
内,而非 10%,因为后者可能会导致不必要的高血压。对于允许的血压增加,可以
谨慎地遵循 10% 规则,也就是≤10% 基线。建议保持 SBP 小于 160 mmHg。

278. 心脏手术患者的血压管理目标是什么?

心脏手术患者 CPB 前后的血压管理目标缺乏相关证据。此时,可参考对非心
脏手术的建议。CPB 期间血压目标应维持 MAP 在 70～100 mmHg。在 CPB 过程
中建议保持较高灌注压,当灌注压维持在较高水平时,尽管并非所有证据都表明其
对预后有利,但至少没有证据表明其对预后不利。MAP 目标在 70～100 mmHg
范围较为宽松。因此,在 CPB 期间应根据患者基础血压和终末器官灌注监测(如
果有条件监测),来确定患者的个体血压目标。

279. 颈动脉或颅内血管手术患者的血压管理目标?

颈动脉内膜剥脱术中,颈内动脉暂时阻断期间目标血压应为基础值的 120%。
根据两项非随机研究,颅内血管手术的血压目标可能是维持 SBP>90 mmHg、
MAP>70 mmHg。多数专家建议,在将动脉瘤供血动脉暂时夹闭期间,应谨慎维
持血压在基线水平以上。

280. 如何精准治疗低血压?

精准治疗围术期低血压应参考患者基础血压、心输出量、每搏量、心率和全身
血管阻力等因素。① 如果心输出量减少是导致低血压的原因,则应确定心输出量
减少的原因,可能有血容量不足、心肌收缩力降低或后负荷过高。② 如果患者有
液体反应,即在液体治疗后出现相对较大的每搏量增加(如≥10%),治疗方法应选
择容量治疗。③ 如果心率下降是导致心输出量减少的原因,则应提高心率。

281. 如何理解压力–心输出量–血管阻力三角形架构？

① 血压与心输出量和全身血管阻力成正比。器官灌注与灌注压成正比，与区域血管阻力成反比；② 全身血管阻力下降引起的低血压，血压和区域血管阻力等比例下降，器官灌注保持稳定；在全身血管阻力显著下降时，尽管心输出量增加的程度较小，但血压的降低比区域血管阻力的降低幅度小，所以器官灌注量增加；③ 心输出量减少器官灌注明显减少；④ 心输出量和全身血管阻力的同时下降引起的低血压，器官灌注显著减少。

282. 如何理解围术期血压管理与慢性诊治中的血压管理？

围术期血压管理与慢性诊治中的血压管理存在显著差异。与慢性诊治相比，血压在围术期更易波动，低血压在围术期是一个更为突出的问题。慢性诊治中，高血压的管理模式以庞大的人群为目标，且以明确的绝对数值为标准（130/80 mmHg），这可能无法适用于围术期管理。围术期血压管理目标应基于临床研究证据，结合对患者的个体化评估来综合判断。手术期间麻醉医生时刻与患者在一起，至少每 5 分钟测量一次血压，而这在慢性诊治中是不可能实现的。

283. 如何理解血流动力学的金字塔架构？

（1）金字塔基石：① 静脉血回流形成左心室的前负荷。② 左心室前负荷的大小取决于心房收缩、二尖瓣和主动脉瓣状态以及左心室的顺应性和舒张时间。

（2）金字塔身体：① 每搏量的大小取决于前负荷、心肌收缩力和后负荷。② 血压取决于心输出量和全身血管阻力。

（3）金字塔顶峰：① 器官灌注取决于血压（或灌注压）和区域血管阻力。② 器官灌注和组织代谢活动之间的匹配决定灌注的充分性，是器官状态良好的前提之一。

284. 如何判断目标导向容量治疗和血压的关系？

① 首先判断血管内容量是否合适？目标导向液体治疗（goal-directed fluid therapy, GDFT）是否达标，没有达标进行 GDFT 治疗；② GDFT 达标，MAP 下降达基线血压 20%；给予 α1 受体激动剂，根据患者全身状况做合理选择，充分考虑血管张力因素；③ 达到①、②要求后，患者每搏量指数（stroke volume index, SVI）<25 mL/次/m^2，根据心脏疾病类型和全身状况做合理性优化选择。寻找其他低血压的原因，如心源性休克、梗阻性或分布性休克。

285. 什么是体循环阻力？如何监测和判断？

体循环阻力（systemic circulation resistance，SVR）是指体循环过程中的血流阻力。它来源于血液流动时和血管壁之间的摩擦阻力和血液内部的摩擦阻力。与血流黏滞度、血管长度、弹性及血管半径等有关。需要监测平均动脉压、中心静脉压和心排血量，SVR＝80×(MAP−CVP)/CO。后负荷是心肌收缩时所遇到的阻力，即心室射血时所要克服的压力，又称压力负荷。SVR 正常值范围：770～1 500 dynes・scm^5。

286. 什么是肺循环阻力？如何监测和判断？

肺循环过程中的血流阻力。它来源于血液流动时和血管壁之间的摩擦阻力和血液内部的摩擦阻力。与血流黏滞度、血管长度、弹性及血管半径等有关。肺循环阻力＝80×(平均肺动脉压－肺动脉楔压)/心输出量，正常值范围：120～250 dynes・s/cm^5。

287. 影响左心室每搏量的因素有哪些？

每搏量主要取决于下列因素：① 前负荷；② 后负荷；③ 心肌收缩性；④ 瓣膜功能；⑤ 左心室壁运动功能，包括收缩与舒张功能。

288. 影响右心室每搏量的因素有哪些？

除每搏量主要取决于下列因素：前负荷、后负荷、心肌收缩性、瓣膜功能、心室壁运动功能外，还包括肺动脉压力、机械通气的模式、左右心室的运动是否同步等。

289. 如何考虑右心室保护性肺通气策略？

① 减少肺张力（限制平台压和驱动压）；② 减少高碳酸血症；③ 提高氧合能力，纠正缺氧性肺血管收缩。

290. 如何监测器官的有效灌注？

直接测量困难，可通过间接指标来反映：如血压(BP)、心电图(ECG)、诱发电位(EP)、尿量(UOP)等。但是血压好，不代表组织灌注好。还应结合：① 容量与 Frank - Starling 曲线的情况；② 全身酸碱状态；③ 乳酸水平；④ 氧耗；⑤ 混合静脉血氧饱和度；⑥ 组织氧饱和度等指标综合判断。

291. 如何依据右心室功能确定最佳潮气量和平台压？

机械通气会对右心室功能产生不良影响，特别是 ARDS 治疗时，应动态评估右心室功能，以防治急性肺源性心脏病。呼吸机指标应尽量设定在下面范围内：潮气量(VT)5～6 mL/kg、平台压(PP)<27 cmH$_2$O、RR 20～25 次/min、驱动压<18 cmH$_2$O、PaCO$_2$<48 mmHg，在此基础上设定 PEEP 时应充分考虑右心功能，减少或者不用去甲肾上腺素/多巴酚丁胺。

292. 器官灌注减少的血流动力学因素有哪些？

如果灌注压力下降属于以下几种区域血管阻力(regional vascular resistance，RVR)变化的情况，器官灌注就会减少：① RVR 不变，即低血压是由于心输出量下降而体循环阻力没有变化的情况；② RVR 增加，即低血压继发于心输出量下降，同时伴有较小程度的体循环阻力增加；③ RVR 下降，RVR 下降的程度小于灌注压下降的程度，即低血压继发于心输出量和体循环阻力的下降。

293. 什么是冠状动脉血流储备？

冠状动脉血流储备(coronary flow reserve，CFR)是反应冠状动脉血流动力学的重要指标，是指冠状动脉处于最大扩张状态下冠状动脉血流量与基础状态下冠状动脉血流量的比值，它反映了冠状动脉循环潜在的供血能力。临床上主要采用腺苷、双嘧达莫静脉给药进行冠状动脉血流速度储备(coronary flow velocity reserve，CFVR)测量，可以判断冠状动脉狭窄，评价冠状动脉再血管化和介入治疗的效果并追踪随访。

294. 冠状动脉血流如何监测？

目前临床及科研所应用的冠状动脉血流测量方法有电磁血流量计、超声血流量计、超声多普勒血流计、磁共振血管造影等。其中超声包括：① 冠状动脉内多普勒(intracoronary Doppler flow，ICD)；② 经胸彩色多普勒冠状动脉血流显像；③ TTE/TEE 监测冠状静脉窦的血流，间接判断冠状动脉血流；④ CABG 手术直接桥血流仪监测。

295. 围术期如何监测肾的有效灌注？

① 尿量，一般应大于 0.5 mL/h；② 尿外观主要包括血尿、血红蛋白尿、脓尿、乳糜尿和胆红素尿等；③ 尿比重，成人正常值为 1.015～1.025；④ 尿生化检查包

括尿蛋白、尿胆红素、尿糖、尿酮体等测定，正常人的尿蛋白含量为 $0\sim80$ mg/24 h，当尿蛋白>120 mg/24 h 时为蛋白尿；⑤ 肾功能监测：血尿素氮，血肌酐；⑥ 肾小管重吸收功能监测，包括尿 β_2 微球蛋白监测；⑦ 超声多普勒监测肾动脉血流。

296. 监测混合静脉血氧饱和度有哪些方法？临床意义如何？

通过中心静脉导管采血或者肺动脉漂浮导管连续监测。混合静脉血氧饱和度（mixed venous oximetry，SvO_2）是衡量机体氧供需平衡的综合指标，不仅反映呼吸系统的氧合功能，也反映循环功能和代谢的变化，但不反映局部器官的氧合状态，其正常值范围为 $60\%\sim80\%$；SvO_2 小于 60% 反映全身组织氧合显著下降，小于 50% 表明组织严重缺氧，大于 80% 提示氧利用不充分，大于 90% 提示组织分流显著增加。其结果由公式计算，$SvO_2=SaO_2-VO_2/CO\times1.34\times Hb$。$SvO_2$ 的影响因素包括动脉血氧饱和度（arterial oxygen saturation，SaO_2）、心输出量（cardiac output，CO）、血红蛋白浓度（Hb）和氧耗（VO_2）。

297. 如何理解混合静脉血氧饱和度是敏感但是非特异性心血管监测指标？

SvO_2 是动态反映全身组织氧供需平衡的指标，当全身氧供减少或组织氧需大于氧供时，SvO_2 下降，反之当氧供增加或大于氧需时，SvO_2 增加。但 S_VO_2 仅能反应全身的氧供需平衡，由于全身各个器官的组织供血和氧耗量不同，即使 S_VO_2 正常，亦不足以说明各个器官均获得了良好的氧供。此外，当外周循环功能不全尤其是微循环功能障碍时，因其周围组织血液灌注不良，组织氧摄取降低，因此尽管氧供减少，但 S_VO_2 反可不变甚至高于正常，所以 SvO_2 的特异性不强，若能同时测定血乳酸水平，则有助于确认组织缺氧的存在。

298. 血流动力学监测中氧供监测有何意义？由哪些变量参数决定？

氧供（DO_2）是指单位时间内由左心室向全身组织输送的氧总量，受呼吸、循环和血液系统影响。它由心输出量和动脉血氧含量的乘积表示；当机体出现全身氧供需平衡紊乱时，如果氧耗（VO_2）不变，可通过分析 DO_2 下降的各因素明确氧供需失衡的原因。如大出血或严重低血容量，造成 DO_2 下降的因素包括每搏输出量和血红蛋白浓度。机体通过加快心率，将 DO_2 维持在临界水平以上；当不能维持在临界水平以上时，机体即处于失代偿状态，可致脏器功能衰竭。

299. 如何判断氧耗？如何计算？

氧耗(VO_2)是单位时间内组织细胞实际消耗的氧量,代表全身氧利用的情况,并不代表对氧的实际需要量。CvO_2 代表组织代谢后循环血液中剩余的氧。通过 PAC 测定的 CO 以及动脉、混合静脉血血气,即可实现对 VO_2 的实时监测。

$$VO_2 = DaO_2 - DvO_2 = (CO \times CaO_2 - CO \times CvO_2) \times 10$$

VO_2 的正常值范围 $200 \sim 250$ mL/min;VO_2I(氧耗指数)正常值范围 $100 \sim 125$ mL/min/m^2。机体在不同状态下的氧耗不同。发热时,体温每升高 1℃,VO_2 升高 10%;寒战可以引起患者氧耗量成倍增加;严重感染时 VO_2 上升 50%～100%;麻醉状态下 VO_2 下降 15%。

300. 氧输送下降如何解决？

器官灌注与氧供的关系密切,依据公式:氧供＝灌注量×Hb×SaO_2,而器官灌注依赖血压和心排血量,低血压和高血压都与患者病残率和死亡率升高相关。维持氧输送首先要保证基本正常的血色素水平,还要保证器官的灌注压。在一定的范围内,尽管灌注压力有改变,但压力自主调节功能仍能维持相对稳定的器官血流。麻醉科医师在围术期要确定患者个体的血压和血色素的管理目标。

301. 脑组织氧饱和度($SjvO_2$)监测有何意义？

脑氧饱和度监测可反映脑氧供需平衡,如 $SjvO_2$ 小于 50%,脑氧合不良;$SjvO_2$ 若大于 75%,可能脑高灌注;体外循环间维持 $SjvO_2$ 于 55%～75%。术中监测脑氧合和联合麻醉深度监测可能对减少术后认知损害有益。

302. 如何理解血流动力学监测的最终目的？

① 血流动力学监测的本质是循环满足组织器官的氧供、代谢等,血流动力学监测是精准医疗的一个组成部分;② 血流动力学管理阶梯的终点是转归;③ 监测和实验室研究可用于诊断器官缺血,具有不同的敏感性和特异性,如 ECG 的变化和心肌缺血的肌钙蛋白升高,近红外光谱仪测量的组织氧饱和度只有在氧代谢率保持相对稳定时才能反映组织的灌注,其他技术如侧流暗场成像(sidestream darkfield imaging)和正交偏振光谱成像(orthogonal polarization spectral imaging),可用于微循环评估。

303. 如何确定个体患者围术期血压管理目标原则？

　　① 针对个体人群：老年、儿童患者；② 考虑患者合并的基础疾病(如心肺疾病、高血压、糖尿病、脓毒症休克)；③ 结合外科疾病与手术类型：器官缺血和手术出血风险，特别强调平衡出血和缺血风险的重要性；④ 参考基础血压：在生理、病理状态的调节水平；⑤ 适当麻醉深度；⑥ 按照基于压力-心输出量-血管阻力三角形架构和血流动力学的金字塔架构，考虑全身血管阻力(血压的决定因素)和区域血管阻力(器官灌注的决定因素)的变化。

304. 压力自主调节机制是什么？

　　血压调节机制可分为快速调节机制和缓慢的调节机制。生理状态下通过神经、体液的调节机制总能保持动脉血压的稳定。核心包括：① 心脏泵血能力；② 大动脉正常弹性；③ 循环中液体容量。

　　压力自动调节还受到生理因素、慢性疾病(如高血压和动脉硬化)、急性疾病(如脑外伤)、麻醉剂和药物等的影响。此外，不同的器官有不同的压力自动调节能力，通常认为重要的器官(大脑、心脏和肾脏)都配备了强大的自动调节能力。

305. 容量与前负荷有什么样关系？

　　前负荷是指心脏心肌收缩之前所遇到的阻力或负荷，是心室舒张末期容量或心室舒张末期室壁张力，与静脉回心血量密切相关。但容量与前负荷并不能等同，在存在影响静脉血回流的因素、瓣膜疾病或房间隔、室间隔缺损、动脉导管未闭等分流性疾病时，前负荷就不能正确反映容量的多少。

306. 前负荷与心排血量有什么样关系？

　　前负荷与心排血量关系遵循 Frank - Starling 定律，心室舒张末期容量愈大，心室壁的肌纤维被拉得愈长。在一定范围内，心肌纤维的初长度(即收缩前的长度)愈长，心脏收缩的力量愈强，每搏量愈多；相反，搏出量减少。生理状态下通过心肌的自身调节，使回心血量与搏出量之间保持动态平衡。若前负荷过大，超过心肌初长一定限度，心肌收缩的力量反而下降，每搏量不增加或者下降。

307. 心排血量与血压有什么关系？

　　心排血量与血压关系密切，但是如果体循环阻力变化，血压与心排血量的相关性就显著下降，如脓毒症休克高排低阻，体外循环后血管麻痹综合征等。应结合心室的收缩功能、容量及后负荷等综合考虑。

308. 血压与器官灌注有什么样关系?

　　血压的本质是循环血液在单位面积血管壁上的侧向压力,驱动血液流向不同的器官(即器官灌注)。通过压力自动调节,器官灌注依赖血压-心输出量-血流阻力三角。低血压并不总导致器官灌注不足,相反,低血压有时可以保持甚至增加器官灌注,这取决于灌注压和区域血管阻力的相对变化及血压自动调节。

309. 器官血流是如何调节的?

　　根据泊肃叶定律,阻力与血管半径的四次方成反比,但与血管长度和血液黏度的一次方成正比。多因素通过动脉血管扩张和收缩调节组织灌注,形成血流阻力并调节下游的毛细血管灌注。影响血流调节的因素包括:① 灌注压力(即压力自动调节);② 自主神经系统;③ 循环激素;④ 局部代谢活动;⑤ 内皮细胞产物;⑥ 流量介导的直径变化。

310. 如何思考低血压管理的诊断-决策-干预流程?

　　第一步:根据临床经验和现有共识诊断低血压。第二步:是决定治疗或不治疗低血压,这需要考虑患者的基线状况、器官灌注、预后证据和手术性质。如果决定治疗低血压,则第三步是干预。干预遵循两种方法:① 治疗直接原因;② 纠正导致低血压的潜在病理生理学原因。这两条线的治疗方法有时可能会重叠。

311. 围术期如何治疗低血压?

　　(1) 针对低血压的原因,如果有活动性出血则在尽可能控制出血基础上予以输血,如果有血管内容量消耗则输液,如果麻醉过深则减浅麻醉,避免使用降压药,避免神经轴阻滞或延迟其激活,以及治疗脓毒症、心源性或低血容量休克。

　　(2) 参照血流动力学金字塔和压力-输出-阻力三角形处理:治疗心动过缓、心律失常,增加前负荷,增强心肌收缩力,增加血管运动张力,增加血液黏度。血管内容量和前负荷的状态可以用动态指数来评估,如脉压变异度和每搏量变异度。

312. 如何理解 β 受体阻滞剂相关的低血压?

　　非心脏手术患者围手术期使用 β 受体阻滞剂与低血压的发生率增加有关,原因是继发于心率和每搏输出量降低的心输出量降低。在没有心力衰竭、低心排、心源性休克风险或其他禁忌证的情况下,非 ST 段抬高型急性冠脉综合征患者在最初 24 小时内开始使用口服 β 受体阻滞剂对心肌代谢需求-供应平衡具有益作用。普萘洛尔可以明显降低脑灌注压和脑血流,在非心脏手术前 1 天或更短的时间内开始围手术期使用普萘洛尔可减少非致命性心肌梗死,但会增加中风和死亡的风险。

313. 如何评价尼卡地平相关的低血压?

尼卡地平作为降压药物,被广泛用于急重症监护中。尽管它是一种强大的动脉扩张剂和后负荷调节剂,但尼卡地平通常不会降低前负荷或对心肌收缩力产生不良影响。由于心率和每搏输出量的增加,它能增加心输出量。尼卡地平可增强器官灌注,包括增加冠状动脉、大脑、肾脏、椎体和骨骼肌的血流。尼卡地平的对血流动力学的影响是否会导致预后的改善还有待确定。

314. 如何评价与血管紧张素转换酶抑制剂或血管紧张素 II 受体阻断剂有关的低血压?

手术当天继续使用血管紧张素转换酶抑制剂(ACEI)会造成术中低血压风险增加。在使用 ACEI/血管紧张素 II 受体阻断剂(ARBs)后心输出量增加,有证据支持在手术前不使用 ACEIs/ARBs。但一项基于 5 项 RCT 和 4 项队列研究的 Meta 分析,未能证明围手术期使用 ACEIs/ARBs 与死亡率或主要心脏不良事件之间存在关联。2014 年美国心脏病学院/美国心脏协会指南建议在整个围手术期继续使用该类药物。尽管围手术期继续使用 ACEIs/ARBs 与低血压风险的增加有关,但目前总体证据并未将其与不良的预后联系起来。

315. 如何评价神经阻滞相关的低血压?

① 与神经轴阻滞相关的低血压是由全身血管阻力的下降引起的,而不是心输出量下降。② 个体间存在相当大的异质性,在严重的冠状动脉疾病患者中,高位胸腔硬膜外麻醉并没有改变冠状动脉灌注压或心肌血流。胸段硬膜外阻滞会扩张狭窄的冠状动脉段的直径,但不会增加非狭窄的冠状动脉段的直径。在缺血性心脏病患者中,高剂量胸段硬膜外镇痛能够部分地使心肌对交感神经刺激的血流反应正常化。只要避免严重低血压,神经轴阻滞相关的低血压似乎并不会对患者造成伤害。

316. 为什么脉压变异和每搏变异量可预测容量反应性？阈值多少？

　　静态指标（中心静脉压等）有缺陷，目前肯定了动态指标脉压变异（pulse pressure variation，PPV）和每搏变异量（stroke volume variation，SVV）的价值，液体治疗有反应的标准为心输出量和（或）心脏指数或每搏输出量增加 10%～15%；小容量的液体治疗或者被动抬腿试验可能是有效和简单方法。PPV 和 SVV 都可以定量地跟踪容积反应性，阈值为＞10%～15%，作为定义受试者的心输出量将响应于 500 毫升液体注射而增加＞15%。PPV 和 SVV 的动态变化不能用于心房颤动、急性肺心病或自主呼吸有力且不规则的患者。

317. 当心功能处在 Starling 曲线的平台段，如何来增加心输出量？

　　一般情况下，增加心输出量先利用心脏自身的 starling 作用，再考虑药物等干预。不同的 Frank‐Starling 曲线显示左室搏出量与左室舒张末期容积的关系，当心脏处在 Starling 曲线的平台段，只能通过增加心率或心肌收缩力或降低后负荷来增加心输出量，需要考虑涉及神经体液机制。

318. 如何利用 Frank‐Starling 和 Marik Phillips 曲线指导临床容量治疗？

　　心排血量与心脏前负荷之间的 Frank‐Starling 关系，相当于标准药物的剂量效应曲线，Frank‐Starling 和 Marik Phillips 曲线的组合叠加，可显示增加前负荷对患者每搏输出量和肺水的影响，如果① 前负荷后在 Frank‐Starling 曲线上升段，对增加前负荷有反应；② 前负荷后在 Frank‐Starling 曲线的平台段，则无反应；③ 在脓毒症，血管外肺水（extravascular lung water，EVLW）曲线左移，增加前负荷可导致肺水增加。

319. 理解心脏的收缩功能与舒张功能需要哪一些物理学定律？

　　了解血流动力学主要定律，有利于血流动力学的科学管理，指导临床诊断与治疗。① Frank‐Starling 定律；② 泊肃叶定律（Poiseuille 定律），$Q = \pi \times r^4 \times \Delta p / (8\,\eta L)$；③ 平均体循环充盈压理论，体循环平均充盈压是推动静脉血回心的动力，体循环平均充盈压越高，静脉回心血量也就越多；④ 欧姆定律。$R = (P1 - P2)/Q$，Q 代表血流量，P1－P2 代表血管两端压力差，R 代表血流阻力，$SVR = (MAP - CVP)/CO$；⑤ 血液层流（laminar flow）：泊肃叶定律适用于层流状态的规则运动；对湍流（turbulence）如二尖瓣狭窄、反流、主动脉瓣狭窄及动脉导管未闭等则不适用。

320. 肺复张及高呼气末正压通气对循环有什么影响？

重视麻醉管理中采用肺复张策略时，对患者血流动力学的影响。① 可能正常区域肺泡过度膨胀，肺血管阻力是否降低取决于过度膨胀和复张肺泡数目的平衡；② 增加右心后负荷，右心室对后负荷敏感，增加肺动脉压后右心室搏出量明显下降；③ 高肺复张及高呼气末正压通气（positive end expiratory pressure，PEEP）（一般超过 10 cmH$_2$O）可能恶化右心室功能，建议采用最佳 PEEP：多依据肺静态压力-容积（P－V）曲线的低位拐点压力（LIP）来选择 PEEP 手法肺复张。

321. 什么是右心室保护性通气策略？

肺保护性通气策略（protective lung ventilation strategy，PLV）可减少肺部并发症，但需关注通气改变引起的循环功能变化，机械通气时可能引起肺高压和右心功能障碍，强调连续右心功能评估指导 ARDS 机械通气治疗的强度，做到减少肺张力（限制平台压和驱动压），减少高碳酸血症，提高氧合能力以纠正缺氧性肺血管收缩。但是对于严重患者，要达到这 3 个目标需要动态评估。

322. 如何理解围术期血压与患者预后的关系？

低血压和高血压都与患者病残率和死亡率升高相关，尽管灌注压有变，但压力自主调节仍能维持相对稳定的器官血流。对于高风险患者，应该在目前可接受的平均动脉压最低值的基础上再增加 10～20 mmHg，并在麻醉全程中尽最大的能力保持平稳。

323. 机械通气患者的心肺交互作用如何变化？

通气改变胸膜腔内压，右心房压力增加瞬间降低压力梯度，使静脉血回到右心室减少，胸腔内血容量减少。常见有效的评估手段包括：动脉脉压变异度、每搏量变异度、下腔静脉呼吸变异度、上腔静脉呼吸变异度、颈内静脉呼吸变异度、呼气末屏气试验等。

324. 影响容量反应性的动态指标的因素有哪些？

影响动态容量反应性的因素有：当潮气量＞10 mL/kg 或＜5 mL/kg 时均会使每搏变异量（stroke volume variation，SVV）的准确性下降；使用去甲肾上腺素，可能减少 SVV 值；保护性通气策略使用呼气末正压通气（positive end expiratory pressure，PEEP）；心房颤动、急性肺心病；自主呼吸有力且不规则。

325. 短期改善血流动力学的辅助装置有哪些?

① 主动脉内球囊反搏(intra-aortic ballon pump,IABP):改善心肌氧供需平衡;② 轴流泵(Impella):腔内轴向微泵(2.5～5 L/min);③ 体外生命支持(extracorporeal life support,ECLS):体外循环生命支持,如体外膜肺氧合(extracorporeal membrane oxygenation,ECMO)可用于心力衰竭和/或呼吸衰竭患者;④ 心室辅助泵(可置入式电动左心辅助泵、全人工心脏)。

326. 心脏移植患者麻醉期间如何监测血流动力学?

① 标准监测加连续有创血压(invasive blood pressure,IBP)监测;② Swan-Ganz 导管可监测肺动脉压(pulmonary artery pressure,PAP)、肺动脉堵塞压(pulmonary artery occlusion pressure,PAOP)、中心静脉压(central venous pressure,CVP)、心排血量(cardiac output,CO)及混合静脉血氧饱和度等;③ 在经食管超声多普勒(transesophageal echocardiography,TEE)和 PAOP、CVP 的监测下调节有效循环量和补液速度;④ 起搏器调节心室率;⑤ 心脏移植患者容易发生右心功能不全,需要食管超声和肺动脉导管联合监测进行鉴别诊断。

327. 心脏瓣膜手术患者如何监测血流动力学?

① 连续监测有创血压;② 肺动脉高压患者放置 Swan-Ganz 导管,监测肺动脉压、肺动脉堵塞压、中心静脉压、心排血量及混合静脉血氧饱和度等;③ 经食管超声多普勒监测瓣膜功能和心脏收缩舒张功能;④ 体外循环停止后,依据瓣膜病变类型,起搏器调节心室率。

328. A 型主动脉夹层外科手术如何监测血流动力学?

① 麻醉前上、下肢有创血压比较,连续监测有创血压;② 可以放置 Swan-Ganz 导管,监测肺动脉压、肺动脉堵塞压、中心静脉压、心排血量及混合静脉血氧饱和度等;③ 经食管超声多普勒监测大血管、瓣膜和心脏收缩、舒张功能,指导用药;④ 脑氧饱和度监测;⑤ 体外循环停止后,必要时起搏器调节心室率;⑥ 必要时外周动脉压与主动脉根部压力进行比较。

329. 肺动脉高压患者如何监测和管理血流动力学?

① 明确肺动脉高压患者的类型,确定血流动力学监测的强度,可选择肺动脉漂浮导管;② 除标准监测外,连续监测有创血压,依据血流动力学参数调整血管活

性药物；③ 必要时经食管超声多普勒监测三尖瓣反流可以测量肺动脉压力、心脏功能和容量,指导用药；④ 熟悉肺动脉高压的影响因素和处理方法；⑤ 麻醉方法、机械通气模式和药物影响肺动脉压力；⑥ 右心排血量与肺动脉压力有密切关系。

330. 颈动脉内膜手术如何监测和管理血流动力学?

① 明确颈动脉内膜剥脱术的患者的类型,确定血流动力学监测的强度；② 常合并冠心病和锁骨下动脉狭窄,麻醉前无创血压评估上肢双侧血压,选择血压高的一侧连续监测有创血压；③ 尽量监测脑氧饱和度,熟悉脑保护的处理方法；④ 在颈动脉阻断前维持血压不低于基础血压水平,一侧颈动脉阻断时需要维持血压高于基础血压 20％水平,必要时采用分流器；⑤ 开放后要尽可能控制血压,维持血压低于基础血压 10％左右。

331. 腰麻患者如何监测和管理血流动力学?

① 标准监测包括无创血压,有创血压更好,关键看患者的手术类型和基础疾病状态；② 产妇、老年患者等,腰麻后血流动力学变化快；③ 麻醉平面影响血压和心率,尽早容量预充和血管活性药使用以维持血流动力学平稳；④ 手术结束要评估麻醉平面对循环和呼吸的影响。

332. 硬膜外麻醉患者如何监测和管理血流动力学?

① 标准监测包括无创血压,有创血压更好,关键看患者的手术类型和基础疾病状态；② 产妇、老年患者等,血流动力学变化快,但也有迟发性心动过缓和低血压；③ 麻醉平面影响血压和心率,提前容量预充和血管活性药使用可维持血流动力学相对平稳；④ 注意局麻药物中毒会影响心血管系统；⑤ 手术结束要评估麻醉平面对循环和呼吸的影响；⑥ 手术操作引起的神经反射(如胆心反射)会影响心率。

333. 如何监测和管理全麻患者的血流动力学?

① 除了标准监测,推荐有创血压。关键依据患者的手术类型和基础疾病状态；② 麻醉药物和麻醉方法,明显影响血流动力学；③ 大型手术要目标导向容量治疗和结合血管活性药使用；④ 熟悉不同麻醉药物影响心血管系统的效应和强度；⑤ 麻醉性操作和手术操作会影响应激反应,麻醉气管插管和拔管会增加血流动力学的波动,掌握手术进度,维持适当的麻醉深度；⑥ 关注手术中血液丢失和尿量；

⑦ 麻醉深度监测有助于血流动力学管理,特别是老年、危重病患者。

334. 如何监测和管理高血压患者的血流动力学?

① 评估高血压患者的病理生理,靶器官有没有损害? ② 了解患者基础血压水平和使用降压药的种类及剂量;③ 根据患者的一般状况、手术类型,选择血流动力学监测的强度。包括标准监测、有创血压、连续心排量、心脏超声等;④ 制定高血压患者的血压控制阈值,老年高血压患者血压波动比较大,管理阈值要适当提高,如老年患者血压应不低于 120/70 mmHg,以免影响脑供血。

335. 如何监测嗜络细胞瘤患者的血流动力学?

① 嗜铬细胞瘤手术伴随着血流动力学剧烈波动的风险,有创动脉血压监测可即时监测患者血压变化;② 监测中心静脉压(CVP);③ 有条件可行微创血流动力学监测,如唯捷流监测等;④ 部分嗜铬细胞瘤患者心功能储备较差、合并基础心脏疾病、肺动脉高压、充血性心力衰竭或可疑儿茶酚胺心肌病。置入经食管超声心动图探头,进行监测;或置入肺动脉导管,监测肺动脉压及肺动脉楔压作为可选项目。

336. 如何监测休克患者的血流动力学?

① 基本监测:ECG、无创血压、SpO_2、尿量、体温等;② 需要血管活性药物的患者推荐留置动脉和中心静脉导管;③ 监测前负荷及输液反应性:中心静脉压、肺动脉楔压、脉压变异和每搏输出量变异;④ 监测心功能和心输出量:可以采用心脏超声、肺动脉导管或跨肺热稀释技术;⑤ 监测微循环:血乳酸、混合静脉血氧饱和度、中心静脉血氧饱和度等。

337. 如何监测和管理眼科全身麻醉手术患者的血流动力学?

① 常规监测包括心电图、无创血压、脉搏血氧饱和度,儿童患者居多,应选择适合不同年龄儿童的血压袖带;② 防治眼心反射:眼球在摘除、受压或眼肌牵拉时,可引起迷走神经过度兴奋,导致心律失常,脉搏变慢,称为眼心反射。反射弧:三叉神经眼支→三叉神经脑桥核→迷走神经背核,心脏作出反应。

338. 如何监测和管理肝移植患者的血流动力学?

① 针对肝移植不同时段而采取相应的治疗措施,以维持血流动力学的稳定,尤其是在无肝期和新肝早期;② 常规标准监测:心电图、无创血压、SpO_2、有创动

脉血压监测、体温监测、尿量监测、血气分析、中心静脉压监测；③ 血栓弹力图监测；④ 麻醉深度监测；⑤ 可以考虑行 TTE/TEE 监测；⑥ 危重患者可选择 Swan - Ganz 导管连续心排血量监测；⑦ 可选择 PiCCO 或者 EV1000、Flo Trac 监测容量、肺水和心脏功能等。

339. 如何监测肺移植患者的血流动力学？

① 常规监测包括心电图、无创血压、脉搏血氧饱和度、呼气末二氧化碳分压监测；② 有创动脉血压、中心静脉压；③ 肺移植时可引起血流动力学紊乱，PiCCO 技术、Swan - Ganz 漂浮导管技术或者 TEE 技术结合运用，能更全面地对肺移植术中的心肺功能进行评估；④ 超声心动图监测可有效地评估肺移植术心脏结构与功能，肺动脉压及左室收缩功能指标的变化。

340. 如何监测和管理冠状动脉旁路移植患者的血流动力学？

① 体外循环与非体外循环下对冠状动脉旁路移植术(coronary artery bypass grafting, CABG)患者血流动力学的影响是不同的，非体外循环下 CABG 手术对血流动力学的影响最大，注意心肌缺血和瓣膜功能的变化对血流动力学的影响；② 常规监测：心电图、无创血压、脉搏血氧饱和度、$P_{ET}CO_2$、体温、尿量等；③ 有创动脉血压监测；④ 血气分析；⑤ 中心静脉压监测；⑥ TEE 监测；⑦ 肺动脉导管连续心排血量；⑧ 床旁肌钙蛋白和(或)BNP 监测；⑨ 麻醉深度监测；⑩ 其他：脑氧饱和度等。

341. 体外循环转流期间如何监测和管理血流动力学？

① 主要是外周平均动脉压，必要时监测主动脉根部的压力进行比较；一般压力维持在 60~90 mmHg；② 体外循环灌注流量和灌注压力监测；灌注流量一般大于 2.2 L/(min·m²)；③ 体外循环期间中心静脉压力监测很重要，一般在 0~5 mmHg；④ 左心房压力监测；⑤ CPB 流量不变时，灌注压高，须要考虑体循环阻力高；⑥ 混合静脉氧饱和度的监测；⑦ 脉搏饱和度监测，平流灌注有时可见数值显示；⑧ 加强心肌保护，防止再灌注损伤。

342. 如何监测和管理微创 TAVI 手术患者的血流动力学？

① 常规监测如心电图、无创血压、脉搏血氧饱和度、$P_{ET}CO_2$ 等；② 有创动脉血压监测；③ 中心静脉压监测；④ 评估快速心脏起搏的血流动力学效果；⑤ TEE 监

测 TAVI 手术效果和心脏功能;⑥ 危重患者需要肺动脉导管置入;⑦ 注意影响血流动力学的灾难性并发症:血管(髂血管破裂,下肢缺血),冠状动脉梗阻(心肌梗死),主动脉根部破裂,主动脉夹层形成,显著的瓣周漏,咳嗽变异性哮喘,心包填塞,传导阻滞等。

343. 微创心脏外科患者如何监测和管理血流动力学?

① 确定心脏手术的类型,疾病类型;② 常规监测如心电图、无创血压、脉搏血氧饱和度;③ 有创动脉血压监测;④ 中心静脉压监测;⑤ 注意单肺通气对血流动力学的影响;单肺通气期间的低氧和高碳酸血症增加肺血管阻力、增加胸膜腔内压、右心室功能障碍、增加伴发三尖瓣反流、心律失常、增加交感神经张力;⑥ TEE 监测空气栓塞、心脏功能、手术效果等;⑦ 体外除颤电极板与塌陷的右肺可能影响心脏除颤成功。

344. 对起搏器患者麻醉手术中应注意什么?

① 了解起搏器的类型和方式,目前永久性起搏器大多为双腔起搏方式:DDD、VDD、DDI、DVI、DOO、VAT、ODO 等。程控管理选择的原则:生理性起搏,优化血流动力学;② 心电图监测起搏信号;③ 常规血流动力学监测包括心电图、心率/心律、无创/有创血压、脉搏血氧饱和度等;④ 手术期间尽可能防干扰,避免起搏并发症的发生。

345. 体外膜肺氧合期间如何监测血流动力学?

① 了解体外膜肺氧合(extracorporeal membrane oxygenation,ECMO)的类型,确定循环功能监测的强度;② 监测血气分析,了解血流动力学引起的内环境变化;③ 监测全血凝固时间(ACT)和血栓弹力图(TEG),防止栓塞引起的血流动力学变化;④ 监测重要器官灌注情况,对呼吸功能、脑功能、肾功能等影响;⑤ 注意肾脏替代治疗(continuous renal replacement therapy,CRRT)装置(可连接在 ECMO环路)对血流动力学的影响;⑥ 联合主动脉内球囊反搏期间,TTE/TEE 监测主动脉血流的多普勒,有利于优化血流动力学。

346. 血管活性药物使用期间如何管理血流动力学?

① 当心输出量对容量无反应,提示已达心功能曲线平台,即无法通过增加心肌收缩初长度获益,考虑采用血管活性药物来调节;② 根据血管活性药物的类型:

缩血管药、扩血管药、正性肌力药物,评价用药后的血流动力学效果;③ 效果指标:心排血量、血压、体循环和肺循环阻力、机体的氧供需平衡情况、微循环或者末梢组织的灌注;④ 根据主要血流动力学参数,调节血管活性药物的组合类型和剂量,再评价。

347. 血流动力学监测的基本原则是什么?

① 简单,安全,有效的原则;② 无创到微创、有创的原则;③ 依据病情和手术情况,采用多模式互补的原则,如 TTE/TEE 解释血流动力学的剧烈变化;④ 按照血流动力学管理的八个阶梯管理原则:容量、前负荷、心排量、血压、灌注、氧供、氧平衡、转归,优化血流动力学与器官保护;⑤ 组织器官的灌注量,氧供需平衡是关键,改善患者的转归是目标。

348. 手术患者转运路途中如何监测和管理血流动力学?

① 在转运途中宁愿提高监测的强度;② 标准监护仪需要小型设备,具备心电图、无创和(或)有创血压、脉搏血氧饱和度等功能;③ 搬运患者时体位的变化会影响血流动力学;④ 危重患者与 ICU 交接的时候,先连接呼吸机,再连接病区监护仪有创血压的顺序,然后连接其他监测项目。

(杨 春 史宏伟 周 玲)

参考文献

[1] 蔡思宇,吴祥.心脏电交替现象[J].心电与循环,2016,35(1):58-63.

[2] 朱大年,王庭槐.生理学.第 8 版[M].北京:人民卫生出版社,2013.

[3] 中国老年学和老年医学学会心脑血管病专业委员会,中国医师协会心血管内科医师分会.老年高血压的诊断与治疗中国专家共识(2017 版)[J].中华内科杂志,2017,56(11):885-893.

[4] Bartels K,Esper SA,Thiele RH. Blood pressure monitoring for the anesthesiologist:A practical review[J]. Anesth Analg,2016,122(6):1866-1879.

[5] Wagner J Y,Negulescu I,Schöfthaler M,et al. Continuous noninvasive arterial pressure measurement using the volume clamp method:an evaluation of the CNAP device in intensive care unit patients[J]. J Clin Monit Comput,2015,29(6):807-813. DOI:10.1007/s10877-015-9670-2.

［6］　万学红,卢雪峰.诊断学.第9版［M］.北京：人民卫生出版社,2018.

［7］　中华医学会心血管病学分会,中华心血管病杂志编辑委员会.急性ST段抬高型心肌梗死诊断和治疗指南(2019)［J］.中华心血管病杂志,2019,47(10)：766－783.

［8］　郭继鸿.心电图学［M］.北京：人民卫生出版社,2002.

［9］　Perry M，Kemmis Betty S，Downes N，et al. Atrial fibrillation：diagnosis and management — summary of NICE guidance［J］. BMJ，2021，373：n1150. DOI：10.1136/bmj. n1150.

［10］　Kusumoto F M，Schoenfeld M H，Barrett C，et al. 2018 ACC/AHA/HRS guideline on the evaluation and management of patients with bradycardia and cardiac conduction delay：executive summary［J］. J Am Coll Cardiol，2019，74(7)：932-987.

［11］　Paternot A，Repessé X，Vieillard-Baron A. Rationale and description of right ventricle-protective ventilation in ARDS［J］. Respir Care，2016，61(10)：1391-1396.

［12］　Fischer L G，Aken H V，Hartmut Bürkle. Management of pulmonary hypertension：physiological and pharmacological considerations for anesthesiologists［J］. Anesth Analg，2003，96(6)：1603-1616.

［13］　Eisenach J C，Warner D S，Houle T T. Reporting of preclinical research in anesthesiology［J］. Anesthesiology，2016，124(4)：763-765.

［14］　王春耀,杜斌.2014年欧洲危重病医学会休克及血流动力学监测共识［J］.中华急诊医学杂志,2015,24(2)：3-6.

［15］　Soar J，Böttiger BW，Carli P，et al. European resuscitation council guidelines 2021：Adult advanced life support［J］. Resuscitation，2021，161(4)：115-151.

［16］　Madar J，Roehr C C，Ainsworth S，et al. European resuscitation council guidelines 2021：Newborn resuscitation and support of transition of infants at birth［J］. Resuscitation，2021，161(4)：291-326.

［17］　Mass JJ，Geerts BF，van den Berg PC，et al. Assessment of venous return curve and mean systemic filling pressure in postoperative cardiac surgery patients［J］. Crit Care Med，2009，37(3)：912-918.

［18］　Monnet X，Jabot J，Maizel J，et al. Norepinephrine increases cardiac preload and reduces preload dependency assessed by passive leg raising in septic shock patients［J］. Crit Care Med，2011,39(4)：689-694.

［19］　赵丽云,徐铭军,朱斌,等.心脏病患者非心脏手术围麻醉期中国专家临床管理共识(2020)［J］.麻醉安全与质控,2021,5(2)：63-77.

第三章

呼吸系统监测

1. 哮喘发作期间动脉血气分析最常见的是低氧还是二氧化碳潴留?

在哮喘发作时,最常见的是低氧血症;如出现二氧化碳潴留提示严重和长时间气道梗阻。

2. 哮喘发作期间肺活量、肺容积、肺容量的改变有哪些?

用力肺活量(FVC)通常正常;1秒用力肺活量(FEV1)严重下降常低于FVC的50%,并低于预计值的40%;最大呼气中期流速(MMEFR)和最大呼气容积(MBC)严重下降;残气量(RV)显著增加;FRC和肺总量(TLC)增加。

3. 哮喘患者术前如何评估?

评估病情严重程度;目前用药的有效性以及是否在术前增加额外的治疗;除常规检测外,应重视心肺功能、胸部X线、血气检测结果;是否存在心脏、呼吸衰竭的症状和体征;过敏史。

4. 麻醉对 FRC 的影响是什么?

麻醉期间自主呼吸 FRC 减少20%,辅助通气减少16%。

5. 纵隔镜检查,监测需要注意什么?

纵隔镜检查过程中,间断会出现无名动脉受压或阻塞,无创血压袖带应绑在左臂,血氧饱和度应置于右手。这样在无名动脉受压时,血氧波形衰减,血压监测则很准确。

6. 硬质支气管镜检查期间最好采用什么通气模式？

间断高流量（20～60 L/min）高压氧气喷射通气。

7. 误吸发生后最早期、最可靠的体征是什么？

误吸发生后最早期、最可靠的体征是低氧血症；而血气分析则用来判断缺氧的严重程度。

8. COPD 患者的术前评估包括哪些？

应从以下方面进行评估，包括肺功能异常的存在和严重程度、患者目前症状的性质和程度、急性加重的病史和未来风险，以及存在的并发症。

9. COPD 患者的肺功能检查的意义？

肺功能是判断气道阻塞和气流受限程度的主要客观指标，对明确 COPD 的诊断和严重程度、了解疾病进展状况、评估围术期风险、判断预后和对治疗的反应等都有重要意义。

10. COPD 患者的肺功能检查需要重点关注哪些指标？

气道阻塞和气流受限是以使用支气管扩张剂后 FEV_1 占预计值百分比（FEV_1％预计值）和 FEV_1/FVC 的降低来确定的。FEV_1/FVC 是 COPD 的一项敏感指标，可检出轻度气道受限。FEV_1％预计值是中、重度气道受限的良好指标。

11. 什么是 6 分钟步行试验？

6 分钟步行试验（6 - min walk test，6MWT）结果表示为 6 分钟步行距离（6 - min walking distance，6MWD），其正常参考值与年龄、性别、身高和体重相关。6MWT 简便易行，广泛用于中、重度心肺疾病患者的功能状态评价、疗效比较和结局预测。

12. 心肺运动试验评估指标包括哪些？

心肺运动试验（cardiopulmonary exercise testing，CET）可检测氧摄取量（VO_2）、无氧阈值（anaerobic threshold，AT）、代谢当量（*met*abolic equivalent，MET）等生理指标。

13. 心肺运动试验评估的意义是什么？

可以更客观全面地评价心肺功能，其中最大运动负荷时所达到的代谢当量 MET 是评估心肺功能受损的重要指标。MET<4 提示心肺功能储备不足。

14. 术中肺功能的常规监测有哪些？

术中应常规监测脉搏血氧饱和度和呼气末二氧化碳分压。由于 COPD 患者呼吸道无效腔容量增加，气管插管后应行动脉血气分析，以评价呼气末二氧化碳分压监测的准确性。

15. 小儿气管导管选择的标准是什么？

选择一根无阻力通过声门和声门下区域的、最粗的、不带套囊的、在气道压达到 20 cmH$_2$O 时有轻微漏气的气管导管最为理想，但在实际工作中做到这样恰到好处并不容易。若采用带套囊导管时，尽量避免套囊过度充气。

16. 小儿的麻醉机应具备什么特点？

① 能用压缩空气来稀释吸入麻醉药浓度；② 能连接特殊的小儿麻醉回路（如 Mapleson 回路）；③ 可以精确给予小潮气量、高呼吸频率和压力控制模式；④ 用于小婴儿的麻醉机，最好具有补偿压缩容积的功能。

17. 如何看待小儿麻醉机风箱所示参数？

小儿机械通气中需补偿麻醉环路中的气体压缩容积和环路膨胀容积带来的无效腔量。因此，风箱所给的潮气量远大于患儿实际的潮气量，故风箱所示参数无参考意义。

18. 小儿机械通气如何判断通气效率？

判断通气是否适当应以听诊呼吸音，观察胸廓起伏幅度以及结合 P$_{ET}$CO$_2$ 或动脉血二氧化碳分压（PaCO$_2$）来确定。

19. 小儿机械通气时吸气压力以多少为宜？

吸气峰压一般维持在 12～20 cmH$_2$O，最大不得超过 30 cmH$_2$O。

20. 小儿机械通气呼吸频率和吸呼时间比值以多少为宜?

呼吸频率和吸呼时间比值:呼吸频率一般调整至 $20\sim40$ 次/分,吸呼时间比值为 $1:1.5$,新生儿可调至 $1:1$。

21. 小儿机械通气吸入氧浓度以多少为宜?

吸入氧浓度(FiO_2):根据患儿不同病情调节,一般主张 FiO_2 $0.8\sim1.0$ 时不超过 6 小时,FiO_2 $0.6\sim0.8$ 时不超过 $12\sim24$ 小时。

22. 何谓脉搏血氧饱和度?

脉搏血氧饱和度(pulse oxygen saturation,SpO_2)是通过脉搏血氧饱和度仪经皮检测的用以估计功能性动脉血氧饱和度值(functional SaO_2)的一种无创的持续监测方法,为临床最常用的连续评价氧合功能的常用指标,能间接反映呼吸功能状态。

23. 影响脉搏氧饱和度检测结果的因素有哪些?

血红蛋白影响 SpO_2 测量的准确性:如高铁血红蛋白 Hbmet 浓度偏高,将使 SpO_2 数值下降,极值趋向 85%;如 HbCO 浓度偏高,将使 SpO_2 数值上升,极值趋向 100%。传感器不稳定、低灌注量、胆红素、静脉搏动及静脉堵塞、外界光的干扰、血管染色、高频电刀、局部血氧不足、传感器位置不正、贫血、血氧饱和度低、所测位置的温度等也会对测量精度产生影响。

24. 什么是分钟通气量,其正常值是多少?

分钟通气量(minute ventilation,V_E)是指在静息状态下每分钟吸入或呼出气体的总量。正常值:成年男性约 6.6 L,成年女性约 5.0 L。

25. 什么是肺泡通气量?

肺泡通气量(alveolar ventilation,V_A)指每分钟吸入肺泡的新鲜气量,是真正用于更新气体交换的气体量,由于无效腔量的存在,$V_A<V_E$。

26. 什么是吸气峰压,其正常值是多少?

吸气峰压(peak pressure,P_{pk})指机械通气时呼吸周期中气道内达到的最高压力。在肺顺应性正常的患者应低于 20 cmH_2O。吸气峰压与气道阻力和胸肺顺应性有关，P_{pk} 过高可导致气压伤，导致肺泡、气道损伤甚至气胸和纵隔气肿，一般限制峰压在 35 cmH_2O 以下。

27. 什么是平台压，其正常值是多少？

平台压（plateau pressure，P_{plat}）为吸气末到呼气开始前气道内压力。如果平台时间足够长（占到呼吸周期的 10% 以上），肺内各处压力趋于相等，能反映肺泡内的压力。P_{plat} 正常值为 9～13 cmH_2O，P_{plat} 过高和吸气时间过长可增加肺循环的阻力。

28. 呼气末压力正常值是多少？有何意义？

呼气末压力（end-expiratory pressure）为呼气末至吸气开始前肺内平均压力。自主呼吸情况下理论上应为零。在机械通气和人工控制通气中可以分别或同时对吸气期和呼气期的气道压力进行设定，如呼气末正压（positive end expiratory pressure，PEEP）或持续气道正压（continuous positive airway pressure，CPAP），此时呼气末压按设定值提升。

29. 呼气末二氧化碳分压监测的意义？

呼气末二氧化碳分压（end-tidal PCO_2，$P_{ET}CO_2$）可动态监测人工气道的定位、完整性以及心排血量是否充足。呼气期末呼出的 CO_2 浓度与肺泡 CO_2 浓度最接近，所以临床上在心排血量正常患者常用肺泡 CO_2 分压（P_ACO_2）代替 $PaCO_2$，在通气正常患者中用 $P_{ET}CO_2$ 代替 P_ACO_2，从而反映肺泡有效通气量。

30. $P_{ET}CO_2$ 增高的原因是什么？

CO_2 生成和肺转运增加（如代谢率增加、给以碳酸氢钠等）、每分肺泡通气不足（如低通气、COPD 等）、设备故障（如重复吸入、二氧化碳吸收不足、回路漏气导致通气不足、活瓣故障等）等。

31. $P_{ET}CO_2$ 降低时，可能的原因有哪些？

CO_2 生成和肺转运减少（如低体温以及麻醉过深、大量失血、心搏骤停和肺栓塞等导致肺循环低灌注情况）、过度通气、设备故障（如呼吸回路断开、气管导管套囊周围漏气、导管位置不当、回路梗阻、采样管采样不足等）。

32. 什么是肺泡气-动脉血氧分压差？

肺泡气-动脉血氧分压差（alveolar-arterial gradient of oxygen，$P(A-a)O_2$），$P(A-a)O_2$ 是指肺泡气和动脉血之间的氧分压差值。

33. 肺泡气-动脉血二氧化碳分压差可反映什么问题？

肺泡气-动脉血二氧化碳分压差可反映肺通气效率。用于判断肺的换气功能，能较 PaO_2 更为敏感地反映肺部氧摄取状况。有助于了解肺部病变的进展情况。可作为机械通气的适应证或撤机的参考指标。

34. $P(A-a)CO_2$ 增大伴 PaO_2 降低提示什么？

提示肺部病变所致的氧合障碍，多见于：① 右左分流或肺血管病变，使肺内动静脉解剖分流增加所致的静脉血掺杂。② 弥漫性间质性肺疾病、肺水肿、急性呼吸窘迫综合征等引起的氧弥散障碍。③ 通气/血流比例严重失调，如阻塞性肺气肿、肺不张或肺栓塞等。

35. $P(A-a)CO_2$ 增大不伴 PaO_2 降低提示什么？

见于肺泡通气量明显增加。

36. 混合静脉血氧饱和度和中心静脉血氧饱和度（mixed central venous saturation of oxygen, $ScvO_2$）的正常值？

SvO_2 的正常值是 $60\%\sim80\%$，而 $ScvO_2$ 的正常值约为 70%。读数升高提示氧供增加和（或）氧耗减少，读数减低提示氧供减少和（或）氧耗增加。

37. 肺动脉压的正常值？

肺动脉压（pulmonary arterial pressure，PAP）在呼气相测定的数值较为准确，正常值为 $15\sim28$ mmHg/$8\sim15$ mmHg，平均肺动脉压（MPAP）为 $10\sim25$ mmHg，动态下若 MPAP 超过 30 mmHg，即可诊断肺动脉高压。

38. 肺动脉楔压的正常值？

肺动脉楔压（pulmonary artery wedge pressure，PAWP）正常值范围为 $6\sim12$ mmHg，当 PAWP 为 $18\sim20$ mmHg 时，肺开始充血；$21\sim25$ mmHg 时肺出现轻至中度充血；$26\sim30$ mmHg 时肺出现中至重度充血，大于 30 mmHg 则会发生

肺水肿。

39. 测量肺动脉楔压的意义？

PAWP可反映肺静脉压、左房压，如无二尖瓣病变，PAWP可反映左心室舒张末期压力（LVEDP），可帮助判断左心室的前负荷。可用以鉴别心源性或肺源性肺水肿，判定血管活性药物的治疗效果，诊断低血容量以及判断输血、输液效果等。

40. 什么是颈静脉球部血氧饱和度？

颈静脉球部血液直接引流自以静脉血为主要成分的颅内血液，故临床上以监测颈静脉球部血氧饱和度（jugular bulb venous oxygen saturation，$SjvO_2$）代替脑静脉血氧饱和度。$SjvO_2$主要反映同侧脑半球脑氧摄取率，脑的氧供和氧耗平衡的总体情况，正常值为$55\%\sim75\%$。

41. 什么是局部脑氧饱和度？

利用无创的近红外光谱（near-infrared spectroscopy，NIRS）技术连续监测前额深部大脑额极的血氧饱和度（$rScO_2$），代表颅内组织氧饱和度，间接反映全脑灌注和氧输送。

42. 什么是功能残气量？

功能残气量（functional residual capacity，FRC）是指平静呼气末残余的气量，能够缓冲肺泡气体分压的变化，减少了通气间歇时对肺泡气体交换的影响，是静态肺容量监测中的一个重要参数。

43. 什么是闭合容积？

闭合容积（closing capacity，CC）是肺主要小气道开始关闭时的容量，是小气道功能监测的重要指标。

44. 通气功能监测的内容有哪些？

通气功能监测的内容包括静态肺容量监测，动态肺容量监测，小气道功能监测，无效腔率的监测，气道反应性监测，动脉血二氧化碳分压监测，呼气末二氧化碳分压监测等。

45. 影响功能残气量与闭合容积的因素有哪些?

功能残气量(functional residual capacity,FRC)与闭合容积(closing capacity,CC)受年龄、体位、麻醉及疾病的影响。

46. 为什么功能残气量对氧合很重要?

当 FRC 减至 CC 以下时,肺部主要部分的气道已经关闭。气道关闭导致肺血流流经没有通气的肺泡,从而导致分流,动脉氧合降低。其次,肺循环和肺泡气体交换在吸气相和呼气相仍在持续进行,无论是否存在气道关闭,在呼气相的血液氧合主要取决于残余的肺容量,即 FRC。

47. 动态肺容量监测的参数有哪些?

动态肺容量反映了肺呼吸生理的动态变化。最常用的监测项目有:分钟通气量、最大自主通气量、用力肺活量、用力呼气量、用力呼气流量、通气储量百分比、流速-容量曲线等。

48. 什么是分钟通气量?

分钟通气量(minute ventilation,MV)=潮气量(VT)×呼吸频率(f),成人静息分钟通气量为 6~8 升,可做为基础代谢率的指标。活动、紧张、恐惧等因素可使其增加。

49. 什么是最大自主通气量?

最大自主通气量(maximal voluntary ventilation,MVV)指人在一分钟内所能呼吸的最大气体容量,主要反映人体通气的储备功能。一般以其实测值占预计值的百分比作为判断指标,其正常界限为 60%。

50. 什么是用力肺活量?

用力肺活量(forced vital capacity,FVC)是指尽量吸足气,然后尽快呼气且尽量呼完的气体容量。当 FVC<15 mL/kg 时,术后肺部并发症的发生率上升。

51. 什么是用力呼气量?

用力呼气量(forced expiratory volume,FEV)是指在 FVC 测定过程中,分别测定最初 3 秒内的呼气量,并分别求其各秒气体容量占最大用力肺活量的百分比,其中以第一秒用力呼气量（forced expiratory volume in one second，FEV_1）测定最实用。

52. 用力呼气量的正常值是多少？

FEV_1 正常值大于 80%，阻塞性肺病时 $FEV_1 < 70\%$，但限制性通气障碍（如胸膜增厚粘连、胸廓畸形等）时 $FEV_1 >$ 正常值。

53. 什么是最大呼气中段流率？

最大呼气中段流率（maximun midexpiratory flow rate，MMFR）是在测量 FVC 过程中，呼气在 25%～75% FVC 水平的平均流速。主要反映肺泡弹性回缩力和气道阻力的情况，用以评价阻塞性通气功能障碍，比 $FEV_1\%$ 和 MVV 更敏感。

54. 什么是通气储量百分比？

通气储量百分比（ventilatory reserve percentage）＝（最大自主通气量（MVV）－分钟通气量（MV））/MVV×100%，正常 >93%，通气储量 <70% 提示通气功能严重受损，胸科手术应慎重。

55. 什么是流速-容积曲线？

流速-容积曲线（flow-volume curve，FV curve）是指用力吸气至最大限度，然后用力呼出至不能再呼出为止，以 x－y 记录仪描计流量和容量的变化所得出的曲线。

56. 患者如果哮喘发作，用力肺活量（FVC）的改变是什么？

哮喘发作时，患者的用力肺活量（FVC）通常正常，但在重度哮喘时可能下降。

57. 患者如果哮喘发作，第一秒用力肺活量（FEV_1）的改变是什么？

第一秒用力肺活量（FEV_1）严重下降，常低于 FVC 的 50%，并低于预测值的 40%。

58. 患者如果哮喘发作，最大呼气中期流速、最大呼气容积和残气量的改变是什么？

最大呼气中期流速（MMEFR）和最大呼气容积（MBC）也严重降低，残气量

(RV)显著增加,常达到正常值的 400%,补呼气量(ERV)中度下降。

59. 反映肺换气功能的指标有哪些?

反映肺换气功能的指标包括肺的弥散功能、通气与血流比(V/Q)、肺泡动脉血氧分压差(A－aDO$_2$)、肺内分流率(QS/QT)及氧合指数(PaO$_2$/FiO$_2$)等。

60. 什么是肺的弥散功能?

肺的弥散功能(dispersion function)反映的是肺泡气通过肺泡-毛细血管膜从肺泡向毛细血管扩散,并与红细胞中的血红蛋白(Hb)结合的能力。

61. 肺的弥散功能减低可能提示什么?

肺的弥散功能减低可能提示肺气肿、肺水肿、肺出血、气胸、肺部感染、肺间质纤维化。除此之外,贫血、碳氧血红蛋白症亦可出现弥散功能减低。

62. 肺的弥散功能增加可能提示什么?

弥散功能增加多见于红细胞增多症、左向右分流所致的肺动脉高压等。

63. 通气与血流比(V/Q)正常值是多少,哪些因素会影响 V/Q 值?

正常人肺的通气与血流比为 0.8。V/Q 受体位、吸入氧浓度、气道阻力和血管阻力的等因素所影响。

64. 通气与血流比异常提示什么?

V/Q 异常,无论升高或降低均可导致机体缺氧。V/Q 小于 0.8,表明通气量显著减少,见于慢性气管炎、阻塞性肺气肿、肺水肿、肺间质纤维化等疾病。V/Q大于 0.8 表明肺血流量明显减少,见于肺栓塞、右心衰竭等。

65. 什么是肺泡动脉血氧分压差?

肺泡动脉血氧分压差(A－aDO$_2$)是反映弥散功能及 V/Q 的一个重要指标。A－aDO$_2$ 增大反映弥散或分流异常。可以用于监测肺水肿、肺栓塞等病情以及治疗效果。

66. 肺内分流率正常值是多少?

肺内分流率(QS/QT)正常值<7%,分流率与心排量的乘积即为分流量。在排除存在心脏右向左分流的情况下,肺分流量增加是诊断呼吸衰竭的重要指标。

67. 什么是氧合指数?

氧合指数(oxygenation index,OI),等于动脉氧分压(PaO_2)/吸入氧气浓度(FiO_2),是常用的评价肺氧合和换气功能的指标。正常 $PaO_2/FiO_2 > 300$ mmHg,降低提示肺换气功能障碍。$PaO_2/FiO_2 < 200$ mmHg 是 ARDS 的诊断标准。

68. 高位硬膜外麻醉或神经阻滞麻醉对血氧会有什么影响?

高位硬膜外麻醉或神经阻滞麻醉造成了肋间神经或膈神经被阻滞,抑制了辅助呼吸肌的驱动,导致呼吸乏力,通气量减少,潮气量甚至可以减少至70%,血氧分压下降。

69. 全身麻醉为什么会导致低氧血症?

生理无效腔量增加,出现 V/Q 不匹配;肺不张,可能与吸入氧浓度相关。控制通气损伤呼吸道上皮细胞,增加术后肺部感染的发病率。麻醉药减弱了患者对高二氧化碳和低氧的通气反应,导致自主通气量下降和低氧血症。

70. 手术对肺功能的影响因素都有什么?

手术对肺功能的影响因素主要有手术部位和手术体位。

71. 手术部位对肺顺应性有什么影响?

手术操作开腹时拉钩压迫肝区可使肺、胸顺应性降低18%;开胸手术压迫肺脏或放置胸廓开张器可不同程度减少肺胸顺应性,且术中肺胸顺应性较术前减低14%左右。上腹部手术后肺活量减少75%,而下腹部或胸部手术减少50%。

72. 俯卧头低位对肺顺应性有什么影响?

手术时俯卧头低位可使肺胸顺应性降低35%。

73. 术前呼吸功能评估包括什么?

术前呼吸功能评估的基本方法包括病史回顾,体格检查,实验室及影像学检查,床旁呼吸功能简易测定,肺功能检查等。

74. 什么是屏气试验?

屏气试验:先让患者做数次深呼吸,然后在深吸气后屏住呼吸,记录其能屏住呼吸的时间。30 秒以上为正常,短于 20 秒,可认为其心肺功能显著不全。

75. 并非所有患者都需要进行术前肺功能检查,肺功能检查的适应证包括什么?

肺功能检查的适应证包括:65 岁以上老年患者,病态肥胖,胸部手术,上腹部手术,长期吸烟史,心肺疾病史等。

76. 最有意义的肺功能检查指标是什么?

肺功能检查中的 FVC、FEV_1/FVC 的比值,$MMEF_{25-75}$ 是最有临床意义的检测指标。如合并支气管哮喘,还需进行支气管激发试验。

77. 白蛋白低于多少时,术后肺部并发症的风险比较高?

白蛋白<3.5 g/L。

78. 术前肺功能检查与术后发生肺部并发症高风险的关系是什么?

$FVC<15$ mL/kg;$FEV_1<1$ L;$FEV_1\%<$预计值的 35%;$FEF_{25\%\sim75\%}<1.4$ L/S;$PaO_2<65$ mmHg;$PaCO_2>45$ mmHg;呼吸困难程度 3 级及以上时,发生肺部并发症的风险高。

79. SpO_2 是如何确定动脉血红蛋白饱和度(SaO_2)及 PaO_2?

SpO_2 与 SaO_2 具有良好的相关性($r=0.90\sim0.98$)。由于氧离曲线的特点,SaO_2 又与 PaO_2 成正相关,故测定 SpO_2 可以代替相关的 PaO_2 的监测。

80. SpO_2 正常值是多少?

成人 SpO_2 正常值为$\geq95\%$,新生儿第一天 SpO_2 最低 91%,$2\sim7$ 天 SpO_2 为 $92\%\sim94\%$。成人 SpO_2 $90\%\sim94\%$ 为血氧失饱和状态,$<90\%$ 为低氧血症($FiO_2=0.21$)。

81. 根据 SpO_2 与 PaO_2 的简化关系，SpO_2 70%对应的 PaO_2 是多少？

PaO_2 37 mmHg(pH 7.4，T 37℃)。

82. 根据 SpO_2 与 PaO_2 的简化关系粗略估算，SpO_2 95%对应的 PaO_2 是多少？

PaO_2 74 mmHg(pH 7.4，T 37℃)。

83. 根据 SpO_2 与 PaO_2 的简化关系粗略估算，SpO_2 99%对应的 PaO_2 是多少？

PaO_2 159 mmHg(pH 7.4，T 37℃)。

84. 根据 SpO_2 与 PaO_2 的简化关系粗略估算，SpO_2 50%对应的 PaO_2 是多少？

PaO_2 27 mmHg(pH 7.4，T 37℃)。

85. 术中低氧血症的常见原因有哪些？

低吸入氧浓度；通气不足；肺内分流；通气与血流比例失调；弥散障碍。

86. 什么是低氧血症？

低氧血症(hypoxemia)是指血液中含氧不足，PaO_2<80 mmHg，主要表现为血氧分压与血氧饱和度的下降。

87. 为什么术中使用低氧浓度？

患者在全麻下，由于肌松剂的使用或麻醉药物的通气抑制效应，通常不能维持足够的分钟通气量。低通气可使高碳酸血症不断恶化，且通常被增加吸入氧浓度所掩盖。通常，在允许条件下，尽量使用最低浓度的氧气，当患者氧饱和度不够时应及时评估。

88. 术中低氧血症，增加氧浓度也无法改善血氧的原因可能是什么？

败血症，肝脏衰竭，动静脉异常，肺栓塞，心脏血流右向左分流均可导致足够大的分流进而引起低氧血症，由于分流的血液不能被肺泡氧合，因而分流导致的低氧血症不能通过增加 FiO_2 而改善。

89. 术中低氧血症，通气与血流比例失调的原因有什么？

导致通气血流比例失调的原因有肺不张、侧卧位、支气管插管、支气管痉挛、肺炎、黏液堵塞、肺挫伤，以及 ARDS 等。V/Q 失调导致的低氧血症通常可通过增加 FiO_2 而改善。

90. 术中低氧血症，弥散障碍的原因有什么？

充分的氧气交换依赖于运转正常的肺泡-血流界面，晚期肺疾患及肺水肿通常伴随有弥散障碍。

91. $P_{ET}CO_2$ 和 $PaCO_2$ 的关系是什么？

肺泡 CO_2 浓度或分压受机体 CO_2 产生量、肺泡通气量和肺血流灌注量三者的共同影响。正常情况下，由于高通气肺泡中的气体对通气/灌注的影响以及生理分流，成年人的 $P_{ET}CO_2$ 比 $PaCO_2$ 低 2～5 mmHg。

92. 什么情况下 $P_{ET}CO_2$ 和 $PaCO_2$ 差异大？

在病理状态下，由于肺泡通气/血流灌注紊乱，$P_{ET}CO_2$ 则不能代表 $PaCO_2$。随着通气和灌注不匹配程度的增加，$P_{ET}CO_2$ 与 $PaCO_2$ 之间的相关性下降，$P_{ET}CO_2$ 更低。无效腔的增加造成了二者之间梯度的增加，其原因可能与休克、空气栓塞或血栓栓塞、心脏骤停、慢性肺病、反应性呼吸道疾病或侧卧位相关。

93. 术中 $P_{ET}CO_2$ 升高，其可能的影响因素有哪些？

肺通气不足；体温增加；代谢活动增加（如发热、脓毒症、恶性高热）；单肺通气；重复呼吸；外源性 CO_2 吸收（如腹腔镜过程中）和静脉 CO_2 栓塞；新鲜气体流量不足；呼吸机或麻醉回路阀门故障；$ETCO_2$ 短暂增加；脓毒症或其他高代谢事件；CO_2 吸收剂耗竭（碱石灰耗尽）等。

94. 术中 $P_{ET}CO_2$ 降低，其可能的影响因素有哪些？

低血压；血容量减少；心输出量下降；较小程度的肺栓塞；不完全呼气采样；气道泄漏；部分气道阻塞；过度通气；低体温；无效腔增加；代谢活动减少等。

95. 二氧化碳图有几个不同的阶段？

二氧化碳图有四个不同的阶段。Ⅰ吸气基线；Ⅱ呼吸上升支；Ⅲ 呼吸平台；Ⅳ吸气下降支。

96. 什么是通气压力包括什么指标？

控制通气时，通气压力（Paw）通常用气道峰压（Ppeak）、平均气道压（MPaw）和呼气末正压（PEEP）等指标来描述 Paw 的特征。

97. 容量与流量监测的意义是什么？

通过绘制的流量-容量曲线能够判断是否存在内源性呼气末正压（PEEPi），呼气流量是否受限，比如流量-容量曲线出现锯齿样改变，提示存在气道分泌物，容量环不闭合，提示存在漏气等。

98. 什么是胸肺顺应性？

顺应性（compliance）是呼吸系统在单位压力变化下的容积改变，是表示胸廓和肺脏可扩张程度的指标。可分为静态顺应性（static compliance，Cst）和动态顺应性（dynamic compliance，Cdyn）。

99. 肺静态顺应性和动态顺应性监测的意义是什么？

正常时二者几乎相等，气道阻力升高时静态顺应性大于动态顺应性。肺静态顺应性的降低反映肺实质的病变，动态顺应性/静态顺应性比值的降低提示气道阻塞性病变或吸气流量过大。

100. 气道阻力受哪些因素影响？

气道阻力（airway resistance，Raw）为每秒钟推动 1 升通气量所需的压力，受气体流速、气道口径大小、气道物理形态、气道内分泌物聚积情况等所影响。

101. 呼吸做功监测的意义是什么？

自主呼吸或辅助呼吸时，呼吸肌克服气道阻力和顺应性产生潮气量所做的功是呼吸做功。当控制通气时，呼吸机完成所有的呼吸做功，当辅助通气时，呼吸肌肉和呼吸机共同完成呼吸做功。监测呼吸做功利于评价呼吸肌功能状态及指导呼吸机撤机。

102. 动脉氧分压的正常值是多少？

动脉氧分压（partial pressure of oxygen in arterial blood，PaO_2）的高低主要取决于吸入气体的氧分压和外呼吸的功能状态，呼吸空气时，正常值为 95～

100 mmHg，PaO_2＝$(100-0.3×年龄)±5$ mmHg，当 PaO_2＜80 mmHg 时为低氧血症，单纯性的 PaO_2＜60 mmHg 为Ⅰ型呼吸衰竭。它是反映肺泡通气量的最佳指标。

103. 动脉血二氧化碳分压的正常值是多少？

动脉血二氧化碳分压（partial pressure of carbon dioxide in arterial blood，$PaCO_2$）是指动脉血物理溶解的二氧化碳所产生的张力，正常值 35～45 mmHg。它除了衡量肺泡通气情况外，更是反映酸碱平衡中呼吸因素的重要指标。

104. 如患者术中出现脉搏氧饱和度降低，血氧饱和度正常，考虑是什么因素？

任何部位的脉氧饱和度平均延迟 5～20 秒；氧合解离曲线移动改变；低血压；低体温；应用血管收缩药物使脉搏减弱；血中含有亚甲蓝、MetHB、COHB；外界光源干扰；长期使用含硝酸盐药物等。

105. 什么是肺泡血氧分压-动脉血氧分压差？

$A-aDO_2$ 是反映弥散功能和通气血流比（V/Q）的一个重要指标。正常值吸空气时 $A-aDO_2$ 为 8～24 mmHg，吸纯氧时为 25～75 mmHg，$A-aDO_2$ 增大反映弥散异常或分流增加。

106. 监测肺泡血氧分压-动脉血氧分压差有什么临床意义？

利用 $A-aDO_2$ 监测可以用于监测肺水肿、肺栓塞等病情以及治疗效果。

107. 肺动静脉分流量与分流率（即分流量/心排血量，QS/QT）的意义是什么？

分流率与心排量的乘积即为分流量。在排除存在心脏右向左分流的情况下，肺分流量增加是诊断呼吸衰竭的重要指标。

108. 什么是氧供？

氧供（DO_2）是单位时间内运送到组织的氧量，可定义为心输出量与动脉血氧含量的乘积。

109. 麻醉期间氧供应维持到多少？

麻醉期间氧供 DO_2 的临界值约为每分钟 330 mL/m^2 或每分钟 7～8 mL/kg；

更低者可降到每分钟 5 mL/kg 仍可维持足够的氧耗 VO_2。

110. CO_2 波形图监测的临床意义是什么？

CO_2 波形图监测可用来评价肺泡通气、整个气道与呼吸回路的情况，通气功能、心肺功能及细微的重复吸入。若 CO_2 波型没有正常波形的四个部分，则意味着患者心肺系统、通气系统或供气系统存在问题。

111. $P_{ET}CO_2$ 降低，突然降低到零提示什么？

$P_{ET}CO_2$ 降为零或接近零常常预示情况危急，如气管导管误入食管、导管连接脱落，完全的通气故障或导管阻塞，其中任何一种原因都可使 CO_2 在气道突然消失，而从波型上不能辨别出差异。另外若要考虑监测仪失灵，则需胸部听诊证实肺通气情况后才能确定。

112. $P_{ET}CO_2$ 降低，突然降低至非零浓度提示什么？

$P_{ET}CO_2$ 下降未到零，说明气道内呼出气不完整，可能从面罩下漏出；如果是气管插管在适当的位置，应考虑气囊注气是否足够，主流式监测仪传感器位置不当时可产生类似图形。气道压的测定有助于确诊。

113. $P_{ET}CO_2$ 降低，指数降低提示什么？

$P_{ET}CO_2$ 指数降低在短时间内发生，预示心搏骤停、失血、静脉塌陷性低血压、肺栓塞（血栓、气栓）等。

114. $P_{ET}CO_2$ 降低，没有正常的平台且持续低浓度提示什么？

没有正常的平台，平台的缺失说明吸气前肺换气不彻底或呼出气被新鲜气流所稀释，后者可在低潮气量和高气体抽样率时发生。

115. $P_{ET}CO_2$ 波形平台逐渐降低提示什么？

当波形获得正常，但 $P_{ET}CO_2$ 在几分钟或几小时内缓慢降低，其原因可能与低体温、过度通气、全麻和（或）肺血容量不足、肺灌注降低有关。

116. 术中 $P_{ET}CO_2$ 逐渐增加提示什么？

气道阻塞、通气机小量漏气、通气或新鲜气流设置改变；包括过度加温、脓毒血症、恶性高热;CO_2 因外源性吸收增多(胸腔或腹腔镜手术中 CO_2 气胸或气腹)。

117. 术中 $P_{ET}CO_2$ 突然升高提示什么?

静注碳酸氢钠、松解外科止血带、主动脉钳夹后的释放;$P_{ET}CO_2$ 抽样瓶内有杂物(如水、黏液、污物);呼出的 CO_2 在环路中被重新吸入等。

118. 影响 $P_{ET}CO_2$ 的因素主要有哪几方面?

影响 $P_{ET}CO_2$ 的因素:有 CO_2 产量、肺换气量、肺血流灌注及机械故障四个方面。

119. 麻醉期间中枢呼吸抑制导致低氧血症的原因是什么?

中枢性呼吸抑制:如麻醉药、麻醉性镇痛药均可抑制呼吸中枢。防治:麻醉药所致,减浅麻醉;如麻醉性镇痛药所致,可用纳洛酮拮抗。

120. 麻醉期间常见外周性呼吸抑制导致低氧血症的原因是什么?

外周性呼吸抑制:使用肌松药是外周性呼吸抑制的常见原因。防治:可用抗胆碱酯酶药拮抗。

121. 麻醉期间常见呼吸抑制表现有哪些?

临床表现:呼吸频率慢及潮气量减低、PaO_2 低下、$PaCO_2$ 升高。

122. 一旦肺大泡破裂即可能造成张力性气(水)胸,如未能及时发现会出现什么危险?

一旦肺大泡破裂即可能造成张力性气(水)胸,如未能及时引流而继续加压通气,可加重呼吸循环障碍,甚至发生心脏停搏。

123. 何谓吹气试验?

吹气试验是一种简易的床旁测试患者肺功能的方法,让患者在尽量深吸气后作最大呼气,若呼气时间不超过 3 秒,示用力肺活量基本正常。如呼气时间超过 5 秒,表示存在阻塞性通气障碍。

124. 何谓吹火柴试验？

吹火柴试验是指用点燃的纸型火柴举于距患者口部 15 厘米处，让患者吹灭之，它是一种简易的床旁测试患者肺功能的方法。

125. 吹火柴试验的临床指导意义是什么？

如不能被吹灭，可以估计患者的 FEV1.0/FVC＜60％，第一秒用力肺活量＜1.6 升，最大通气量＜50 升。

126. 拟行全肺切除术的患者术前肺功能测定最低限度应符合什么标准？

① FEV1（第一秒用力呼气量）＞2 升，FEV1/FVC（用力肺活量）＞50％。② MVV（最大自主通气量）＞80 L/min，或＞50％预计值。③ RV/TLC（余气量/肺总容量）＜50％，预计术后 FEV1＞0.8 升。④ 平均肺动脉压＜35 mmHg。⑤ 运动后 PaO_2＞45 mmHg，肺叶切除术的要求可以稍低。

127. 什么是 P50？

血氧饱和度为 50％时的氧分压称为 P50，是反映 Hb 与 O_2 亲和力的指标，正常情况下为 26.5 mmHg。

128. 体温每升高 1℃，氧耗增加多少？

体温每升高 1℃，氧耗增加 10％～15％。

129. 什么是胸肺顺应性？

呼吸系统在单位压力变化下的容积改变称为顺应性，是表示胸廓和肺脏可扩张程度的指标。

130. 在机械通气中什么情况下应采用叹气模式？

在机械通气中应用叹气的临床指征包括吸痰前后、胸部理疗时、气管镜检查过程中或检查后、拔管过程中、小潮气量机械通气及肺复张时。

131. 监测气道压力的意义有哪些？

① 为实施肺保护通气策略，及时、合理调节通气机工作参数提供依据；② 根据气道压力变化趋势判断病情进展和治疗效果；③ 有助于及时发现呼吸回路连接脱

落、气管导管打折、分泌物阻塞等异常情况。

132. 机械通气的患者撤离呼吸机前,自主呼吸的通气要求是什么?

自主呼吸增强,频率小于 25 次/min,VT>250 毫升,最大吸气压力>20 cmH₂O,VC>10 mL/kg。出现人机对抗,咳嗽有力,吸痰时短暂脱机患者可自主呼吸代偿。

133. 临床上监测肺动脉压和肺动脉楔压的适应证有哪些?

① 心脏疾病:左心室功能不全 EF<40%或 CI<2.0 L/(min·m²);严重缺血性心脏病;严重瓣膜性心脏病;术中需要起搏及主动脉球囊反搏(IABP);② 非心脏疾病:多器官衰竭患者;③ 大手术:某些手术引起血流动力学显著变化。

134. 监测肺动脉楔压的意义有哪些?

监测 PAWP 有助于鉴别心源性肺水肿和非心源性肺水肿;当 PAWP>18 mmHg 时可能发生肺瘀血,当 PAWP>25 mmHg 时则发生心源性肺水肿的可能性明显增加;指导扩容治疗、正性肌力药物和血管活性药物等的应用。

135. 当患者左心室功能不全时,CVP 不能反映左心室的功能,应做什么监测?

当患者左心室功能不全时,CVP 不能反映左心室的功能,此时应作肺动脉压(PAP)和肺毛细血管嵌压(PCWP)监测。

136. 肺动脉楔压升高的常见原因是什么?

肺动脉楔压(PAWP)和肺毛细血管静水压基本一致,其升高的常见原因为左心衰竭或输液过量。

137. 对危重患者尤当循环不稳定和心功能不全时,为什么要同时监测肺动脉楔压和心排出量?

对危重患者尤当循环不稳定和心功能不全时,通过同时监测 PAWP 和心排出量,绘制出左心功能曲线图,进行分析、判断和治疗,根据对治疗后心功能曲线变化趋势,及时调整方案,并进一步指导扩容治疗、正性肌力药物和血管活性药物等的应用。

138. 麻醉过程中 PaO₂ 降低见于哪些原因?

① 肺泡氧气浓度降低;② 麻醉药抑制呼吸导致肺泡通气量锐减或通气机通气量设置过低;③ 各种原因导致的功能残气量降低;④ 各种原因导致的 V/Q 失调;⑤ 某些原因所致的心排出量降低伴或不伴全身氧耗量增加。

139. 什么是吸气峰压?

吸气峰压指机械通气呼吸周期中气道内达到的最高压力。

140. 什么是气道平台压?

气道平台压为机械通气时吸气末到呼气开始前气道内压力。

141. 什么是 CPAP?

CPAP 是在自主呼吸条件下整个呼吸周期气道内压力均保持在高于大气压力。

142. 什么是 PEEP?

PEEP 是指借助于装在呼气端的限制气流活瓣使呼气末时气道压力高于大气压。

143. 什么是第一秒用力呼气容积(FEV1)?

第 1 秒用力呼气容积(FEV1):指最大吸气至肺总容量 TLC 位后 1 秒内的最快速呼气量。FEV1 既是容积测定值,也是流量测定值,即 1 秒内的平均呼气流量测定,且其测定稳定性和可重复性较佳,是肺功能受损的最主要和最常用指标。

144. 什么是 1 秒率?

1 秒率(FEV1/FVC 或 FEV1/VC):FEV1 与 FVC 或 VC 的比值。用以分辨 FEV1 的下降是由于呼气流量还是呼气容积减少所致,是判断气道阻塞的最常用指标。

145. 肺动脉高压标准?

右心导管测得的肺动脉平均压力在静息状态下,≥25 mmHg;运动状态下≥30 mmHg(高原地区除外)。

146. 呼吸衰竭的诊断要点是什么?

在海平面大气压下,于静息条件下呼吸室内空气,并排除心内解剖分流和原发于心排血量降低等情况后,动脉血氧分压(PaO_2)低于 8 千帕(60 mmHg),或伴有二氧化碳分压($PaCO_2$)高于 6.65 千帕(50 mmHg),即为呼吸衰竭(简称呼衰)。

147. 肺大泡患者的麻醉对气道压力的管理应注意什么?

可用单腔支气管插管或双腔管,辅助或人工呼吸压力不宜过高,潮气量不宜过大。气道压<1.96 千帕(15 cmH_2O),尤其注意两侧肺大泡患者。

148. 胸科患者手术麻醉前评估包括哪些内容?

① 一般情况评估;② 临床病史及体征;③ 肺功能测定及动脉血气分析。

149. 对于全肺切除术哪些肺功能指标发生变化则全肺切除术后风险增加?

术前 FEV1/FVC<50%,FEV1<2 升,MVV<50%预计值,$PaCO_2$>45 mmHg,RV/TLC(余气量肺总容量)>50%。

150. 拟行全肺切除术的患者其术前肺功能测定结果最低限度应符合哪些标准?

最低限度应符合以下标准: ① FEV1>2 升,FEV1/FVC>50%;② MVV>80 L/min,或>50%预计值;③ RV/TLC<50%,预计术后 FEV1>0.8 升;④ 平均肺动脉压<35 mmHg;⑤ 运动后 PaO_2>45 mmHg,肺叶切除术的要求可以稍低。

151. 重症肌无力的患者术后是否需呼吸支持,应从哪些方面评估?

① 重症肌无力病史 6 年,记 12 分;② 有慢性呼吸系统病史者,10 分;③ 溴吡斯的明剂量>750 mg/d,8 分;④ 肺活量<2.9 升者,4 分;总分为 34 分。总分<10分者术毕当患者术后意识清醒、反射活跃、四肢有力、呼吸通畅(潮气量>8 mL/kg)、循环稳定,吸除分泌物后拔管。总分达 12~14 分或以上者需机械呼吸支持。

152. 缺氧和二氧化碳蓄积对呼吸循环有什么影响?

缺氧早期:血压升高,心率加快,不一定有发绀。二氧化碳蓄积早期:血压升高,心率增快,呼吸加深加快,面部潮红;缺氧和二氧化碳蓄积晚期:呼吸不规则,血压下降,心率减慢,心律失常甚至呼吸心搏骤停。

153. 肥胖患者的拔管指征中血氧和潮气量的标准是什么？

吸入40％氧气时，$PaO_2 > 80$ mmHg或$SpO_2 > 96％$，$PaCO_2 < 50$ mmHg，呼吸肌实现的最大吸气力至少达到-25 cmH_2O，潮气量> 5 mL/kg。

154. 平台压低于什么水平对循环影响不大？

平台压对通气有益处，但是对循环有影响，低于7 cmH_2O时对循环功能无明显影响。

155. 产生内源性呼气末正压的原因是什么？

阻塞性肺疾病的患者，机械通气下肺容量过度膨胀或呼气时间短等因素，可能会产生内源性呼气末正压（PEEPi）。

156. 如何监测内源性呼气末正压？

近端气道压即大气压，常在呼吸末回到零点，能够反映内源性呼气末正压（PEEPi）。

157. 内源性呼气末正压监测的意义是什么？

与外源性PEEP有同样效应；增加近端气道压；测定支气管扩张药药物反应；由于呼吸功增加，减低撤机能力；容量控制容易造成肺损伤；影响肺顺应性测定。

158. 如何降低内源性呼气末正压？

减少充气容量；增加吸气流速，增加气体排出时间；降低呼吸频率；COPD患者使用外源性PEEP，增加下游阻力，平衡PEEPi上游阻力以减轻吸气负荷。

159. 压力循环曲线如何指导PEEP设置？

压力容积曲线上，PEEP略高于低位拐点是可改善肺循环，而体循环血流动力学不受影响。平台压超过高位拐点对肺循环及体循环均有影响（抑制作用）。

160. 平台压升高见于哪些疾病？

弥漫性肺疾病、ARDS、间质性纤维化，也见于肺外的疾病如肥胖、胸廓畸形等。

161. 何谓压力-容积曲线反应？

以 FRC 为基点,肺泡压力变化为纵坐标,肺容量变化为横坐标的关系曲线。反应肺顺应性。

162. 何谓流量-容积环反应？

以 FRC 为基点,流量变化为纵坐标,肺容积变化为横坐标的关系曲线,反应气道阻力变化。

163. 何谓通气无效腔？

解剖无效腔和生理无效腔。

164. 危重患者显示低氧血症静-动分流常见原因有哪些？

ARDS、肺不张、肺实变、肺水肿。

165. 无效腔通气见于什么疾病？

无效腔通气见于 COPD、肺血管阻塞、心排出量降低。

166. 反应氧交换效率的指标有哪些？

$P(A-a)O_2$,PaO_2/FiO_2,肺内分流 Qs/Qt。

167. 经皮二氧化碳测定多用于什么人群？

多用于小儿,因其皮肤薄反应灵敏。

168. 肺内分流 Qs/Qt 是什么？

采集混合静脉血及动脉血测定,然后通过公式计算得出。指静脉血流经通气不良的肺泡时不能被动脉化,其与已动脉化的血液相混时就形成静-动脉分流。一般以分流量与心输出量之比〔Qs/Qt〕表示。正常为 $3.65\pm1.69\%$。

169. 肺内分流有什么意义？

肺不张、严重的慢性支气管炎等肺内分流(Qs/Qt)增加。Qs/Qt 增加意味着 V/Q 降低。就健康人而言,Qs/Qt 反映解剖分流量的多少;而对 V/Q 降低的肺部疾病患者而言,Qs/Qt 增高意味着肺泡分流量增加。

170. 监测流速-时间曲线有什么意义？

评估插管机械通气患者是否有自发 PEEP。

171. 呼吸功是什么？

自主呼吸或辅助呼吸时,呼吸肌克服气道阻力和顺应性产生潮气量所做的功。

172. 压力-容积曲线,动态和静态曲线同时右移说明什么？

肺实性病变,如肺炎、肺不张、肺水肿、张力性气胸等。

173. 压力-容积曲线,静态曲线不动,动态曲线右移说明什么？

气道内阻塞,如支气管痉挛、分泌物潴留等。

174. 血气测量为什么避免和空气接触？

与空气接触 PO_2 升高,PCO_2 降低,并污染血标本。

175. 年龄对闭合容量(CC)有什么影响？

CC 随着年龄增加。

176. 年龄对功能残气量的影响是什么？

功能残气量(FRC)在成年人与年龄关系不大,随年龄增加极少。

177. 自主呼吸对功能残气量(FRC)有什么影响？

自主呼吸时 FRC 减少约 20%。

178. 单肺通气如何监测氧合？

脉搏血氧饱和度、内置电极经皮氧张力、动脉氧张力测定。

179. 内置电极经皮氧张力如何测定？

$PtCO_2$ 需要特殊部位的准备、密闭的探头罩以及用于诱导动脉化的局部热源,该热源可能有伤害性,其可使静脉血液动脉化。

180. 去氧血红蛋白和血红蛋白的最大吸收光谱波长是多少？
660 纳米和 940 纳米。

181. 有什么计算公式计算血氧饱和度？

$$SpO_2 = \frac{C_{HbO_2}}{C_{HbO_2} + C_{Hb}} \times 100\%$$

是利用 HbO_2 和 Hb 对单色光的吸收谱不一样，通过 Beer - Lambert 定律计算得出。

182. 血压低于多少血氧饱和度会受到什么影响？
血压 < 50 mmHg 或输注血管收缩剂会引起血氧饱和度降低。

183. 内置电极经皮氧张力测定缺点是什么？
并不能正确反映真实的动脉血氧，内置动脉氧电极可能会增加血栓的发生率。

184. 功能残气量在麻醉期间改变的原因是什么？
胸廓形状改变和膈肌位置改变所致。膈肌向头侧移动。

185. 辅助通气时功能残气量减少的原因是什么？
由于胸廓形状与膈肌位置改变所致。

186. 体位对闭合容量的影响是什么？
闭合容量（CC）与患者体位无关。

187. 体位对功能残气量的影响是什么？
从仰卧位变为直立位时 FRC 增加 30%。

188. 血气标本可放置多长时间？
宜在 30 分钟内检测，如 30 分钟内不能检测，应置于冰水中保存，不超过 2 小时。

189. 创伤患者如何进行气道和呼吸初步的评估?

先尝试语言沟通,如果回答连贯,语调正常,可以初步估计气道没问题,循环功能正常,脑外伤也很轻。对于昏迷患者,初次评估通过看、听和感觉气流。

190. 创伤患者气道开放后,应该给予什么监测?

观察胸壁和膈肌的呼吸评估,立刻血氧饱和度监测。

191. 对于麻醉医生而言,急性创伤患者什么部位的 X 线最重要?

胸 X 线片或胸部 CT,颈椎平片或颈部 CT。

192. 急性创伤患者胸 X 线片和(或)CT 重点评估什么?

胸 X 线片和胸部 CT 可以显示气管内异物的大小,有无大血管损伤或是否存在气胸和肺不张。

193. 急性创伤患者颈椎 X 线平片或 CT 可以评估什么?

评估颈部气道的操作是否可能加重颈部骨或韧带的损伤。

194. 眼外伤患者术前需要哪些评估?

病史和体格检查,尤其是其他损伤的可能,包括颅骨眼眶的骨折,颅内出血,或病史体检提示的其他损伤。

195. 对喉部手术的患儿术前应该如何评估?

呼吸受损情况、病史、体重、呼吸道感染史、过敏史、用药史、术前禁食状态。喉部病变的位置,完全性气道堵塞的可能性。

196. 对喉部手术的患儿声音变化如何提示病变的位置?

低调的粗哑的颤声提示声门下病变,高调的碎裂声、失音或者呼吸性声音提示声门病变。高调的喘鸣提示声门或者声门下病变。如果病变离声带较远还出现声音嘶哑提示病变范围大。

197. 如何评估喉部手术患儿出现气道梗阻的风险?

术前做鼻咽镜检查,或者软式鼻咽镜检查。

198. 如何监测喉部手术患儿术中情况？

脉搏氧饱和度、无创血压、心电图、听诊器、体温、氧浓度、二氧化碳监测仪、神经肌肉监测仪。

199. 气管食管瘘患儿如何评估肺部疾病严重程度？

重点评估是否有吸入性肺炎以及呼吸窘迫症状，是否合并心脏畸形或充血性心衰。

200. 气管食管瘘患儿需要术中哪些监护？

动脉通路用于血气和监测血流动力学变化。心电图监测、氧饱和度、呼气末二氧化碳、直肠温度、听诊器监听呼吸音。

201. 重症肌无力患者如何进行呼吸功能评估？

术前访视应当明确可能预测术后机械通气的相关因素，包括肌无力的病程、严重程度以及溴比斯的明或其他药物的用量。

202. 对气管食管瘘患儿放置听诊器有何用处？

左腋窝放置听诊器以便评估手术牵拉或体位变化导致气管插管意外移位时听取呼吸音。胃部放置听诊器评估气管食管瘘是否存在通气。

203. 什么是压力-容量环？

受试者在平静呼吸或接受机械通气时，用肺功能测定仪描绘的一次呼吸周期潮气量与相应气道压力（或气管隆嵴压力、胸腔内压、食管内压）相互关系的曲线环。反映呼吸肌克服阻力维持通气量所做的功（呼吸功）。

204. 压力-容量环的低位折点和高位折点分别表示什么？

低位折点：压力-容量环（P－V环）环吸气支的低肺容积处出现的一个转折点，表示肺泡开始开放时对应的压力和容积。

高位折点：P－V环吸气支在接近肺总容积时出现的转折点，提示肺泡和（或）胸壁过度膨胀。

205. 监测压力-容量环的意义是什么？

根据 P-V 环的形状对某些疾病状态作出判断；P-V 环吸气支高位折点对应的容积可作为潮气量大小的高限；利用 P-V 环计算呼吸功。

206. 什么是最大呼气流量-容积曲线(MEFV)？

在最大用力呼气过程中，流速和容量变化用 X-Y 记录仪进行描记而形成的一条曲线，可作为小气道阻塞的早期诊断依据。

207. 什么是最大吸气压？

患者自主呼吸时，从残气量位做最大吸气所测得的压力，反映全部吸气肌强度。正常值：男性$(130\pm32)cmH_2O$，女性$(98\pm25)cmH_2O$。小于预计值的 30% 时易出现呼吸衰竭，可作为能否脱离机械通气的参考指标。

208. 什么是最大呼气压？

患者自主呼吸时，从肺总量位做最大呼气所测得的压力，反映全部呼气肌强度。正常值：男性$(230\pm47)cmH_2O$，女性$(165\pm29)cmH_2O$。可评价患者的咳嗽咳痰能力。

209. 什么是呼吸功？

呼吸肌克服阻力(气道阻力、肺及胸廓的弹性回缩力和组织阻力)维持通气量所做的功。正常值为 0.4～0.6 J/L，占全身氧耗的 1%～2%。

210. 监测呼吸功的临床意义是什么？

选择和评价呼吸支持模式，调整机械通气的支持水平，为压力支持通气的应用提供客观的定量指标。指导呼吸机撤离。定量判断呼吸困难的程度。评价气管插管、呼吸机和其他治疗对呼吸功的影响。寻找呼吸功增加的原因，便于迅速纠正。

211. 什么是最大通气量？

尽力做深快呼吸时，每分钟所能吸入或呼出的最大气量(MVV)。正常值：成年男性约 104 升，成年女性约 82 升。

212. 腹腔镜手术对呼吸功能的影响有哪些?

腹内压增高引起膈肌上移,导致气道阻力增加,吸气峰压增高,胸肺顺应性下降,功能残气量下降;CO_2 通过腹膜吸收入血,$PaCO_2$ 升高;严重的头低位,腹内压增加,心输出量和通气量下降,生理无效腔增加等所致通气血流比例失调。

213. 什么是生理无效腔?

潮气量中没有参加气体交换的气体,包括肺泡无效腔和解剖无效腔。正常值为 0.2%~0.3%。生理无效腔(Vd/Vt)有助于了解无效腔通气量,协助肺血管疾病的诊断和评价。

214. 生理无效腔的适用范围?

肺栓塞、休克等肺血流量减少性疾病;肺气肿、肺结核、肺囊肿等肺血管床破坏性疾病;机械通气时呼吸监护。

215. 生理无效腔增大见于什么情况?

见于肺泡无效腔增加的疾病,各种原因引起的肺血管床减少,如肺气肿,肺血流量减少和肺血管栓塞。也见于机械通气时呼吸管路过长,气管插管过长等医源性解剖无效腔增加。

216. 小气道功能的监测指标有哪些?

闭合气量、闭合容量、最大呼气流量-容积曲线(MEFV)、动态肺顺应性的频率依赖性。

217. 什么是静态肺顺应性?

在呼吸周期中,气流暂时阻断时所测得的肺顺应性,相当于肺组织的弹性。

218. 什么是动态肺顺应性?

在呼吸周期中,气流未阻断时所测得的肺顺应性,反映肺组织的弹性,并受气道阻力的影响。

219. 什么是动态肺顺应性的频率依赖性?

动态肺顺应性随呼吸频率增加而明显降低的现象称为频率依赖性(FDC),是检测早期小气道功能异常的最敏感指标。

220. 什么是闭合气量?

指一次呼气过程中,肺低垂部位小气道开始闭合时所能继续呼出的气量。

221. 连续监测混合静脉血氧饱和度(SvO_2)的主要意义是?

连续反映心输出量的变化;反映全身氧供和氧耗之间的平衡;确定输血指征:$SvO_2 < 50\%$。

222. 术中急性肺栓塞(APE)的临床症状和诊断?

非全麻患者可出现烦躁、意识不清、胸痛、咳嗽、晕厥甚至猝死。全麻患者:严重的心动过速(心率>120 次/分);难以改善的低血压状态(血管活性药物效果不佳);严重低氧血症,出现发绀,$P_{ET}CO_2$ 监测突然下降,$PaCO_2$ 异常增高;中心静脉压增高(肺血管痉挛所致);D-二聚体明显增高;术中紧急胸部 X 线片见区域性片状影(无特异性);心电图提示右束支传导阻滞、肺型 P 波、T 波倒置等;TEE 提示右室扩张、功能障碍,部分患者可在右室或肺动脉内直接见到栓子。

223. 术中气道压升高的原因有哪些?

① 手术因素:腹腔镜手术人工气腹的建立;特殊体位如头低脚高位、俯卧位;手术操作;② 麻醉因素:分泌物或异物阻塞气道;发生反流、误吸;气管插管位置异常、管腔堵塞;气管局部受压等;③ 患者因素:患者发生支气管痉挛、肺水肿、气胸等;④ 麻醉机因素:钠石灰积水结块、吸气活瓣黏附、排气管堵塞、测压管进水等。

224. 肺部超声的优点是什么?

可以床旁完成,便利患者;可以多次重复,避免射线影响;对身体无伤害,适用于孕妇等人群;对液体分辨率强,局部图像清晰。

225. 适用于肺部检查的超声探头频率是多少?

二维超声设备均适用于肺部检查,高频线性探头(7.5～10 MHz)适用于胸膜及胸膜下病变,能提供良好的分辨率。而低频凸性探头(2～5 MHz)穿透性好,可探查肺部较深部位。

226. 什么是彗星尾征?

由于超声扫描强反射体产生,表现与混响相似。然而彗星尾是由紧靠的但不连续的细线回声组成。

227. 肺部超声的特点是什么?

不是真的结构和特征,或与被扫描的物体不能一一对应,称为伪影。肺超声的征象多是基于对伪影的分析;肺脏抑制运动,肺超声多为动态的;大多数急性肺部疾病靠近外周累积胸膜,所有超声征象都起自胸膜线。

228. 什么是肺超声中的伪影?

不是真的结构和特征,或与被扫描的物体不能一一对应,称为伪影。

229. 什么是肺滑动征?

在超声下、于胸膜线处可见到脏层胸膜与壁层胸膜随肺脏呼吸运动而产生的一种水平方向的相对滑动。

230. 什么是肺超声中的 A-线?

因胸膜-肺界面声阻抗差异产生多重反射而形成的水平伪像,超声下呈现一系列与胸膜线平行的线状高回声,位于胸膜线下方,彼此间距相等。正常的肺组织至少可以见到 3 条以上的 A-线。

231. 什么是肺超声中的 B-线?

超声波遇到肺泡气-液界面产生的反射所形成的伪像,超声下的表现为一系列起源于胸膜线并与之垂直、呈放射状发散至肺野深部、并直达扫描幕边缘的线样高回声、正常儿童或成人肺脏在超声下见不到 B-线。

232. B-线的 7 个特征是什么?

彗星尾征;起自胸膜线;高回声;激光样;不衰减、直达屏幕边缘;擦掉 A-线;随肺滑动一起运动。

233. 在前胸部上下左右 4 个点均有"B-线征"阳性的情况提示什么?

在前胸部上下左右 4 个点均有"B-线征"阳性的情况提示肺水肿(心源性或者

感染性肺水肿）。

234. 诊断局灶性气胸的特殊超声征象有什么？

肺点出现；肺滑动消失；无 B-线；无肺搏动。

235. 肺部超声的局限性是什么？

肺部超声并不能排除诊断未累及胸膜的肺部异常。特别是在肺实变时，一些肿瘤位于中央位置被气体包裹，难以检测到。

236. 实变肺内出现超声空气支气管征和动态超声空气支气管征提示什么？

实变肺内出现超声空气支气管征和动态超声空气支气管征提示吸收性肺不张（肺炎），可以排除梗阻性肺不张。

237. 肺部超声评价肺可复张性的优点是什么？

即时操作；可用于观察重力依赖区或非重力依赖区肺复张效果。

238. 肺部超声评价肺可复张性的缺点是什么？

肺非静态，可能低估肺复张的状况；受患者本身的因素影响（脂肪厚度，皮下气肿等）；受操作者熟练度影响；不能区分正常通气或过度通气，不能作为唯一评价指标。

239. 相比于呼气末二氧化碳，超声用于气管插管的评估优势是什么？

在急诊，外出抢救时，没有其他设备时，便携超声就显示出优势。还能判断气管插管的位置和型号的选择。

240. 超声判断喉罩位置的重要征象是什么？

蝴蝶征，如果蝴蝶两侧不对称，提示喉罩位置不佳。

241. 超声的什么影像提示气管插管插入气道？

当气管导管在气管内时，气管后方的拖尾影会加长。

242. 超声的什么影像提示气管插管插入食道？

　　如果气管插管在食管内,食管后方出现拖尾影。食管和气道后方均出现拖尾影(双管征),提示导管不在气道内。

243. 超声在气道管理中的适应证有什么？

　　清醒插管(环甲膜穿刺);定位气管切开;判断气管插管的位置;预测困难气道;评估声带功能;肥胖、瘢痕患者经皮气管切开;预测小儿气管导管和双腔气管导管的管径;判断喉罩位置;确定压迫环状软骨的方向。

244. 气道超声中舌骨的影像表现是什么？

　　超声探头横轴位:表浅的高回声拱桥结构伴后方无回声区。

　　矢状位:狭窄的高回声弧形结构伴无回声区。

245. 超声判断会厌的影像表现是什么？

　　超声横轴位:低回声曲线结构;前界:高回声的会厌前间隙(PES);后界:高亮线性 A - M 界(气体-黏膜分界)。

　　旁矢状位:弧形低回声。

246. 超声中甲状软骨的影像表现是什么？

　　横轴位:山峰状低回声结构伴高回声气体黏膜界限。

247. 超声中环甲膜的影像表现是什么？

　　矢状位:高回声带状结构连接低回声环状软骨和甲状软骨。

248. 超声中环状软骨的影像表现是什么？

　　横轴位:马蹄形低回声伴高回声气体黏膜分界。

　　矢状位:软圆形低回声。

249. 气管食管瘘患儿听诊器有何用处？

　　左腋窝放置听诊器以便评估手术牵拉或体位变化导致气管插管意外移位时听取呼吸音。胃部放置听诊器评估气管食管瘘是否存在通气。

250. 什么是电阻抗断层成像？

电阻抗断层成像（electrical impedance tomography，EIT）。肺组织的电学特征受气体含量的影响，肺内气体含量的改变导致电阻抗的变化。

251. EIT 能反映什么？

肺通气分布情况；局部位置的呼气末肺容量的变化（ΔEELV）。

252. 麻醉机与呼吸机中机械压力表的原理是什么？

麻醉机与呼吸机中机械压力表一般为膜盒压力表。测量时，气体压迫膜盒的应变膜，使其发生弹性形变，带动指针转动在刻度表盘上指示出压强值。

253. 麻醉机与呼吸机中电子压力表的原理是什么？

麻醉机与呼吸机中电子压力表一般使用的为压力传感器，将瞬间变化的动态压强转换成电信号，然后通过电信号的放大转换，输入计算机分析处理后输出。

254. 潮气量测量的基本原理是什么？

在临床监测中，通常先测定呼吸管路中气体的流速，乘以呼吸管路横截面积，得到气体流量，流量对吸气期时间或者呼气时间积分处理，即可求得潮气量。

255. 患者呼吸气体的采集方式有哪几种？

患者呼吸气体的采集方式有三种：主流式气体采集（mainstream gas collect）、旁流式气体采集（sidestream gas collect）、截流式气体采集（closure gas collect）。

256. 主流式气体采集方式的特点有哪些？

检测传感器位于患者气道出口处，直接测量通过的呼吸气流。该方法检测的值总是低于动脉血气检查的结果，同时，由于传感器较笨重，有掉落的危险；另外，为防止水蒸气在传感器凝结影响传感器的测量，会对传感器进行加热，有灼伤呼吸道的风险。

257. 旁流式气体采集方式的特点有哪些？

该方法检测传感器位于气体监测仪内，在患者气道出口处接采气三通管，采气泵持续采集患者的呼吸气体送入监测仪完成检测。该方法检测的值总是低于动脉血气检查的结果,同时,检查结果具有一定的延迟。

258. 截流式气体采集方式的特点有哪些?

截流式气体采集检测结果最接近动脉血气分析结果,但截流式采气只能间断进行,不能连续监测。

259. 氧浓度监测的基本原理是什么?

实时氧浓度监测常采用顺磁分析技术。在交变磁场中,设有两路流阻相同的通道,以相同的流速分别通过参比空气和测量气体。由于氧气分子在交变磁场中随磁场变化翻动会造成气流扰动,使氧气含量较高的气流通道阻力变大,两气体通道之间出现压差。这种压差信号与两路气体之间的氧气浓度差相关。在两个气体通道的入口处设置差压换能器,经计算机信号处理,即可测得氧气浓度。

260. 红外线分析技术是什么?

具有两个以上元素的气体分子具有特定的红外吸收光谱;物质对红外线的吸光度与物质的浓度成正比;通常采用 4.3 微米的红外线检测 CO_2,采用 3.3 微米的红外线检测麻醉药。

261. 红外分析方法进行二氧化碳气体监测的基本原理是什么?

二氧化碳具有特定的红外线吸收光谱,主要吸收 4.3 微米波长的红外线,吸光度与其浓度成比例,即 4.3 微米波长红外线透射强度与其含量成反比。因此可根据透射光的光强测定二氧化碳浓度。

262. 红外分析方法进行麻醉气体浓度监测的基本原理是什么?

麻醉气体具有特定的红外线吸收光谱,主要吸收 3.3 微米波长的红外线,吸光度与其浓度成比例,即 3.3 微米波长红外线透射强度与其含量成反比。因此可根据透射光的光强测定麻醉气体浓度。

263. 电化学分析技术如何分析混合气体中的氧气浓度?

氧化还原反应存在着电子传递过程,其电量变化与参加反应的氧气含量成比例,据此分析混合气体中的氧气浓度。

264. 顺磁分析技术为什么只能用于测量氧浓度?

　　只有氧气是顺磁气体。用差压换能器检测压差信号,经处理得到氧气浓度。

265. 顺磁分析技术测量氧浓度特点是什么?

　　只有氧气是顺磁气体,能够避免其他气体对氧气测量的影响;没有消耗,性能稳定;反应速度快,不受大气压的影响,可连续监测气体的氧浓度。

266. 医学气体监测的影响因素有哪些?

　　气体采集方法;海拔高度和大气压;水蒸气;仪器漂移等。

267. 海拔高度如何影响呼吸气体监测的结果?

　　大气压随海拔的上升而降低。一定浓度的气体在不同大气压下分压值不同,一定分压的气体在不同大气压下浓度值不同。

268. 水蒸气如何影响呼吸气体监测的结果?

　　由于水蒸气红外线吸收带与 CO_2 和麻醉气体部分重叠,会干扰测定,还会污染检测室,使测量值偏高。

269. 什么是仪器漂移? 如何避免?

　　由于电子元器件受环境温度和电气材料老化的影响,电子测量电路的精确度随使用时间缓慢变化的现象称为仪器漂移。避免仪器漂移的基本方法是利用已知浓度的标准气体定期进行仪器灵敏度的校准。

270. 通气频率监测的原理是什么?

　　通气频率测量主要有两种方法,第一种是利用呼吸气 CO_2 浓度、O_2 浓度、气流、气道压等曲线,根据曲线峰值之间或谷值之间的间期换算得到通气频率。第二种是电阻抗容积描记法。

271. 呼吸气体流速监测的方法有哪些?

　　呼吸气体流速监测的方法主要有四种:叶轮式通气量计、压差式流量计、涡街流量计、热式流量计。

第三章

272. 叶轮式通气量计的原理是什么?

气体经导流器沿切线方向吹动叶轮旋转,将气体的流速转换为叶轮的转速。在一定的测量范围内,叶轮的转速与气体流速成正比,转动方向与呼出或吸入有关,利用叶片在旋转过程中对光的反射或遮挡来进行脉冲计数。根据单位时间脉冲数,求出气体流速,进一步计算得到通气量。

273. 压差式流量计的原理是什么?

流道上安装一个节流元件,节流元件增加气流的流阻,当气体流经节流元件时,其上、下游两侧之间就会产生静压力差(压差),此压差与流量有固定的数值关系,可通过压差计算气体流速,进一步计算得到通气量。

274. 涡街流量计的原理是什么?

利用流体流过阻碍物时产生稳定的漩涡,通过测量漩涡产生频率实现流量测量。

275. 什么是通气效率,其正常值是多少?

生理无效腔与潮气量的比值可以反映通气效率,正常人比值约为 0.3,即 30% 的通气停留于无效腔内。

276. 什么是二氧化碳排出综合征,临床表现是什么?

高二氧化碳血症患者急速排出二氧化碳可导致低二氧化碳血症,临床上表现为血压剧降、脉搏减弱,呼吸抑制等,严重者可出现心律失常或心脏骤停。

277. 什么是补吸气量?

平静吸气后再用力吸气所能吸入的最大气量,叫补吸气量(inspiratory reserve volume,IRV)。正常值男性约 2160 毫升,女性约 1500 毫升。反映吸气肌力和肺、胸壁的弹性。

278. 什么是补呼气量?

平静呼气后再用力呼气所能呼出的最大气量,叫补呼气量(expiratory reserve volume, ERV)。正常成年人 900～1200 毫升。补呼气量受膈肌上升幅度、胸廓弹性阻力和细支气管阻塞等影响。

279. 什么是最大呼气中段流量,其临床意义是什么?

将用力呼气中段曲线起止点间分成四等分,计算中间两等分(25%～75%)的平均流量,叫最大呼气中段流量(maximum mid-expiratory flow,MMEF)。正常值:男性约 3.36 L/S,女性约 2.38 L/S。MMEF 较 MVV 或 FEV 更为敏感,对判断阻塞性通气障碍有一定价值。

（谢克亮　邹望远　周　玲　徐　洁）

消化系统监测

1. 食管内测压的目的是什么?

　　检测食管的运动功能,或检测胸腔内压力 P_{pl}。

2. 食管内测压的方法及其正常值范围是什么?

　　根据食管内测压的目的不同,其方法和正常数值也不同。① 检测食管运动功能时,通过置入压力感受器测量食管下段括约肌(lower esophageal sphincter, LES)收缩压力,多用于清醒患者,正常范围为:静息时 2～4 千帕(15～30 mmHg)。② 检测胸腔内压力时,通过置入无张力测压套囊至食管下 1/3,经过适当调零以排除食管张力作用,测量反映胸腔内压力 P_{pl},多用于计算重症患者机械通气时的跨肺压 P_L,没有正常值。

3. 食管下 1/3 测压反映胸腔内压力有何意义?

　　食管下 1/3 测压反映下肺中区的胸膜腔压力。机械通气时,呼气末食管内压力 P_{ES} 可以指导呼气末正压 PEEP 的设定,以使呼气末的跨肺压 P_L 大于 0(P_L = PEEP－P_{ES}),因此 PEEP 至少需大于 P_{ES};如果有自主呼吸,食管内压的负值峰压反映患者吸气力量的强度,可提示造成自发吸气性肺损伤的风险。

4. 胃黏膜 pH(pHi)正常值是多少?

　　pHi 的正常值 7.35～7.41。

5. 胃黏膜 pH(pHi)降低有何意义?

　　pHi 能敏感地反映胃黏膜缺氧缺血状态,对低心排有一定的预警作用。由于能早期发现内脏组织灌注不足和机体的氧供不足,pHi 降低可作为内脏灌注降低的敏感标志以指导治疗，pHi 持续低下提示全身炎症反应综合征（systemic inflammatory response syndrome，SIRS）甚至多脏器功能障碍综合征（multiple organ dysfunction syndrome，MODS），预后不良，死亡率升高。

6. 胃内容物的容量如何判断？

可用超声扫描胃窦部，通过测量胃窦的横截面大小判断胃内容物的量。

7. 超声监测胃内容物容量时，通常采用什么体位？

半坐位或右侧卧位。胃内容物多沉于胃的远端（胃窦部位），易于被超声探测。

8. 超声监测胃内容物容量时，选用什么样的探头？

一般成人选用低频探头（2～5 兆赫），较瘦成人或儿童可使用高频探头（5～12 兆赫）。

9. 超声下胃壁分几层？如何区分？

超声下胃壁为特征性的 5 层结构：第一层，高亮，为黏膜与气体的界面；第二层，低回声，为黏膜肌层；第三层，高回声，为黏膜下层；第四层，低回声层最突出，为固有肌层；而第五个薄的高回声层是浆膜层。

10. 超声检查如何识别胃窦？

在上腹矢状或近矢状扫描平面中，胃窦位于肝脏左叶后方和胰腺的前方。再后方可见肠系膜上动脉或静脉，主动脉或下腔静脉等重要血管标志。胃窦形状因其内容物多少而不同：空胃时，胃窦较小，矢状扫描平面呈圆形或椭圆形，中心低回声，状如"靶标"。内容物多时，胃窦变大变圆，壁变薄，因内容物的不同，中间可为低回声、高回声或不均匀回声。胃窦形状可因蠕动发生变化。

11. 超声如何鉴别胃内容物的性质？

超声下，胃内分泌液、水、果汁、咖啡、茶等清液体为低回声或无回声；牛奶及浊饮料（含漂浮物的饮料）回声增高；固体食物易与空气混合，呈现"毛玻璃样"回声，气泡大时可在胃窦前壁形成环状伪影。

12. 超声测量胃内容物量如何计算?

通过超声测量收缩间歇期的胃窦横截面积(cross-sectional area,CSA)。胃内容物的量(mL)=27.0+14.6×CSA(cm^2)-1.28×年龄(岁),适用于非妊娠成人。

13. 如何通过床旁超声评估胃内容物容量判断误吸风险?

正确的床旁超声可以帮助判断胃内容物的质和量。从质来说,胃内容物为固体食物或稠厚液体时,超声显示为较高回声,其麻醉时的误吸风险较大,无论其量如何,应该按"饱胃"处理;如果胃内容物为清亮液体,超声显示为低回声或无回声,则可通过测量胃窦横截面积(cross-sectional area,CAS)计算胃内容物的量;如果胃内容物的量不超过 1.5 mL/kg,则相当于胃的基础分泌量,风险很小,可当"空胃"处理。

14. 超声评估胃容量最佳扫描部位是哪里?

胃窦部。

15. 右侧卧位下胃窦横截面积超过多少被认为是饱胃的标准?

以体重 70 千克的非妊娠成人计算,年轻人胃窦横截面积超过 7 平方厘米或老年人超过 11 平方厘米为饱胃的标准。

16. 胃肠黏膜 pH(pHi)测量的适应证是什么?

适用于危重患者检测其组织的氧合状态,预测其出现严重并发症,判断其预后。

17. 胃肠黏膜 pH(pHi)测量的禁忌证是什么?

禁用于患者胃酸分泌过多或胃肠道大出血时。

18. 什么是肠鸣音?

腹部听诊,当肠管蠕动时肠腔内气体和液体随之流动,产生一种断续的气过水声(或咕噜声),称为肠鸣音。

19. 肠鸣音正常值是多少?

成人及儿童 4~5 次/分钟。

20. 什么是肠鸣音亢进？

肠鸣音超过 10 次/分钟，且声音高亢呈"金属音"。

21. 肠鸣音亢进的临床意义是什么？

常见于机械性肠梗阻，多伴有腹部膨起。

22. 什么是肠鸣音增强？

肠鸣音超过 5 次/分钟，且声音低沉。

23. 肠鸣音增强的临床意义是什么？

常见于急性肠胃炎，胃肠道大出血，或服用泻药后。

24. 什么是肠鸣音减弱？

肠鸣音少于或等于 3 次/分钟。

25. 肠鸣音减弱的临床意义是什么？

常见于老年性便秘，腹膜炎、电解质紊乱（低血钾）、胃肠动力低下等。

26. 什么是肠鸣音消失？

检查时，3～5 分钟连续听诊未听到肠鸣音，用手指轻叩或搔弹刺激腹部仍听不到肠鸣音。

27. 肠鸣音消失的临床意义是什么？

肠鸣音消失常见于急性腹膜炎或麻痹性肠梗阻等。

28. 如何评估恶心呕吐的严重程度？

恶心和呕吐可以分别评分。恶心的评分可采用视觉模拟评分（visual analogue scale，VAS），10 厘米的直线，左端代表无恶心，右端代表可想象的最严重恶心；也可采用数字等级评分法（numerical rating scale，NRS），0～10 的 11 个数字，0 代表无恶心，10 代表可想象的最严重恶心。呕吐（包括干呕）并不总是与恶心相伴，其严重程度可独立判断：多用呕吐的发作次数和频率进行表示。

29. 成人发生术后恶心呕吐的风险因素有哪些?

成人在实施吸入全麻后发生术后恶心呕吐(postoperative nausea and vomiting,PONV)的风险因素有:女性,非吸烟者,有 PONV 史或晕动病史,术后用过阿片类药物等四个主要的独立预测因素。

30. 儿童发生术后恶心呕吐的风险因素有哪些?

手术时间大于或等于 30 分钟,年龄大于或等于 3 岁,斜视手术,有术后恶心呕吐史或亲属有相关史等四个主要的风险因素。

31. 哪些手术类型术后患者容易恶心呕吐?

有些手术被认为"易致吐",比如腹腔镜胆囊手术,妇科手术等。但研究未能证实这些"易致吐手术"是 PONV 的独立预测因素,除了儿童斜视手术。

32. 降低术后恶心呕吐基础风险可采取哪些方法?

术前疏解患者的紧张情绪,术中相对充足的补液,预防性应用止吐药:多巴胺拮抗剂,如甲氧氯普胺等;5-羟色胺受体拮抗剂,如昂丹司琼等;组胺拮抗剂,如苯海拉明等;抗胆碱能药,如东莨菪碱等;神经激肽拮抗剂,如阿瑞吡坦;糖皮质激素类药物,如地塞米松。

33. 哪些麻醉药物被认为有致术后恶心呕吐的风险?

阿片类药,吸入性麻醉药。

34. 肝血流量正常值是多少?

肝血流量受多种因素的调节,流量的变化较大。一般情况下,肝脏接受约 1/3 的心排血量(相当于每 100 克肝组织,100 mL/min,约为 1300 mL/min),其中 75% 来自门静脉,25% 来自肝动脉。

35. CO_2 气腹降低肝血流量吗? CO_2 气腹压通常设定为多少?

CO_2 气腹压在较低水平(12 mmHg)时,通过超声测量发现 CO_2 气腹本身能增加肝脏血流量。成年人腹腔镜 CO_2 气腹压一般为 12~15 mmHg。

36. 何谓肝血流量的清除率测定法？

使用间接 Fick 定律的提取法可粗略计算肝血流量。方法是将 ICG 染料（可完全被肝细胞摄取并以原形排放入胆汁）持续输入静脉，然后测定其曲线下面积（放射活性-时间曲线）可有效得到肝血流量。此方法的缺点是肝病严重时，其对肝血流和肝清除率均产生影响，也使此法所测的肝血流量不准确。

37. 何为肝血流量的指示剂稀释测定法？

将放射性标记物（如碘标记的白蛋白）注入脾脏后，通过肝静脉持续采血或外置计数器确定指示剂稀释曲线来计算肝血流量。此方法的优点是不受肝病本身的影响。

38. 何谓肝血流量的直接测量法？

通过外科操作，将电磁血流探头直接置于肝动脉和门静脉测量血流的方法。此方法的缺点是，外科操作本身会影响肝血流量。

39. 胆碱酯酶活性的改变有何临床意义？

测定血清胆碱酯酶活性是协助诊断有机磷中毒和评估肝实质细胞损害的重要手段。明显降低时，见于有机磷中毒、肝功能损伤失代偿、严重感染等，以及摄入雌激素、皮质醇、吗啡、氨茶碱、巴比妥等药物。明显增高时，见于神经系统疾病、甲亢、糖尿病、高血压、支气管哮喘、IV型高脂蛋白血症、肾功能衰竭等。

40. 胆碱酯酶有何分类？

胆碱酯酶是一种水解酶，水解胆碱酯类递质。人体内存在两种胆碱酯酶：特异性水解乙酰胆碱的乙酰胆碱酯酶，也称"真性胆碱酯酶"，主要存在于胆碱能神经末梢突触间隙如运动神经终板突触后膜的皱褶、胆碱能神经元和红细胞中；非特异性水解胆碱酯类递质的羟基胆碱酯酶，也称"假性胆碱酯酶"，广泛存在于神经胶质细胞、血浆、肝、肾、肠中，除乙酰胆碱外还可水解其他胆碱酯类，如琥珀胆碱。

41. 胆碱酯酶的正常值是多少？

血清胆碱酯酶正常范围：比色法：$130\sim310$ IU/L；酶法。儿童和成人男性、女性（40 岁以上）$5\,410\sim32\,000$ IU/L；女性（$16\sim39$ 岁）$4\,300\sim11\,500$ IU/L。

42. 严重的胆碱酯酶水平下降对于麻醉有什么影响？

严重的胆碱酯酶水平下降使得体内乙酰胆碱的降解减少，可以加重全麻药物的"拟胆碱样作用"，表现为乙酰胆碱的生理作用增强，迷走张力增高；全身血管舒张，心率及心内传导束减慢，心室收缩减弱；骨骼肌肌肉张力增高；气道、消化道腺体分泌增多，支气管收缩，胃肠蠕动及张力增高；瞳孔缩小；泌尿道平滑肌及膀胱逼尿肌收缩，尿排空增强。

43. 何谓 Child - Turcott - Pugh(CTP)评分？ 导致 CTP 评分改变的因素有哪些？

CTP 评分系统是预测肝硬化患者行腹部手术(不包括门体静脉分流术)围术期风险的工具。CTP 评分系统根据人血白蛋白水平，胆红素水平，国际标准化比值 INR，腹水程度，肝性脑病及分级评分，按严重程度将风险分层为 A、B、C 级。5～6 分为 A 级，7～9 分为 B 级，10～15 分为 C 级。A、B、C 级的围术期死亡率分别为 10%、31%、76%。

44. 何谓 Model for End - Stage Liver Disease(MELD)评分系统？

晚期肝病模型 MELD 评分系统是常用的预测肝硬化患者行腹部手术(不包括门体静脉分流术)围术期风险的工具。此系统根据血清胆红素，肌酐和 INR 来预测晚期肝病患者的存活率。MELD=$3.78 \times Ln$[血清胆红素(mg/dL)+$11.2 \times Ln$(INR)+$9.57 \times Ln$(血清肌酐(mg/dL)]+$6.43 \times$病因(病因：胆汁淤积性和酒精性肝硬化为 0，病毒等其他原因肝硬化为 1)。MELD≥40 时，预测生存率≤30%；MELD<9 时，生存率>98%。

45. 如何通过测压法诊断门静脉高压？

可通过测量肝静脉楔压(wedged hepatic venous pressure，WHVP)来诊断门静脉高压。向肝静脉放入套囊导管，测得 WHVP，再将导管撤入下腔静脉测得下腔静脉压(inferior vena cava pressure，IVCP)，由此可得肝静脉压力梯度(hepatic venous pressure gradient，HVPG)。正常 HVPG 为 3～5 mmHg，门静脉高压时 HVPG 升高，可达到或超过 10 mmHg。

46. 正常的门静脉压力是多少？

正常的门静脉压力为 13～24 cmH$_2$O(10～18 mmHg)，平均是 18 cmH$_2$O(14 mmHg)。

47. 门脉高压症的主要临床症状是什么?

各种原因如果使门静脉血流受阻、血液淤滞时,门静脉系统的压力就会超出正常值,并出现一系列的症状,表现为脾肿大和脾功能亢进、食管胃底静脉曲张和呕血、腹水等,可诊断门脉高压症。

48. 哪些指标预示着肝移植后出现再灌注后综合征?

在肝移植术的新肝期,移植物再灌注后 5 分钟以内出现体循环低血压和肺动脉高压预示着再灌注后综合征(postreperfusion syndrome,PRS)。高钾血症、酸中毒、低体温、气栓和血栓以及血管活性物质的异常与 PRS 密切相关。非理想移植物(供体年龄大于 50 岁,循环不稳定时间长,供体肝脂肪含量高等)和移植物冷缺血时间过长(大于 6 小时)等是 PRS 的危险因素。

49. 腹内压急剧升高至什么水平会导致危及生命的循环变化?

腹内压急性升高到 25 mmHg 将会导致危及生命的循环变化。

50. 为什么适当的腹内压增加不会对循环造成严重影响?

腹腔内压力开始增大并在一定范围之内时,内脏系统的应力性血容量开始从肝静脉流入体循环,肝静脉水平以下的腔静脉受腹压影响会减少远端的股静脉回流量,但肝静脉的回流量增加很大程度上延缓了股静脉回流的不足。因此右心房的回心血量在适度腹内正压时得以维持,循环不会受到太大影响。

51. 椎管内麻醉对胃肠道血流和血容量有何影响?

椎管内麻醉当平面达到 T4、T5 水平时,胃肠道的血流量增加而体循环血容量降低。

52. 胸段硬膜外麻醉对胸腔内血容量和内脏血流量有何影响?

胸段硬膜外麻醉平面达到 T4、T5 水平时,胸腔内血容量和内脏血流量均增加,而缩血管药物的使用可以减少内脏血流量。

53. 诊断肝细胞损伤的指标有哪些? 如何评价?

肝细胞损伤的主要指标有丙氨酸转氨酶(ALT),天门冬氨酸转氨酶(AST),乳酸脱氢酶(LDH),谷胱甘肽 S-转移酶(GST)。ALT 主要存在于肝细胞质内,

AST 同工酶还广泛存在于肝外组织的细胞质和线粒体内,肝细胞损伤时,多有 ALT 和 AST 的同时升高,具有特异性。LDH 的极度升高提示肝细胞大面积损伤。GST 是药物性肝损伤较为敏感和特异的指标。

54. 反映肝脏蛋白合成功能的指标有哪些? 如何评价?

白蛋白和凝血因子是肝脏合成的,因此人血白蛋白和凝血酶原时间 (prothrombin time, PT)/国际标准化比值(international normalized ratio, INR) 是反映肝脏蛋白合成功能的指标。白蛋白的半衰期长(约 3 周),因此白蛋白的水平不能代表肝脏的即时合成能力,而多用来评估慢性肝病的功能状态。有些肝脏合成的凝血因子的半衰期很短(如Ⅶ因子只有 4 小时),因此 PT/INR 常被用来评估和监测即时肝功能的异常,PT/INR 还是评价预后的指标,是用来准确判断肝移植必要性的模型或算法的通用参数。

55. 血清总胆红素的正常值是多少? 黄疸如何分级?

正常人血清总胆红素在 1.7～17.1 $\mu mol/L$。血清总胆红素在 17.1～34.2 $\mu mol/L$,为亚临床黄疸;34.2～171 $\mu mol/L$,为轻度黄疸;171～342 $\mu mol/L$,为中度黄疸;>342 $\mu mol/L$,为重度黄疸。

56. 如何通过胆红素鉴别黄疸来自肝细胞功能障碍、溶血还是胆道阻塞?

若轻度黄疸伴间接胆红素明显增高提示为溶血性黄疸,若中重度黄疸伴直接胆红素明显升高为胆道阻塞性黄疸,若轻中度黄疸且三者均增高为肝细胞性黄疸。同时结合血中尿胆原,尿液中尿胆原,粪便中粪胆原的改变进行判断:溶血性黄疸时血中尿胆原,尿液中尿胆原,粪便中粪胆原均增多;胆道阻塞性黄疸时尿中尿胆原,粪胆原均会减少;肝细胞性黄疸时粪胆原可正常或减少。

57. 何谓脾门静脉造影术?

在脾门静脉释放造影剂,通过多排探测器的计算机断层扫描三维重建技术显示脾静脉和门静脉,以及门体循环侧支交通的程度和位置。其成像质量高于传统的血管造影术。

58. 何谓内镜逆行胰胆管造影术?

内镜逆行胰胆管造影术(endoscopic retrograde cholangiopancreatography,

ERCP)是指将十二指肠镜插至十二指肠降部,找到十二指肠乳头,由活检管道内插入造影导管至乳头开口部,注入造影剂后 X 线摄片,以显示胰胆管的技术,用以诊断肝外胆管和胰管疾病。ERCP 同时可用于治疗,譬如乳头括约肌切开治疗胆总管结石等。

59. 何谓经皮肝胆管造影术?

在超声引导下经皮肤穿刺肝内胆道成功后,在 X 线透视下注入造影剂造影,显示肝内外胆道情况,称为经皮肝胆管造影术(percutaneous transhepatic cholangiography,PTHC)。PTHC 同时可用于治疗,譬如根据胆道梗阻情况选择放置外引流管,放置胆道金属支架,放置内外引流管等,达到引流被阻胆汁的目的。

60. 肝硬化为什么引起内脏血管阻力乃至全身血管阻力减小?

肝硬化所致门静脉压力的升高是使内脏血管及循环系统的内皮细胞功能活跃的重要原因。开始于内脏血管内皮细胞的功能活跃,释放 NO、前列腺素(PGI_2)、组胺、血管活性肠肽等舒血管物质增多,而抗利尿激素等缩血管物质释放减少。内脏动脉的阻力减小,血流量增加。

61. 为什么说内脏静脉系统是体内最有效的储血库?

全身血容量的 70% 位于静脉系统,内脏血容量约占全身血容量的 1/3。内脏血管血流量的调节是根据全身整体的需要,而非胃肠道本身的需要,以维持全身血流动力学稳定为目的。如有需要,内脏血管内可有 1 升血液进入体循环,相当于全身可动员血液的 75%。

62. 血中白蛋白水平降低有何意义?

白蛋白只在肝脏合成,半衰期约 3 个月。慢性肝病患者和严重肝病患者的白蛋白通常较低。但由于半衰期长,白蛋白水平不能反映肝细胞的即时合成功能。另外,白蛋白水平降低还与其他因素相关,需要鉴别:整体的营养状态差,肾病或严重烧伤时的蛋白丢失等。

63. 直接胆红素正常值是多少? 明显升高有何意义?

正常值:$0 \sim 3.42\ \mu mol/L$。血清直接胆红素升高,提示肝脏产生的直接胆红素排入肠道的过程受阻,因而返流入血增多,见于胆汁淤积性疾病,如肝内及肝外阻塞性黄疸、胰头癌、毛细胆管型肝炎及其他胆汁淤滞综合征等。

64. 间接胆红素正常值是多少？明显升高有何意义？

正常值：1.7～13.68 μmol/L。血清间接胆红素的增多，提示红细胞破坏的增多，产生了过多的间接胆红素超过了肝脏的处理能力，见于溶血性疾病，如溶血性黄疸，新生儿黄疸等。

65. 丙氨酸氨基转移酶明显升高有何意义？

丙氨酸氨基转移酶(alanine aminotransferase，ALT)主要存在于肝细胞浆内，明显升高时提示各种原因的肝细胞损伤，具有特异性。

66. 天冬氨酸氨基转移酶明显升高有何意义？

天冬氨酸氨基转移酶(aspartate transaminase，AST)存在于肝细胞内，同时也广泛存在于肝外组织的细胞质和线粒体内。肝细胞损伤时，多有丙氨酸氨基转移酶(alanine aminotransferase，ALT)和 AST 的同时升高。单纯的 AST 升高，多提示肝外因素造成。

67. 天冬氨酸氨基转移酶/丙氨酸氨基转移酶比值在肝病鉴别诊断中有何意义？

ALT 和 AST 同时增高时，AST/ALT 比值在肝病鉴别诊断中有一定价值：大于 4 时提示肝豆状核变性；2～4 时提示酒精性肝炎；小于 1 时提示为肝非乙醇性脂肪变(无肝硬化)。

68. 碱性磷酸酶明显升高有何意义？

碱性磷酸酶(alkaline phosphatase，ALP)存在于很多组织中，在肝脏 ALP 主要由胆管上皮细胞合成。ALP 明显升高提示肝病与胆管阻塞有关。

69. γ 谷氨酰转肽酶明显升高有何意义？

γ 谷氨酰转肽酶(γ‑glutamyl transpeptidase，GGT)主要见于肝细胞和胆管上皮细胞，是鉴别是否存在肝胆疾病的敏感指标，但特异性较差。碱性磷酸酶(alkaline phosphatase，ALP)升高时不能排除是肝外疾病所致，而同时有 GGT 的升高时，则说明有肝胆疾病。

70. 乳酸脱氢酶明显升高有何意义？

乳酸脱氢酶(lactate dehydrogenase，LDH)是一种糖酵解酶，广泛存在于各种组织中。LDH 明显升高常提示肝细胞损害和(或)肝外病变。极度升高提示肝细胞大面积损坏；中度升高也可提示非肝性疾病，如溶血、横纹肌溶解、肿瘤坏死、肾梗死、心肌梗死、急性脑血管意外等；轻度升高的诊断特异性不强，可发生在各种组织的损伤时。

71. 谷氨酸脱氢酶明显升高有何意义？

谷氨酸脱氢酶(glutamate dehydrogenase，GLDH)是一种线粒体酶，主要存在于肝脏、心脏和肾脏细胞的线粒体基质中。肝细胞中 GLDH 活性最高，因此，GLDH 的明显升高提示病毒性肝炎、慢性肝病和肝硬化。

72. 正常人血浆中白蛋白的水平是多少？

35~51 g/L。

73. 低白蛋白血症对麻醉有什么影响？

白蛋白是血浆胶体渗透压的主要组成部分，低白蛋白血症时血管内液趋向血管外造成循环血容量降低并且组织水肿氧合障碍，给容量的管理带来困难，使组织利用氧困难；白蛋白是大部分药物的载体，白蛋白减少时，药物与白蛋白结合较少，游离态药物增多，代谢却减慢，因此药物作用的强度和时间都相应增加。

74. 肝功能 Child‐Pugh 如何分级？

对 6 个指标进行分级(3 级)评分：① 白蛋白(g/dL)：>3.5 为 1 分，2.8~3.5 为 2 分，<2.8 为 3 分；② 凝血酶原时间延长(s)：<4 为 1 分，4~6 为 2 分，>6 为 3 分；③ INR：<1.7 为 1 分，1.7~2.3 为 2 分，>2.3 为 3 分；④ 胆红素(mg/dL)：<2 为 1 分，2~3 为 2 分，>3 为 3 分；⑤ 腹水：无为 1 分，轻至中度为 2 分，重度为 3 分；⑥ 脑病：无为 1 分，Ⅰ~Ⅱ级为 2 分，Ⅲ~Ⅳ级为 3 分。

75. 脾功能亢进实验室检查指标有哪些典型改变？

血常规检查红细胞计数，白细胞计数，血小板计数可以单一或同时减少，但形态大小正常。骨髓检查呈增生象，可出现成熟障碍，这是因为外周血细胞大量破坏，促使细胞过度释放所致。

76. 在生化检查中,哪些指标可反映肝脏的合成功能下降?

人血白蛋白降低,凝血酶原时间国际标准化比值延长。

77. 血氨的正常值是多少?

$11\sim35\ \mu\text{mol/L}$。

78. 血氨检测的临床意义是什么?

血氨(血中氨)增高见于肝性脑病、肝昏迷、肝硬化、一些先天性高血氨症等。机体中氨的主要代谢场所是肝脏,严重肝脏疾病时,氨不能被有效清除,引起血氨浓度升高。过多的氨可使脑细胞能量代谢紊乱,脑组织能量供应不足影响中枢神经递质的产生与平衡,严重时可引起脑细胞中毒。

79. 血氨的来源是什么?

内源性氨是由体内蛋白质代谢过程中产生的氨基酸,经脱氨作用分解而成,是血液中氨的主要来源。外源性氨是由蛋白质类食物在肠道内经细菌分解而成的。

80. 胃的血流量是多少?

每 100 克胃组织,约 11 mL/min。

81. 小肠的血流量是多少?

每 100 克小肠组织,$30\sim70$ mL/min。

82. 结肠的血流量是多少?

每 100 克结肠组织,$8\sim35$ mL/min。

83. 胃肠道的基础氧耗量是多少?

每 100 克胃肠组织耗氧,$1.5\sim2$ mL/min。

84. 肝脏的基础氧耗量是多少?

每 100 克肝脏组织耗氧,约 6 mL/min。

（任　全）

参考文献

［1］ 全国科学技术名词审定委员会. 第六分册（外科学）. 医学名词［M］. 北京：科学出版社，1997.

［2］ 医学名词审定委员会呼吸病学名词审定委员会. 呼吸病学名词［M］. 北京：科学出版社，2018.

［3］ 詹知仁. 间接测定胃肠黏膜内 pH 的原理、方法及意义［J］. 国际麻醉学与复苏杂志，1993；14：308 - 309.

［4］ Van de Putte P，Perlas A. Ultrasound assessment of gastric content and volume［J］. Br J Anaesth，2014；113：12 - 22.

［5］ ［美］Miller RD. 米勒麻醉学［M］. 邓小明. 等，译. 北京：北京大学出版社，2016.

第五章

泌尿系统监测

1. 什么是衡量肾小球功能的最佳指标？

肾小球的功能主要是滤过，评估滤过功能最重要的参数是肾小球滤过率（glomerular filtration rate，GFR），因此 GFR 是衡量肾小球功能的最佳指标。

2. 围术期肾功能评估的主要方法？

围术期肾功能评估的主要方法包括检测血液学指标（肾小球滤过率、血尿素氮、钾钠氯钙磷、尿酸、二氧化碳、肌酐和肌酐清除率）、尿常规检查（肾小管浓缩功能、蛋白质、葡萄糖）、血清和尿电解质、心电图、肾 CT、CT 血管造影、磁共振与磁共振血管造影。

3. 尿液指标是否可以用来评估围术期肾功能？

尿的流速作为急性肾衰竭的指标并不可靠，可能在无尿、少尿、多尿之间变化。肾损伤的 RIFLE 标准不能准确反映非少尿性肾衰竭。非少尿性肾衰竭是围术期急性肾损伤最常见表现。

4. 肾功能异常早期生化标志物有哪些？

包括以滤过为基础的肾功能障碍标志物（如胱蛋白酶抑制剂 C、前心房利钠肽和色氨酸复合糖等），反映肾小管细胞损伤的生物学标志物（如乳酸脱氢酶，碱性磷酸酶和 γ 谷氨酰转肽酶）和反映肾小管细胞功能障碍的生物学标志物（如 α_1 微球蛋白、β_2 微球蛋白、白蛋白等）。

5. 醛固酮正常值是多少？

醛固酮是肾上腺皮质球状带分泌的重要的盐皮质激素，在维持机体钠平衡中起着重要作用。血浆醛固酮的正常值参考范围：卧位：280.2±25 pmol/L(10.1±0.9 ng/dL)；立位：438.3±72 pmol/L(15.8±2.6 ng/dL)。尿醛固酮：普食下为14～53 nmol/24 h(5～19 μg/24 h)。

6. 醛固酮升高的临床意义？

高浓度的醛固酮可刺激钠和水的重吸收，主要发生在远端肾小管和集合管。醛固酮升高见于：① 生理情况下：如低盐饮食、大量钠离子丢失、钾摄入过多可致醛固酮分泌增加；② 原发性醛固酮增多症，如肾上腺醛固酮瘤；③ 继发性醛固酮增多症，见于充血性心力衰竭、肾病综合征等。

7. 抗利尿激素的正常值是多少？

抗利尿激素(antidiuretic hormone，ADH)或称为血管加压素(vasopressin，VP)是下丘脑的视上核神经元产生的含有 9 个氨基酸的多肽激素，抗利尿激素正常值为 1.4～5.6 pmol/L。

8. 抗利尿激素变化的临床意义是什么？

抗利尿激素主要促进肾远曲小管和集合管对水的重吸收，具有抗利尿作用，调节有效血容量、渗透压及血压。增高见于腺垂体功能减退症、肾性尿崩症和脱水等，降低见于中枢性尿崩症、肾病综合征，输入大量等渗溶液等。

9. 心房利钠肽的正常值是多少？

心房利钠肽(atrial natriuretic peptide，ANP)又称心钠素或心房肽，由心房和其他器官分泌，正常值为 50～150 pg/mL。

10. ANP 增高的临床意义是什么？

血管内容量增高可刺激心房和其他器官分泌利钠肽，其通过放松血管平滑肌、降低交感神经刺激以及抑制肾素-血管紧张素-醛固酮系统来降低循环动脉压。

11. 何谓肾血流量分布？

肾接受 15%～25%心输出量，或者说每分钟有 1～1.25 升的血液通过肾动脉，取决于机体的状况。大部分血液由肾皮质接受，仅 5%心输出量流经肾髓质。

12. 何谓肾血流的调节？

肾血流通过各种调节血管平滑肌活动和改变血管阻力的机制来调节。运动时肾血管交感神经张力增加，使肾血流分流给运动的骨骼肌。机体休息状态下肾血管松弛。手术引起交感刺激会增加血管阻力，减少肾血流，麻醉药可能会通过减少心输出量来减少肾血流。在正常肾平均动脉压维持在 60～160 mmHg 时，都能维持肾的自主调节。当平均动脉压降至 60 mmHg 以下时，平均动脉压的下降将减少肾血流并最终影响肾小球滤过率。

13. 肾有效血浆流量的定义和正常值？

80％肾动脉血液供应肾包膜和结缔组织，未经肾的血液无清除作用，所以肾的血浆流量代表泌尿部分的血浆流量称为有效肾血浆流量。正常值为 600～800 mL/min。

14. 怎样定义肾小管性酸中毒？

肾小管酸中毒是由于肾小管分泌氢离子或重吸收碳酸氢离子的功能减退，使尿酸化功能失常，而产生慢性酸中毒。

15. 血清肌酐作为肾小球滤过率指标的局限性是什么？

（1）当肾小球滤过率（glomerular filtration rate，GFR）大于 50 mL/min，血清肌酐的浓度不会增加超过正常范围，GFR 在此水平之上发生的改变，血清肌酐值不会发生相应有意义的改变。

（2）GFR 随年龄增长逐渐下降，因此血清肌酐浓度不能反映年龄影响。

（3）术后第一天血清肌酐浓度低于基础值是常见的，之后会增加，不一定提示发生肾损伤和 GFR 下降，只是代表血液浓缩与基础值平衡。

（4）血清肌酐是一种提示肾功能稳定的有用指标，但 GFR 迅速变化时它就失去可靠性。

16. 肌酐清除率的定义是什么？

肌酐清除率是指每分钟肾脏可彻底清除肌酐的血浆容量，通过计算在一段时间内到达尿液中的肌酐总量（尿量和尿肌酐浓度）以及将其与血肌酐浓度进行比较来测定。

17. 肌酐清除率评估肾功能指标有什么优缺点？

由于"金标准"方法，如菊粉、^{51}Cr-EDTA 或^{99m}Tc-DTPA 清除率费用昂贵而且复杂烦琐，肌酐清除率的测定是目前最常用的肾功能储备量化方法。肌酐清除率的计算误差范围从 10%～27% 不等，主要取决于尿液收集是否精确，患者体重、体表面积以及正常的日变化。对于急性肾功能衰竭（acute renal failure，ARF）患者，收集 24 小时尿液量进行监测通常是不现实的。

18. 血尿素氮的正常值是多少？

血尿素氮正常值范围为 8～20 mg/dL。

19. 血尿素氮测定的临床意义？

血尿素氮（blood urea nitrogen，BUN）广泛应用于肾功能评估，但不能作为肾小球滤过率的可靠的重点评估标准。而将血尿素氮和血清肌酐水平相结合可提供较单独指标更可靠的信息。

20. 尿/血浆肌酐比的定义是什么？

尿/血浆肌酐比表示肾小球滤过、远端小管重吸收水的百分比。

21. 尿/血浆尿素比的临床意义是什么？

尿素的生成并非稳定不变，而是受到许多非肾性变化因素的影响。由于尿素水平可不依赖于肾功能而发生显著变化，所以很显然，尿/血浆尿素比值并不能用于鉴别肾前性氮质血症和急性肾小管坏死。

22. 尿/血浆肌酐比与肾功能的关系？

正常情况下，98% 的水被重吸收，尿肌酐远远多于血浆肌酐。在严重的肾前性氮质血症状态下，比率可增加百倍。当肾小管功能丧失时，这一比率可低于 20：1。

23. 尿素氮排出分数的定义是什么？

尿素氮排出分数为尿素氮清除率和肌酐清除率比值。

24. 尿素氮排出分数和肾功能有什么关系？

尿素氮排出分数在区分由于急性肾小管坏死引起的少尿和肾前综合征引起的少尿比滤过钠排泄分数更敏感更有特异性，尤其在有袢利尿剂作用的情况下。并且高代谢状态下产生过多的尿素使得滤过钠排泄分数不准确。

25. 尿钠正常值是多少？

尿钠是测定 24 小时尿液钠的总量，尿钠的正常值是 130～260 mmol/24 h。

26. 尿钠浓度和肾功能有什么关系？

脱水和低血容量能显著刺激肾小管在髓袢升支粗段和集合管处重吸收钠。肾前综合征时，尿钠值非常低，小于 20 mEq/L，血容量提高时可逆转。在急性肾衰竭时，肾小管的保钠和维持血管内容量的能力丧失，尿钠超过 60～80 mEq/L。

27. 钠排泄分数的定义是什么？

排钠分数（fractional excretion of sodium，FE_{Na}）为钠清除率和肌酐清除率的百分比。

28. 排钠分数有何临床意义？

FE_{Na} 是评估肾小管对低血容量和高血容量反应的方法。FE_{Na} 在低血容量时降低，反之亦然。FE_{Na} 的连续增加和肌酐清除率降低是肾功能恶化的确切指标。

29. 自由水清除率的定义是什么？

自由水清除率（free water clearance，C_{H_2O}）是通过肾小管稀释或浓缩尿液对肾脏水调节能力的一种测量，可以在 +18～－8 升/天变化。计算方法是从自由水清除率中除去溶质的肾清除率。

30. 测定自由水清除率的意义？

当尿液被稀释，尿流大于渗透清除率时 C_{H_2O} 为正，当尿液被浓缩，尿流小于渗透清除率时 C_{H_2O} 为负。负性 C_{H_2O}（自由水潴留）被称为肾小管保水。急性肾小管坏死发生时浓缩功能丧失，尿称为等渗液，C_{H_2O} 接近 0。

31. 肾小球滤过率(GFR)的定义？

正常成人每分钟流经肾脏的血液量为 1 200～1 400 毫升,其中血浆量 600～800 mL/min,有 20%血浆经肾小球滤过后,产生的滤过液(原尿)为 120～160 mL/min,此即单位时间内(分钟)由肾小球滤过后进入肾小囊的超滤容积。

32. 肾小球滤过率的正常值是多少？

正常男性 GFR 大约为 120±25 mL/min,女性 GFR 大约为 95±20 mL/min。

33. 肾小球滤过率升高和降低有什么临床意义？

GFR 与年龄、性别、体重有关。GFR 降低见于全身性疾病(糖尿病、高血压、甲状腺功能减退等)和肾脏器质性疾病导致的急慢性肾衰竭。GFR 升高见于肢端肥大症、巨人症、糖尿病肾病早期。

34. 估计肾小球滤过率的定义是什么？

估计肾小球滤过率(estimate glomerular filtration rate，eGFR)为估计肾小球滤过率,是基于患者性别、年龄、体重以及血清肌酐水平来进行计算肾小球滤过率。

35. 估计肾小球滤过率正常值是多少？ 怎样计算？

正常 eGFR≥90 mL/min,此前国际上较公认的方法是用肾脏病饮食改良试验(modification of diet in renal disease，MDRD)公式和 Cockcroft‐Gault 方程估算GFR。现在临床也常用简化 MDRD 方程方便临床工作。

36. 什么是测定肾小球滤过率的"金标准"？

菊粉清除率被认为是测定肾小球滤过率的"金标准",但临床常用内生肌酐来推测肾小球滤过率。

37. 肾血流的常用测量方法有哪些？

(1) 定量测定：对氨基马尿酸滤过率、指示剂稀释法、组织氧分压测定、尿氧张力的监测、外来^{85}氪和^{133}氙清除率测定等。

(2) 定性和半定量评价：γ 相机记录放射性药物示踪剂在肾脏的运输、术中经食道二维超声心动图和肾动脉多普勒波形图以及超声造影检查、功能性磁共振成像技术等。

38. 什么是肾血流测定的 Fick 定律？

用于测定肾血浆流量的理想物质经肾小球滤过后，不会在肾小管内代谢，经一次的肾脏血循环后，完全被肾脏清除。

39. 什么是肾小管功能试验？

肾小管功能试验分近端肾小管和远端肾小管。远端肾单位功能试验包括肾脏浓缩和稀释功能试验、尿渗透压测定，近端小管功能试验包括对小分子蛋白的重吸收功能和肾小管葡萄糖最大重吸收量试验。

40. 慢性肾衰竭怎样定义？

慢性肾衰竭（chronic renal failure，CRF）是指肾损伤或 GFR$<$60 mL/min/1.73 m^2 持续 3 个月以上。

41. 慢性肾衰竭怎样分期？

慢性肾衰竭分 5 期：1 期：GGR 正常，GFR$\geqslant$90 mL/min/1.73 m^2，2 期：60～89 mL/min/1.73 m^2，3 期：30～59 mL/min/1.73 m^2，4 期：15～29 mL/min/1.73 m^2，5 期：$<$15 mL/min/1.73 m^2。

42. 慢性肾衰竭代谢性酸中毒的原因是什么？

在慢性肾衰竭早期有机阴离子分泌入尿中，代谢性酸中毒是非阴离子间隙改变造成的，随着肾衰竭的进展，形成一个超大的阴离子间隙，相应的血浆 HCO_3^- 浓度降低形成酸血症，可以被血液透析纠正。但患者术后仍可以发生酸血症和高钾血症。

43. 少尿的定义是什么？

少尿的定义是指尿量少于 400 mL/24 h 或 17 mL/h，经常被认为是肾功能不全的标志。

44. 围术期少尿的原因是什么？

（1）肾前性：① 有效血容量减少，② 心脏排血功能下降，③ 肾血管病变；

(2) 肾性：① 肾小球病变，② 肾小管病变；

(3) 肾后性：① 各种原因引起的机械性尿路梗阻，② 尿路的外压。

45. 怎样鉴别诊断急性少尿？

急性肾前性少尿：尿渗量＞500 mOsm/KgH$_2$O、尿比重增加(＞1.016)、尿钠减少(＜20 mmol/L)、FeNa 减少(＜1)、BUN/Cr 升高(＞10∶1)；急性肾性少尿：尿渗量＜350 mOsm/KgH$_2$O、尿比重＜1.014、尿钠升高＞40 mmol/L、FeNa 增加(＞1)、BUN/Cr 降低(≤10∶1)。

46. 肾功能的神经激素调节是什么？

两个互相依赖但作用相反的神经激素系统维持着血压、血管内容量、盐、水内环境的稳定。交感肾上腺素轴，肾素-血管紧张素-醛固酮系统，以及血管加压素通过促进血管收缩和保盐保水作用，防止发生低血压和低血容量。前列腺素类物质、缓激肽和心房钠尿肽通过促进血管扩张和水盐排泄，防止高血压和高血容量的发生。

47. 多尿的定义是什么？

多尿是指每天 24 小时排尿多于 2 500 毫升。

48. 无尿的定义是什么？

成人 24 小时尿量小于 100 毫升，或者 12 小时无尿称为无尿。

49. 急性肾损伤的定义是什么？

48 小时内血清肌酐上升超过 0.3 mg/dL，或 7 天之内上升至基础值 1.5 倍，或尿量＜0.5 mL/kg/h，持续 6 小时。

50. 血尿素氮的正常值是多少？

血尿素氮(Blood urea nitrogen，BUN)是蛋白质的终末代谢产物，正常范围成人 3.2～7.2 mmol/L，婴儿、儿童 1.8～6.5 mmol/L。

51. 血中尿素氮增高有何临床意义？

血中尿素氮增高常见于各种急慢性肾衰竭导致的器质性肾功能损害、肾前性少尿或蛋白质分解或摄入过多。器质性肾功能损害在血清肌酐正常的情况下,血尿素氮与血清肌酐的正常比约是 10:1。如果比值升高到大于 20:1,提示肾前性综合征(肾前性氮质血症)。当分解代谢或尿素氮合成增加时,血尿素氮会增加,与肾小球滤过率减少不成比例。

52. 血清肌酐的正常值是多少?

肌酐的正常值男性 0.6~1.2 mg/dL,女性 0.5~1.1 mg/dL。

53. 血清肌酐升高的临床意义?

血中的肌酐有外源性和内生性两类组成。机体每天肌酐的生成量恒定,血中肌酐由肾小球滤过排出体外而肾小管基本不重吸收,在外源肌酐摄入稳定的情况下,血肌酐浓度和肾小球滤过率相关。因此,血肌酐增高:① 见于各种原因引起的肾小球滤过功能减退;② 可以用来鉴别肾前性和肾实质性少尿,器质性肾衰竭血肌酐常超过 200 $\mu mol/L$,而肾前性少尿常小于 200 $\mu mol/L$;③ 血尿素氮/血肌酐在器质性肾衰时同时升高,比值下降、肾前性少尿时血尿素氮上升较快、比值升高;④ 老年人和消瘦者因肌酐产生减少,正常值也需警惕升高;⑤ 血肌酐明显升高时肾小管排泌增加可致肾小球滤过率升高。此外药物(西咪替丁)可能抑制肾小管对肌酐分泌。

54. 肾小管损伤的标志物有哪些?

β_2 微球蛋白、尿-N-乙酰-β-D-氨基葡萄糖苷酶(urine - N - acetyl - β - D - glucosaminidase,NAG)和中性粒细胞明胶酶相关脂质运载蛋白(neutrophil gelatinase-associated lipocalin,NGAL)。

55. 尿微球蛋白测定有什么临床意义?

β_2 微球蛋白一般被肾小球滤过之后部分被肾小管重吸收。因此血浆中和尿中 β_2 微球蛋白的比值可能会对区分肾小球和肾小管损伤有帮助。肾小球损伤时血清 β_2 微球蛋白升高而在尿中降低。肾小管损伤初期 β_2 微球蛋白重吸收受损,在尿中水平升高而在血清中的水平下降。

56. 尿-N-乙酰-β-D-氨基葡萄糖苷酶测定的临床意义是什么?

NAG 在尿中浓度的增加,是识别亚临床肾小管损伤的一种确定方法。尿

NAG 或其同工酶比率已用于移植患者排斥反应的早期检测或慢性肾病病程的跟踪。

57. 中性粒细胞明胶酶相关脂质运载蛋白测定的临床意义是什么?

中性粒细胞明胶酶相关脂质运载蛋白(neutrophil gelatinase-associated lipocalin,NGAL)是一种蛋白酶抗体,在几乎刚发生肾损伤时就可以在微量的尿液中检测出来,比尿-N-乙酰-β-D-氨基葡萄糖苷酶和 $β_2$ 微球蛋白的出现更早。可能是缺血或肾毒性损伤时的一种早期敏感无创的尿中生物标志物。

58. 什么是球管反馈?

球管反馈是肾脏自身调节的基本机制。肾小球滤过率(glomerular filtration rate,GFR)增加时,远端小管 NaCl 增加,致密斑感受到氯化物浓度增加,引起邻近入球小动脉的颗粒细胞释放肾素,促进血管紧张素合成,继而小动脉收缩,降低 GFR。

59. 什么是肾脏自身调节机制?

动脉血压在 80~180 mmHg 变化时肾脏能维持恒定的肾血流和肾小球滤过率。平均动脉压降低时,肾血管阻力也下降,从而维持肾血流量(renal blood flow,RBF)。当动脉压增加超过自身调节范围时,流经致密斑上化学感受器的氯化钠增加,这会引起三磷腺苷和腺苷刺激腺苷 A_1 受体从而引起入球小动脉收缩,这会使 RBF 和 GFR 降至先前水平。

60. 低血容量时肾小管的浓缩作用是什么?

细胞外液容量不足(低血容量)激活一系列血管收缩和与钠潴留有关的神经内分泌系统:交感肾上腺系统、肾素-血管紧张素-醛固酮系统。在精氨酸血管加压素(arginine vasopressin,AVP)作用下,集合管大量重吸收水分,使尿液浓度明显升高(渗量浓度为 600 mOsm/kg),几乎不含钠(10 mEq/L)。

61. 血容量过多时肾小管为何有稀释作用?

细胞外液容量增加受一系列血管扩张物质、排盐的神经肽控制,其中最重要的心房利钠肽(atrial natriuretic peptide,ANP)、交感神经系统、血管紧张素 II 活性降低及 ANP 释放的共同作用,可以导致肾小球滤过率和钠滤过率负荷增加。

ANP 分泌或精氨酸血管加压素(arginine vasopressin，AVP)缺乏可以降低集合管对水分的吸收，产生富含大量钠(80 mEq/L)的稀释尿液(渗透浓度为 300 mOsm/kg)。

62. 血尿酸的正常值是多少?

血尿酸正常值：成人男性为 149~416 μmol/L；女性为 89~357 μmol/L。

63. 血尿酸增高的临床意义是什么?

一般血液中尿酸含量超过 420 μmol/L 就定义为高尿酸血症。高尿酸血症主要由核酸代谢增加和排泄减少引起。前者主要包括摄入高嘌呤食物和高分解代谢疾病，如肿瘤、白血病；后者包括肾功能下降及某些药物影响。

64. 尿比重的正常值是多少?

尿比重反应 1 毫升尿液的质量与 1 毫升蒸馏水的质量比。正常值是 1.001~1.035。

65. 尿比重增高有何临床意义?

在灌注差或肾前性氮质血症情况下，尿比重较高，反映了肾脏保存水钠的能力。

66. 尿比重降低有何临床意义?

随着因急性肾小管坏死而导致的肾脏尿浓缩能力的丧失，尿比重和血浆渗量接近。

67. 尿比重反映围术期肾功能为什么有局限性?

比重是渗量的一种替代指标，但当提高比重而不会显著改变渗量的物质大量出现，高的尿比重可造成肾脏浓缩能力被维持的误解，而在年纪较大患者中，脱水后肾脏的尿浓缩能力受损，尿比重检查同样不可靠。

68. 尿糖的正常值是多少?

一般尿糖的正常范围是阴性。

69. 尿糖增高有何临床意义？

一般尿中出现葡萄糖可能为食后糖尿、肾性糖尿、神经性糖尿和非葡萄糖尿以及尿糖假阳性。

70. 尿酮体的正常值是多少？

尿酮体的正常值一般为阴性。

71. 尿酮体阳性有何临床意义？

当频繁呕吐、腹泻或者长期未进食和患有糖尿病发生酮症酸中毒时尿酮体可呈阳性。

72. 尿-血浆渗透浓度比的正常值是多少？

正常血浆或血清的渗透压 $280\sim300$ mOs/L，尿渗透压大于 450 mOs/L，因此尿血浆渗透浓度比（U：P_{osm}）大于 1.5 提示肾前综合征。少尿时浓缩能力丧失或为等肾尿（U：$P_{osm}=1.0$）预示肾小管损伤和急性肾衰竭的发生。

73. 术中缺氧对肾脏有何影响？

动脉氧分压值低于 40 mmHg 的严重动脉血氧不足与肾血流降低以及肾血管收缩具有相关性。全身性缺氧可产生不依赖肾脏神经支配的抗利尿作用和抗尿钠排泄作用。

74. 心肺转流术中血液稀释对肾脏功能有何影响？

心肺转流术开启，氧输送能力急剧下降 30%，心肺转流术中进行中度血液稀释降低血液黏滞度和提高局部血流达到肾保护目的。

75. 血细胞比容对肾脏功能有何影响？

有研究表明心肺流转术中极低的血细胞比容可作为术后急性肾损害和肾衰竭的预测因素。$22\%\sim24\%$ 的血细胞比容与术后急性肾损伤存在独立相关性。过高或过低的血细胞比容，都有可能增加患者需要透析的风险。

76. 动脉收缩压和脉压异常对肾脏并发症有何影响？

即使术中短暂的收缩压（<100 mmHg）以及脉压（$<60\sim70$ mmHg）降低，均

可能与围术期急性肾功能损伤(acute renal injury，AKI)有关。

77. 血管内容量状态监测对急性肾损伤的意义？

左心房压过低对肾血管收缩是个强有力的刺激,直接测量左房压可提供肾脏压力-血流关系。左心房释放心钠素扩张入球小动脉和收缩出球小动脉来增高肾小球毛细血管内液压水平。同时通过放松平滑肌和降低交感神经的血管刺激性来降低血压,抑制肾素和醛固酮的分泌,导致肾血管舒张、尿钠排泄以及多尿。但有创性监测未被证明可降低急性肾损伤的发病率。

78. 肾脏血流的主要预测因素是什么？

心排血量与灌注压是肾血流的主要预测因素,而灌注压单独与尿排出量相关。

79. 肾灌注不足的反应的主要调节机制是什么？

① 入球小动脉扩张增加肾脏的灌注;② 出球小动脉阻力上升以增加滤过分数;③ 可通过增加血管内容量从而间接提高心排血量来提高肾灌注。

80. 肾灌注压降低的反馈调节是什么？

肾灌注降低使输送至髓袢升支粗段皮质区的致密斑的溶质减少,导致旁边的入球小动脉平滑肌细胞舒张,从而提高肾小球灌注和滤过。

81. 尿氧张力监测有何临床意义？

尿氧张力的监测可用于提示髓质氧张力,亦作为评价肾功能的一种监测方法。

82. 肾组织氧饱和度检测的原理是什么？

组织氧分压应用多线表面氧分压电极和温度探头进行测定。这种极谱描记电极具有多个铂微电极,在与组织接触面中央排列成一排,一个极谱银阳极位于该电极的周围。

83. 肾局部氧饱和度监测有何临床意义？

探头被直接放置于肾皮质进行局部组织氧分压的测定,该测定值是肾表面血流灌注的间接指标。

84. 肾局部氧饱和度监测有何局限性?

肾局部氧饱和度监测只能监测外层皮质的氧分压,而对内层皮质和髓质的监测有限。

85. 肾髓质缺氧的原因是什么?

正常肾脏皮髓质的血流灌注比约为 9∶1,即肾髓质仅接受大约 10% 的肾血流量,氧含量低,但髓质肾小管主动重吸收 Na^+ 又会大量耗氧,故髓质处于相对缺氧的环境中。

86. 血氧水平依赖性磁共振成像监测肾脏氧合水平的意义是什么?

血氧水平依赖性磁共振成像(Blood oxygen Level-dependent magnetic resonance imaging, BOLD - MRI)可以反映由顺磁性的脱氧血红蛋白所引发的血管周围的微观磁场变化。血红蛋白氧饱和度与血液氧分压相关的变化在氧分压水平较低时更为显著。正常情况下肾髓质的氧分压在 15~20 mmHg 的范围内,这使得 BOLD - MRI 非常适用于肾髓质氧合程度的测量。

87. 什么是测定肾小球清除率的理想物质?

用于测定肾血浆流量的理想物质经肾小球滤过后,不会在肾内代谢,所以经一次肾脏血循环后便应完全被肾脏清除。

88. 对氨基马尿酸滤过率测定的优势是什么?

对氨基马尿酸是符合肾小球清除率测定的理想物质。其优势在于该物质在人体肾脏内经一次血循环后的滤过率约为 90%。

89. 何谓外来^{85}氪和^{133}氙清除率测定肾血流技术?

通过测定气体清除率来评估每克肾组织血流量的技术。需要进行选择性肾动脉插管,并与动脉造影相结合。经注射后,气体很快便扩散至肾组织中,并在组织与血液中达到平衡状态。

90. 肾动脉多普勒波形图对肾血流技术评估有何价值?

可用于评估搏动指数和阻力指数的变化,以及定性描述肾血流量随时间的变化情况。通常选择叶间动脉进行评估。

第五章

91. 超声造影检查如何用于肾血流成像?

超声空化(即超声降解)引起的微气泡小于红细胞,并且与红细胞一起通过微毛细血管床时,反射回声束可实现组织血容量和血流的直接超声成像。经超声造影检查计算出的肾血流量值与直接血流测定值具有适度相关性。

92. 早期急性肾损伤有哪些表现?

肾小管细胞损伤、肾小管细胞功能障碍以及肾脏的适应性应激反应。

93. 新的以滤过为基础的肾功能障碍标志物是什么?

肌酐替代物包括胱蛋白酶抑制剂 C、前心房利钠肽(1–98)以及色氨酸复合糖。

94. 胱蛋白酶抑制剂 C 测定肾小球滤过率有什么优点和缺点?

胱蛋白酶抑制剂 C 是半胱氨酸蛋白酶抑制剂"超级家族"中的一员,由所有有核细胞恒速生成,尤其作为轻度慢性肾衰竭的抑制剂 C 清除率。但是稳态胱蛋白酶抑制剂 C 水平的个体间差异性要远远大于肌酐。

95. 有效肾血浆流量测定的方法是什么?

^{131}I–OIH 静脉注入体内后,当其血浆浓度较低时,经肾循环一次,近 20% 由肾小球滤过,近 80% 由肾小管排泌,几乎完全被清除出去,因此 ^{131}I–OIH 的清除率实质上就代表肾血浆流量。

96. 有效肾血浆流量测定有何临床意义?

① 反应血流动力学变化;② 协助诊断肾小管疾病;③ 判断移植肾急性肾小管坏死。

97. 什么是尿酸化以及其正常值?

尿酸化主要在肾小管完成包括分泌 H^+ 和重吸收 HCO_3^-。尿 $HCO_3^- <$ 30 mmol/L,尿酸(uric acid, UA)大于 10 mmol/L,NH_4^+ 大于 20 mmol/L。

98. 如何进行昼夜尿比重试验?

昼夜尿比重试验又称莫氏浓缩和稀释功能试验,试验时正常进食,每餐含水量不宜超过 500~600 毫升,除正常进餐外不再饮任何液体,上午 8 时排尿弃去,10

时、12时、下午 2、4、6、8 时及次晨 8 时各留尿 1 次,分别准确测定尿量及比重。

99. 如何定义尿渗量?

尿渗量(urine Osmol,Uosm)系指尿内全部溶质的微粒总数量。

100. 尿比重和尿渗量有何异同?

尿比重和尿渗量都能反应尿中溶质的含量,但尿比重易受溶质微粒大小和分子量大小的影响,尿渗量受溶质的离子数量的影响。测定尿渗量更能切合实际,反应肾浓缩和稀释功能。

（陈　晨）

参考文献

[1] 葛均波,徐永健,王辰.内科学.第 9 版[M].北京:人民卫生出版社,2020.

[2] 万学红,卢雪峰.诊断学.第 9 版[M].北京:人民卫生出版社,2018.

[3] 王辰,徐永健,钱家鸣,余学清.内科学.第 3 版[M].北京:人民卫生出版社,2015.

[4] 王庭槐.生理学.第九版[M].2018.

[5] 王建枝,钱睿哲.病理生理学.第 9 版[M].北京:人民卫生出版社,2018.

[6] Ronald D. Miller. Miller's Anesthesia. Eighth edition[M]. Netherland:Academic Press,Elsevier, 2015.

[7] Hwang NC. Preventive strategies for minimizing hemodilution in the cardiac surgery patient during cardiopulmonary bypass[J]. J Cardiothorac Vasc Anesth, 2015, 29(6):1663 - 1671.

[8] Ranucci M, Aloisio T, Carboni G, et al. Acute kidney injury and hemodilution during cardiopulmonary bypass:A changing scenario[J]. Ann Thorac Surg, 2015, 100(1):95 - 100.

[9] Sessler DI, Bloomstone JA, Aronson S, et al. Perioperative quality initiative consensus statement on intraoperative blood pressure, risk and outcomes for elective surgery[J]. Br J Anaesth, 2019;122(5):563 - 574.

[10] 李雪,邱林,赵亮,等.肾氧饱和度监测临床应用的最新研究进展[J].医药论坛杂志,2020,41(3):166 - 169.

[11] 刘艳,徐学勤,李晓.肾脏血氧水平依赖磁共振成像的研究进展[J].诊断学理论与实践,2014,13(2):216 - 219.

[12] 杨文琪.超声造影评估慢性肾病的研究进展[J].临床超声医学杂志,2016,18(10):694 - 697.

第六章

血液系统监测

第一节　止血功能障碍与监测

1. 血液系统异常包括哪几类?

血液系统异常常分为以下几类：① 红细胞疾病：包括缺铁性贫血、巨幼细胞性贫血和溶血性贫血；② 粒细胞疾病：包括粒细胞缺乏症、粒细胞增多症等；③ 单核细胞和巨噬细胞疾病：包括炎症性组织细胞增多症、恶性组织细胞病等；④ 淋巴细胞和浆细胞疾病：包括淋巴瘤、急(慢)性淋巴细胞白血病和多发性骨髓瘤；⑤ 造血干细胞疾病：包括再生障碍性贫血、阵发性睡眠性血红蛋白尿、骨髓增生异常综合征等；⑥ 脾功能亢进；⑦ 出血性及血栓性疾病。

2. 什么是贫血?

贫血是指循环血液单位体积中的血红蛋白、红细胞数和(或)红细胞比容低于正常低限的病理状态。贫血是一种常见临床症状,不是一个独立的疾病,各系统疾病均可引起贫血。

3. 贫血分为几类?

临床上常依据病因和发病机制分类：

(1) 红细胞生成减少性贫血：① 造血干祖细胞异常：包括再生障碍性贫血、纯红细胞再生障碍贫血等；② 造血微环境异常：包括骨髓基质细胞受损、造血调节因子水平异常、淋巴细胞功能亢进等所致贫血；③ 造血原料不足或利用障碍：包括叶酸或维生素 B_{12} 缺乏或利用障碍、缺铁和铁利用障碍性贫血。

（2）红细胞破坏过多性贫血：① 红细胞异常；② 红细胞周围环境异常。

（3）失血性贫血：围手术期常见。

4. 贫血的临床表现是什么？

① 神经系统表现：头晕耳鸣、失眠多梦、记忆力减退、注意力不集中；② 皮肤黏膜表现：粗糙、苍白；③ 呼吸循环系统：气急、呼吸困难，心率增快、心悸、心律失常，贫血性心脏病、心脏扩大，冠心患者可发生心绞痛、心衰；④ 消化系统：消化不良、腹部胀满；⑤ 泌尿生殖系统：严重贫血可见蛋白尿，急性血管内溶血可有血红蛋白尿，循环衰竭者可有少尿、无尿和急性肾衰竭。

5. 围手术期失血原因有哪些？

① 医源性血液损失：每日进行实验室检查所抽取的血液，重症患者每日可达40～70毫升，一周的损失量相当于一个单位治疗量；② 外科出血；③ 应激性消化道出血；④ 止血功能障碍：血小板数、凝血因子数量和功能异常，严重者可致 DIC。

6. 正常的止血系统包含几个部分？

正常的止血系统包含四个部分：脉管系统、血小板、纤维蛋白形成和纤维蛋白溶解。在血管由于各种原因受到损伤后，四个部分协同作用形成凝块阻止血液的进一步流失。

7. 什么叫"初期止血"和"二期止血"？

各种原因引起的血管内皮损害会诱发血小板黏附于损伤部位，这一过程被称为"初期止血"；当出血比较严重时，需要凝血因子的激活并与纤维蛋白交联，形成稳定的血凝块，这一过程被称为"二期止血"。

8. 出血对机体的影响有什么？

能够控制的少量出血对机体影响很小，可被迅速代偿，无明显不良影响。而无法及时控制的急慢性出血往往导致血液稀释、低体温、凝血因子的消耗和酸中毒等不良后果，并进一步加重凝血功能障碍和出血，进入恶性循环。严重出血常会导致：稀释性血小板减少、低体温、低血压、组织缺血和灌注不足诱发的代谢性酸中毒、弥散性血管内凝血。

9. 什么是"大出血后三联征"

创伤、手术后大量出血以及随后的各项病理生理变化所引起"低体温、酸中毒和凝血功能障碍"被称为"大出血后三联征"，是术后早期出血相关死亡的最常见原因。

10. 严重出血最常见的凝血异常是什么？

稀释性血小板减少是严重出血患者中最常见的凝血异常，常见于接受超过其血液量 1.5 倍输血量的患者中。在大出血的患者中，若输入一个机体血容量的血液，循环中仅剩余 35％～40％ 的血小板。另外，液体复苏过程中会输注大量的晶体、胶体或悬浮红细胞，由此可导致凝血因子的稀释，加重凝血障碍和出血。

11. 低体温对凝血功能有什么影响？

低体温几乎能够从血小板功能、凝血酶动力学改变、纤维蛋白凝结和溶解平衡等方面影响凝血机制的全部过程，对凝血产生不利影响：① 在 33℃ 的温度下，对凝血过程的损害相当于缺乏正常水平 33％ 的 Ⅸ 因子所引起的凝血障碍，此种临床特征类似于"血友病"；② 在较低的温度下会发生更大程度的纤维蛋白凝块溶解；③ 止血功能异常与低血压之间也有很强的相关性，如果能够及时纠正凝血异常则能够改善和逆转低血压的发生发展。

12. 血管内皮通过什么机制抑制血栓形成？

血管内皮细胞通过多种机制抑制血栓形成：① 正常内皮细胞通过抗血小板、抗凝和抗纤溶作用抑制血凝块形成；② 血管内皮可表达多种血浆介导的止血抑制剂发挥抗凝作用；③ 血管内皮可合成组织纤溶酶原激活物，激活纤维蛋白溶解。

13. 血管内皮能够表达哪些凝血抑制剂？

血管内皮可表达表面糖蛋白血栓调节蛋白、结合黏多糖和产生组织因子途径抑制物等凝血抑制剂。

14. 血管内皮损伤如何诱发血栓形成？

机械和化学损伤会破坏血管内皮的天然防御机制，暴露出细胞外基质，可结合并激活血小板。细胞外基质中存在的组织因子（TF）可激活血浆介导的凝血途径，进一步产生凝血酶和纤维蛋白凝块。另外，白细胞介素-1、肿瘤坏死因子、γ 干扰素等细胞因子和某些激素通过增加 vWF、组织因子、纤溶酶原激活物抑制剂－1 的合成和表达、下调正常的抗血栓形成机制诱发血栓形成。

15. 血小板的来源、正常值、生成速率和寿命是多少？

血小板来源于骨髓中的巨核细胞，一个巨核细胞可以产生约 2 000 个血小板，正常值为$(100\sim300)\times10^9/L$，每日生成$(1.2\sim1.5)\times10^{11}$ 个血小板，在血液循环中的寿命为 8～12 天。

16. 血小板接触受损血管后会发生哪些改变？

血管损伤后，血小板首先会黏附于受损部位并聚集成血小板凝块，促进止血。当接触到细胞外基质，血小板发生的生理学改变分为三个阶段：黏附、激活和聚集。除此之外，组织因子暴露所致的凝血酶的产生是血小板活化的第二途径。在血小板聚集的最后阶段，血小板表面激活的糖蛋白Ⅱb/Ⅲa 受体与纤维蛋白原结合，促进相邻血小板的交联。

17. 血小板包含哪些储存颗粒？

血小板包含两种特定类型的储存颗粒：α 颗粒和致密体。α 颗粒包含多种蛋白，包括纤维蛋白原、凝血因子Ⅴ和Ⅷ、vWF、血小板衍生生长因子；致密体含有腺嘌呤核苷酸 ADP、三磷腺苷、钙、5－HT、组胺和肾上腺素。

18. 血小板如何与其他血小板聚集？

血小板在血管内皮受损表面上形成单层后，会释放 ADP 等血小板激活剂激活附近的血小板，导致各自 GP Ⅱb/Ⅲa 活化并结合纤维蛋白原。纤维蛋白使血小板凝结成大块，达到止血目的。

19. 凝血酶是怎么产生的？

经典理论认为，组织因子的暴露或活化的Ⅻ因子会激活外源性或内源性凝血途径，进一步启动一系列的凝血级联反应，最终激活的 Ⅹa 因子和Ⅴa 因子共同作用使无活性的凝血酶原被活化成有活性的凝血酶。

20. 凝血酶的产生为什么是止血过程中的关键调控步骤？

凝血酶是一种多功能分子，其激活不仅可以将纤维蛋白原裂解为纤维蛋白而产生聚合,还可以激活因子 XIII 和血小板,激活因子 XI 和内源性途径,激活辅因子 V 和 VIII。凝血酶可以通过激活因子 V、VIII、XI、XIII 和 TAFI 提供正向反馈,以及通过激活蛋白 C 和促进纤维蛋白溶解产生负反馈。

21. 多数凝血反应由哪四个部分组成?

这四个部分包括:① 酶:$VIIa$、XIa、Xa、IIa,蛋白 C;② 辅因子:V、VIII、组织因子,蛋白 S,能够加快反应速度几个数量级;③ 钙:将蛋白结合到表面;④ 磷脂表面:带负电荷并通过使蛋白质彼此靠近来加快反应。

22. 什么是经典内源性凝血途径?

当血管内膜下胶原纤维暴露时,可激活 XII 因子,进而激活 XI 因子为 XIa。XIa 在 Ca^{2+} 存在时激活 IX 因子,IXa 再与激活的 $VIIIa$、PF3、Ca^{2+} 形成复合物进一步激活 X。所有参与凝血的因子均存在于血管内的血浆中,故命名为内源性凝血途径。

23. 什么是经典外源性凝血途径?

外源性凝血过程中,外部添加的组织因子(TF)和血液中 Ca^{2+}、微量的 $VIIa$ 能够有效激活 X 因子,启动凝血级联反应。

24. 什么是经典共同凝血途径?

在形成 X 因子后,内源性和外源性凝血途径通过相同路径与 V 因子一同形成 IIa 因子并进一步形成血凝块。

25. 凝血途径有哪些争议? 什么是新凝血途径?

经典内源性和外源性凝血过程能够解释体外凝血实验过程,但是无法解释某些特殊情况的临床表现:接触系统缺陷的患者没有出血表现,表明内源性凝血不在此类凝血过程中发挥作用;血友病的患者缺少 VIII 和 IX 因子(内源性凝血途径因子),表明仅凭外源性凝血途径不足以支持止血。因此,这些难以解释的临床表现促进了凝血过程"新途径"概念的提出。凝血"新途径"的激活过程可简要概括为:$TF + VIIa \rightarrow IXa + VIII \rightarrow Xa + V \rightarrow IIa$(凝血酶)$\rightarrow$ 凝块。

26. 凝血酶有哪些功能?

凝血酶是一种多功能分子。其功能包括:① 将纤维蛋白原裂解为纤维蛋白;

② 激活因子Ⅴ和Ⅷ；③ 激活因子ⅩⅢ；④ 激活因子Ⅺ；⑤ 激活血小板；⑥ 激活凝血酶可激活的纤维蛋白溶解抑制剂(TAFI)；⑦ 激活纤维蛋白溶解；⑧ 激活蛋白C。

27. 凝血酶有哪些特性？

凝血酶具有多种特性：① 凝血酶发挥功能不需要辅助因子；② 激活后，它会与其GLA域分离，以游离状态四处漂浮促进凝结反应；③ 凝血酶可以通过激活因子Ⅴ，Ⅷ，Ⅺ和ⅩⅢ和TAFI提供正向反馈，以及通过激活蛋白C和促进纤维蛋白溶解产生负反馈。

28. 纤维蛋白的形成过程是什么？

纤维蛋白的形成是水溶性的循环内纤维蛋白原转变为不溶性的血纤维蛋白血栓的过程，可分为两个步骤：第一步，凝血酶通过切断纤维蛋白原的两个肽（纤维蛋白肽A和B)将纤维蛋白原转化为纤维蛋白单体，切断这些肽的过程暴露了可与其他纤维蛋白单体的聚合位点，这些单体可以自发形成纤维蛋白聚合物（疏松的凝块）。第二步，因子ⅩⅢ通过在不同纤维蛋白聚合物之间形成酰胺键来稳定血凝块，而因子ⅩⅢ是唯一不是丝氨酸蛋白酶的凝血酶。

29. 纤维蛋白溶解的意义是什么？

血纤维蛋白溶解的过程与血栓形成同时启动，目的是防止血栓过大和血栓形成的失控、利于伤口愈合和防止栓塞。

30. 哪些蛋白参与了纤维蛋白溶解过程？

① 纤溶酶：是一种由肝脏产生的丝氨酸蛋白酶，可裂解纤维蛋白和纤维蛋白原中的键。一般情况下，纤溶酶以无活性的纤溶酶原形式存在，但其可以被组织纤溶酶原激活剂(tPA)（内皮细胞产生，纤溶酶原的生理激活剂）和尿激酶(UK)所激活形成有活性的纤溶酶；② 纤维蛋白溶解抑制剂：包括纤溶酶原激活物抑制剂(PAI-1)和α2抗纤溶酶。PAI-1由肝脏和内皮细胞产生，绑定并灭活tPA；α2抗纤溶酶产生于肝脏，绑定并灭活纤溶酶。

31. 内在的抗凝机制包含哪四个主要调节途径？

内在抗凝机制的主要作用是制约凝血反应，抑制过多的血栓形成，主要包括组织因子途径抑制剂(TFPI),抗凝血酶(抗凝血酶Ⅲ),蛋白质 C 和蛋白质 S。

32. 组织因子途径抑制剂(TFPI)有哪些功能?

TFPI 与因子 Xa 结合形成磷脂膜复合体,然后该复合物与 TF - Ⅶa 形成四元复合物抑制其活性并阻止 Ⅸa 形成,下调外源性凝血途径的活性。

33. 蛋白 C 系统有哪些功能?

凝血酶与血栓调节素(TM)结合,凝血酶的促凝功能下降,但其激活蛋白 C 的能力增强。蛋白 C 是一种丝氨酸蛋白酶,在辅因子蛋白 S 辅助下可裂解并破坏因子 Ⅴa 和 Ⅷa,在下调凝血的过程中非常重要。蛋白 C 和蛋白 S 都依赖维生素 K。

34. 丝氨酸蛋白酶抑制剂(SERPINs)包括什么? 有什么功能?

SERPINs 包括抗凝血酶(antithrombin, AT) 和肝素辅因子 Ⅱ。AT 是一种丝氨酸蛋白酶抑制剂,可结合并灭活凝血级联反应中的所有丝氨酸蛋白酶,包括凝血酶以及因子 Ⅸa, Xa、Ⅺa 和 Ⅻa。肝素与 AT 结合后发生构象变化,促进 AT 对目标酶的抑制。肝素辅因子 Ⅱ 是最近发现的一种 SERPIN,可单独抑制凝血酶。

35. 凝血弹性描记仪的作用是什么?

凝血弹性描记仪(Thrombelastography,TEG)能针对某一全血标本的凝血功能作全面的检查,动态反映凝血形成和纤维蛋白溶解的全过程,能准确提供凝血因子、纤维蛋白原、血小板功能和纤溶等有关信息。

36. 凝血弹性描记仪包括哪两个必需的机械部分?

凝血弹性描记仪含有两个必需的机械部分:一部分是匀速原位来回旋转的加热小杯,另一部分是一根自由垂吊的探针。

37. 凝血弹性描记仪的 R 参数是如何定义的?

R 参数为血样置入小杯至 TEG 曲线宽度达 2 毫米的时间,表示纤维蛋白开始形成的速度(与血浆凝血因子及循环抑制物活力的功能状态有关)。其正常值为 5～10 分钟。

38. 凝血弹性描记仪的 K 参数是如何定义的？

K 参数是从 R 的终点至 TEG 宽度达 20 毫米的时间（反映纤维蛋白交联的情况，取决于内源性凝血因子、纤维蛋白原和血小板的活力），其正常值为 1～3 分钟。

39. 凝血弹性描记仪的 α 角参数是如何定义的？

α 角为从血凝块形成点即 R 的终点至 TEG 最大曲线弧度作切线与水平线的夹角。α 角反映整体凝血形成的速率，与纤维蛋白原浓度及血小板功能状态有关，其正常值为 53°～72°。

40. 凝血弹性描记仪的 MA 参数是如何定义的？

MA 参数是 TEG 曲线最大宽度数值（反映了凝血的最大强度，纤维蛋白及血小板的状态对其数值影响最大），其正常值为 50～70 毫米。

41. 凝血弹性描记仪的 A 参数是如何定义的？

A 参数是任一时刻描记图曲线两点间的距离，用来监测任一时刻曲线两点间的扫描宽度，是血凝块强度或弹性函数，A 值计量单位为毫米（mm）。

42. 凝血弹性描记仪的 CI 参数是如何定义的？

CI 即凝血综合指数，是判断凝血和出血的综合指标，反映血液在各种条件下的凝血综合状态，其正常值为 −3～3。

43. 凝血弹性描记仪的 LY30 参数是如何定义的？

LY30 是 MA 值确定后 30 分钟内血凝块消融（或减少）的速率（％），反映纤维蛋白溶解情况，即形成血凝块的稳定性，其正常值为 0～7.5％。

44. 出血病史采集和体格检查需要确认的关键问题是什么？

通过病史询问和体格检查，我们需要确认的四个关键问题是：① 是否有明确的出血？② 是血小板型出血还是凝血缺陷性出血？③ 是先天性的出血还是继发性的？④ 需要哪些检查对出血原因进行鉴别诊断？

45. 病史询问中，哪些问题有助于围术期出血风险的评估？

以下问题的询问会有助于病史的采集：① 是否有鼻出血、发生频率和是否需要治疗？② 是否有牙科操作出血、是否需要缝合或填塞、次日是否仍有出血？③ 是否接受过手术、有无异常出血和输血？④ 是否有皮肤瘀血史及频率？⑤ 月经期时间、是否发生贫血并需要治疗？分娩后是否出血过多或需要输血？⑥ 是否有呕血、尿血和便血？⑦ 刷牙或牙线洁牙是否容易出血？

46. 凝血障碍疾病在围手术期的临床表现特点是什么？

① 因血小板缺陷和 von Willebrand 病而出血的患者主要表现为黏膜皮肤出血，多处瘀伤，牙龈出血和频繁的鼻出血在此类患者多见；② 凝血因子缺乏症的患者往往会出现肌肉和关节出血；③ 血小板缺陷和凝血因子缺陷患者在受伤时和手术时都会大量出血。因此，外伤或术后重症监护患者若存在明显异常的术中和术后出血必须要考虑凝血疾病的可能。

47. 什么是血管性血友病？有哪些常见的临床类型？

血管性血友病是临床上常见的一种遗传性出血性疾病，其发病机制是患者的血管性血友病因子（von Willebrand factor，vWF）基因突变，导致血浆 vWF 数量减少或质量异常。目前常分为三型：1 型：vWF 量的减少；2 型：vWF 质的异常，包含四个功能缺陷的 vWF 亚型；3 型：vWF 量的完全缺失。

48. 血管性血友病的主要临床表现是什么？

vWD 多为常染色体显性遗传，少数为常染色体隐性遗传，男女均可患病。患者有皮肤黏膜出血的倾向，以鼻衄与牙龈出血最常见。女性患者常有月经过多或分娩后大量出血。临床症状轻重不等：轻型（1 型）患者在一般状况下可能并无特别出血表现或仅有月经过多，但在首次外伤或手术后会表现出异常出血；2 型出血危险为中度；重症（3 型）患者可表现出明显出血倾向，可发生自发性关节与肌肉出血。患者的出血倾向可能随着年龄增长而逐渐减轻。

49. 诊断血管性血友病的主要实验室检查是什么？

常规的凝血试验通常对 vWD 无明显诊断价值，多数患者的血小板计数和 PT 指标是正常的，APTT 可能会随着Ⅷ因子水平的降低而发生轻至中度的延长。对于 vWD 的评估，血小板功能测试可能比出血时间监测更有临床意义。在 vWF 功能检测方面，vWF -因子Ⅷ结合试验可确定 vWF 与Ⅷ因子的结合能力，vWF -胶原结合试验可确定 vWF 与胶原的结合能力。

50. 什么是血友病？有哪些常见类型？

血友病为一组遗传性凝血功能障碍的出血性疾病，其共同的特征是活性凝血活酶生成障碍，凝血时间延长，表现为轻微创伤后出血倾向，重症患者可发生"自发性"出血。常分为三型：A 型，Ⅷ因子缺乏；B 型，Ⅸ因子缺乏；C 型，Ⅺ因子缺乏。

51. 诊断血友病的主要实验室检查是什么？

血友病患者 APTT 延长，而 PT、出血时间和血小板计数仍在正常范围内，但轻型血友病患者的 APTT 也可能是正常的。可用 APTT、STGT、Biggs 凝血活酶生成纠正试验来鉴定血友病类型。另外，可进行特定的Ⅷ因子、Ⅸ因子、Ⅸa 因子活性测定。

52. 哪些药物可导致围术期患者的凝血障碍？

药物是围术期患者凝血障碍的重要诱发原因之一。静脉抗凝剂肝素和华法林，口服抗凝剂和抗血小板药物均可诱发凝血障碍。另外，某些药物存在抑制血小板的作用：β 内酰胺类抗生素可抑制血小板聚集，硝普钠、硝酸甘油和 NO 可减少血小板的聚集和分泌。选择性 5-HT 再摄取抑制剂（某些抗抑郁药物）可抑制血小板的聚集。

53. 肝脏能够产生哪些凝血因子？

肝脏是产生促凝血因子的主要场所，包括纤维蛋白原、凝血酶原（Ⅱ因子）、Ⅴ因子、Ⅶ因子、Ⅸ因子、Ⅹ因子、Ⅺ因子、Ⅻ因子，抗凝血蛋白 C 和蛋白 S 和 AT。

54. 肝脏疾病对血小板的影响是什么？

肝病和门脉高压可导致脾隔离而引起的血小板减少，可伴有增加的血管内皮 NO 和前列环素所致的血小板功能障碍。另外，慢性肝病患者可出现循环中 vWF 水平增高，有助于血小板的功能恢复和聚集，对血小板的数量和功能下降起到一定的代偿作用，但也使血栓形成的风险增加。

55. 肝脏疾病对纤溶过程的影响是什么？

慢性肝病患者中，由肝脏合成的凝血酶激活纤维蛋白溶解抑制剂（TAFI）减少，TAFI 能够阻止纤溶酶原活化成纤溶酶，TAFI 减少可造成过度的纤维蛋白溶解而增加了出血风险。但是，肝病时 PAI-1 浓度升高（t-PA 和 u-PA 的丝氨酸蛋白酶抑制物），可能使纤维蛋白溶解趋向正常和平衡。

56. 肝病相关的实验室检查有哪些？

肝衰竭早期可仅有 PT 延长，APTT、纤维蛋白原、D-二聚体、出血时间和血小板计数可正常。肝衰竭晚期除 PT 延长外，APTT 延长、纤维蛋白原水平降低、d-二聚体水平增加、出血时间延长、血小板计数减少。

57. 严重肾脏疾病对血小板的影响是什么？ 实验室检查特点是什么？

肾脏疾病发展为慢性肾衰竭和尿毒症时，常见血小板功能障碍，主要表现为出血时间延长，以及与手术或外伤后的出血倾向。其中机制来自于多个方面，主要为血小板聚集的减少和对受损血管壁的黏附作用的下降。实验室检查特点为：PT、APTT、纤维蛋白原水平、D-二聚体水平、血小板计数均可不受影响，但出血时间延长。

58. 什么是弥散性血管内凝血？

弥散性血管内凝血（DIC）是在许多疾病基础上，致病因素损伤微血管体系，导致凝血活化，全身微血管血栓形成、凝血因子大量消耗并继发纤溶亢进，引起以出血及微循环衰竭为特征的临床综合征。弥散性血管内凝血是一种临床病理诊断。

59. 弥散性血管内凝血的病因是什么？（什么情况下容易出现弥散性血管内凝血？）

① 严重感染：败血症是重症监护患者发生 DIC 的最常见原因，约占 30％。② 手术创伤：大面积烧伤、颅脑外伤、挤压综合征、骨折及各脏器手术，占发病因素的 12.7％～15％；③ 病理产科：羊水栓塞、先兆子痫、子痫、妊娠高血压综合征、胎盘早剥、剖宫产等，占 DIC 发病率的 8.6％～20％，以羊水栓塞最为常见；④ 恶性肿瘤：前列腺癌、乳腺癌、肺癌、各类白血病等，以慢性型表现为主；⑤ 其他如溶血反应、急性坏死性胰腺炎、急性出血坏死型肠炎、低氧血症、急性肝衰竭等。

60. 弥散性血管内凝血的临床表现特点是什么？

弥散性血管内凝血通常表现为出血，5％～10％的病例仅表现为微血栓。① 出血：自发性、多部位出血，严重者可危及生命；② 休克或微循环衰竭：休克不能用原发病解释,不易纠正,早期即出现肾、肺、脑等器官功能不全;③ 微血管栓塞:累及浅层皮肤、消化道黏膜微血管,可表现为:顽固性休克、呼吸衰竭、意识障碍、颅内高压、多器官功能衰竭;④ 微血管病性溶血:较少发生,表现为进行性贫血、贫血程度与出血量不成比例,偶见黄染。

61. 弥散性血管内凝血的实验室检查特点是什么?

弥散性血管内凝血的典型实验室检查结果包括:血小板数量减少,PT、APTT 和凝血酶时间(thrombin time,TT)延长,纤维蛋白原水平降低,可溶性纤维蛋白和纤维蛋白降解产物的浓度升高。

62. 弥散性血管内凝血的诊断标准是什么?

DIC 的诊断主要包含两个方面:基础疾病和临床表现,同时还需要结合实验室指标来综合评估,单一的常规实验诊断指标不能确诊或排除 DIC。目前我国已有 DIC 的积分诊断系统,常用的是中华医学会血液学分会提出的弥散性血管内凝血诊断中国专家共识(2017 年版)及其包含的中国弥散性血管内凝血诊断积分系统(Chinese DIC scoring system,CDSS),此系统突出了基础疾病与临床表现,强调动态监测。

63. 弥散性血管内凝血需要哪些监测?

① 监测引起 DIC 的基础疾病的变化;② 监测患者临床表现:监测出血情况和范围,血栓栓塞的出现和变化;监测患者意识状态改变;③ DIC 进展监测:依据 DIC 诊断积分系统定期复查血小板计数、PT 和 APTT,纤维蛋白原、D-二聚体,并进行评分。

64. 弥散性血管内凝血不同阶段的临床表现特点和抗凝策略是什么?

① DIC 早期表现为微栓塞症状,如皮肤、黏膜栓塞,灶性缺血性坏死、脱落及溃疡形成,不明原因的肺、肾、脑衰竭,此时以抗凝为主,无明显出血和继发性纤溶亢进者不宜补充血小板和凝血因子,禁用抗纤溶药物;② 随着 DIC 病情进展,微血栓形成导致凝血因子进行性消耗,应在抗凝同时给予血小板和凝血因子的替代治疗;③ DIC 晚期出现继发性纤溶亢进,FDP、D-二聚体显著升高,此时应继续补充凝血因子和血小板,抗纤溶药物应用目前尚有争议。

65. 与心肺转流相关的凝血障碍有哪些特点？

心肺转流会对凝血系统产生很大的影响：① 体外转流管路的液体预充会导致血液稀释和血小板减少；② 血小板可黏附于管路表面，血小板数量进一步减少并导致血小板功能障碍；③ 体外转流期间的低体温可导致血小板聚集，低体温能够降低凝血因子的产生和凝血酶活性；④ 可能会导致纤溶亢进。

66. 创伤引起的凝血障碍有哪些特点？

无法控制的出血是创伤相关死亡的主要原因。① 创伤引起的凝血障碍可能是由于酸中毒、低体温和复苏过程中发生的血液稀释。② 创伤后急性凝血障碍可以独立发生，此过程称为创伤诱导的凝血障碍（trauma-induced coagulopathy，TIC）或急性创伤性凝血障碍，主要表现为创伤后早期的止血障碍和纤溶增加。③ 尽管血小板计数正常，但血小板功能可能发生障碍，从而导致 TIC 时出血增加。

67. 什么是抗磷脂综合征？

抗磷脂综合征（antiphospholipid syndrome，APS）是一种获得性自身免疫疾病，以静脉和（或）动脉血栓形成伴有反复的流产为特征，可能与系统性红斑狼疮或类风湿性关节炎等自身免疫疾病有关，也可能单独发生。

68. 抗磷脂综合征对凝血功能监测的影响是什么？

抗磷脂综合征的产生是由于出现了磷脂结合蛋白的自身抗体，进一步影响了凝血系统。其特征表现在：抗磷脂综合征引起 APTT 轻度延长，并产生狼疮抗凝物质，抗心磷脂抗体或抗 β2 糖蛋白 I 抗体阳性。如果患者单独出现 APTT 延长应考虑抗磷脂综合征的可能。

69. 什么是肝素诱发的血小板减少症？

肝素诱导的血小板减少症（heparin-induced thrombocytopenia，HIT）是一种自身免疫介导的药物反应，在接受肝素治疗的患者中发生率多达 5%，患者会出现轻度至中度的血小板减少症。

70. 肝素诱发的血小板减少症临床表现特点是什么？

与其他药物诱发的血小板减少症相反，肝素诱发的血小板减少症会导致血小板活化，并促进动脉和静脉的血栓形成。

71. 肝素诱发的血小板减少症实验室检查特点是什么？

　　肝素诱发的血小板减少在临床表现为肝素治疗后 5～14 天出现血小板减少，对于接触过肝素的患者，可能 1 天之内就会发生血小板减少或血栓形成。对于肝素给药期间或之后出现血栓形成或血小板减少的患者，需要进行 HIT 抗体的检测或血清素释放测定以明确诊断。

72. 围术期凝血监测的重点是什么？

　　围术期的凝血检查应易于实施且经济，准确性和诊断特异性高。一般地说，围术期凝血监测的重点是：① 完整的术前凝血检查以筛选和识别围术期高出血风险的患者；② 心脏和血管手术期间使用肝素治疗时，应进行常规术中凝血监测；③ 多种监测的结果综合分析，并结合临床症状，有助于围术期凝血障碍的鉴别和诊断。

73. 围术期出血主要监测哪几个方面？

　　根据不同病因，主要监测三个方面：① 临床表现：内科患者可监测瘀血的数量和范围、口鼻出血的频率、胃肠道出血引流量以及血便和血尿的情况。外科患者多监测引流量，但应注意管路是否通畅。② 影像学检查：B 超可显示关节、肌肉出血的范围和腹腔内出血变化，CT 或磁共振检查可显示颅内或脊柱内出血。③ 实验室检查：凝血功能检测；肝素浓度监测；黏弹性凝血检测；血小板功能监测。PT 和 APTT 依然是最基本的筛查手段。

74. 常用的凝血实验室监测包括哪些？

　　① 出血时间（BT）和毛细血管脆性试验（CET）；② 检查血小板的实验：血小板计数（BPC）和血浆血小板第 4 因子测定（PF_4）；③ 检查凝血级联反应的实验：全血凝固时间（CT）、激活全血凝固时间（ACT）、活化部分凝血活酶时间（APTT）、凝血酶原时间（PT）和血浆纤维蛋白原定量（Fg）；④ 检查纤维蛋白溶解的实验：凝血酶时间（TT）、纤维蛋白降解产物（FDP）和 D-二聚体检测；⑤ 抗凝血酶Ⅲ活性及抗原含量（AT-Ⅲ）；⑥ 血栓弹力图（TEG）。

75. 什么是毛细血管脆性实验？

　　也称为束臂试验，用肢体加压的方法使静脉充血并使毛细血管收到一定的内在压力，根据新出现的出血点数量估计毛细血管的脆性。正常值：男性 0～5 个，女性 0～10 个。其特异性差，目前已少用。

76. 出血时间能否预测出血?

出血时间(BT)是指皮肤破损出血至出血停止所需时间,是血管壁和血小板功能的粗略估计,多用于评估有出血病史的患者,出血时间受皮肤温度、皮肤厚度、年龄、种族、解剖学位置等因素的影响,不能预测出血,目前已少用于凝血功能的监测。

77. 血小板计数正常值和临床意义有什么?

血小板计数(BPC)指单位容积血液内所含的血小板数量,正常值$(100\sim300)\times10^9$/L。BPC减少常见于原发性和继发性血小板减少症,但应注意样本血液的稀释和血小板的成团块所造成的假性低血小板计数。

78. 血小板减少症的病因包括什么?

血小板减少症的病因包括:① 由于肝脏疾病导致血小板生成减少;② 脓毒症的免疫反应增加血小板破坏;③ DIC;④ 严重创伤后血小板消耗增加;⑤ 大量输血后导致的血液稀释;⑥ 骨髓抑制性化疗;⑦ 心脏辅助设备(如主动脉内球囊反搏泵、ECMO);⑧ 某些药物(如肝素诱导的血小板减少症);⑨ 血栓性血小板减少性紫癜。

79. 如何有效识别血小板减少症?

病史和体格检查可帮助识别血小板减少症的患者,一般只有血小板计数低于50×10^9/L时才会出现血小板减少的体征和症状,主要表现为不同部位的出血:皮肤紫癜,胃肠道出血,泌尿生殖系统出血和黏膜出血。对于怀疑有血小板减少症的患者,要筛查的特定因素包括:① 肝脏疾病,血液病或风湿病病史;② 近期感染;③ 最近用药;④ 酗酒史;⑤ 血小板减少症的家族史。体格检查(如脾大或肝硬化临床表现)有助于明确血小板减少症的病因。

80. 检查凝血级联反应的实验有哪些?

检查凝血级联反应的实验包括:全血凝固时间(CT)、激活全血凝固时间(ACT)、活化部分凝血活酶时间(APTT)、凝血酶原时间(PT)和血浆纤维蛋白原定量(Fg)等。

81. 什么是凝血酶原时间(PT)和INR?

PT指在血浆中加入过量的组织凝血活酶和适量的钙,观察血浆凝固时间。

PT 是主要反映外源性凝血系统缺陷的筛选试验，即对Ⅶ因子缺陷较为敏感。正常值 12±1 秒。PT 较正常值延长 3 秒以上有诊断意义。

INR 是不同实验之间 PT 结果标准化的方法。用凝血活酶试剂对国际重组标准物进行测试，并根据结果得到国际敏感性指数（ISI）。INR 计算公式为：INR＝（患者 PT/标准 PT）^{ISI}，其中标准 PT 是实验室多个正常样品测定结果的几何平均值。

82. 什么是活化的部分凝血活酶时间（APTT）？

APTT 是在 37℃条件下，在枸橼酸钠抗凝的血浆中加入白陶土激活Ⅺ、Ⅻ因子和脑磷脂，最后加入钙离子后，观察乏血小板血浆凝固所需的时间，即为活化部分凝血活酶时间，正常值 32～42 秒。APTT 较正常对照延长 10 秒以上有诊断意义。

83. PT 正常、APTT 延长有什么临床意义？

PT 正常、APTT 延长可能存在的情况包括：Ⅺ、Ⅸ、Ⅷ因子缺乏：包括先天性和获得性；Ⅺ、Ⅸ、Ⅷ因子特异性抑制剂；小剂量肝素污染；狼疮抗凝物（抗磷脂抗体）；血管性血友病。

84. PT 延长、APTT 正常有什么临床意义？

Ⅶ因子缺乏：包括先天性和获得性（维生素 K 缺乏，肝脏疾病）；Ⅶ因子抑制剂；小剂量华法林。

85. PT 延长、APTT 延长有什么临床意义？

Ⅹ、Ⅴ或Ⅱ因子缺乏；Ⅹ、Ⅴ或Ⅱ因子抑制剂（利伐沙班、达比加群酯）；大剂量肝素（APTT 延长＞PT 延长）；大剂量华法林（PT 延长＞APTT 延长）；低纤维蛋白原（＜80 mg/dL）；肝病和严重维生素 K 缺乏。

86. 什么是激活全血凝固时间（ACT）？有什么临床意义？

指将惰性硅藻土加入血液内，以加速血液的凝固过程。正常值：107±13 秒。常用于体外循环监测肝素抗凝效果，计算鱼精蛋白拮抗肝素的剂量。

87. 激活全血凝固时间（ACT）的局限性是什么？

ACT 监测的局限性包括在低肝素浓度下，其敏感性较低和可重复性差；血液稀释或低体温可导致假性的结果延长；ACT 测定结果超过 600 秒时超出了线性响应的检测范围。

88. 检查纤维蛋白溶解的实验包括哪些？

检查纤维蛋白溶解的实验包括：凝血酶时间（TT）、血浆鱼精蛋白副凝固实验（3P 实验）、纤维蛋白降解产物（FDP）和 D-二聚体检测。

89. 什么是凝血酶时间（TT）？延长的临床意义是什么？

凝血酶时间（TT）指在被检血浆中加入标准凝血酶溶液后血浆凝固所需时间。正常值为 16～18 秒。较正常对照延长 3 秒以上有诊断意义。TT 延长常见于：① 直接凝血酶抑制剂（达比加群等）；② DIC；③ 异常纤维蛋白原血症；④ 肝素应用；⑤ 低纤维蛋白原水平；⑥ 高纤维蛋白原水平；⑦ 尿毒症。

90. 什么是纤维蛋白降解产物（FDP）检测？升高的临床意义是什么？

当纤溶酶作用于纤维蛋白/纤维蛋白原分子时，它会在特定位置切割该分子，所得产物即为 FDP。FDP 测定正常值：0～6 mg/L。FDP≥20 mg/L 有诊断意义。在纤维蛋白/纤维蛋白原破坏增加（DIC，纤维蛋白溶解）的情况下，FDP 水平会升高，多见于原发性或继发性纤溶、溶栓治疗、尿毒症等。

91. 什么是 D 二-聚体检测？升高的临床意义是什么？

当纤维蛋白单体结合形成血栓时，因子ⅩⅢ会将其"D"结构域结合在一起稳定血凝块，这种形成的键对纤溶酶具有抗性而不被降解，因此降解片段被称为"D-二聚体"。D-二聚体水平升高表明：凝血酶已作用于纤维蛋白原上，而且通过ⅩⅢ因子形成了纤维蛋白单体之间的进一步加固聚合；该凝块被纤溶酶降解。

92. 什么是血栓弹力图（TEG）？主要包括哪几个指标？

TEG 由凝血弹力记录仪测定，其特殊之处在于可检查全血血栓的形成和溶解，动态反映了整个凝血过程（凝血和纤维蛋白溶解过程）。TEG 通过将全血放入一个带有测量血栓形成力的针的振荡容器中来进行。TEG 主要测量参数包括五个方面：① R 时间，② K 时间，③ α 角，④ 最大幅度（MA），⑤ 血块溶解：包括 A30 和 A60。

93. 推荐用于止血功能障碍的筛查方法有哪几个？如果检查结果异常应如何处理？

推荐用于止血障碍的筛查方法包括：活化部分凝血活酶时间（APTT）、凝血酶原时间（PT）、国际标准化比值（INR）和血小板计数。如果检查结果出现异常，首先应重复测定一次以确认结果，然后依据鉴别诊断程序进行相应的凝血功能检查。

94. 维生素 K 缺乏的凝血实验室检查特征是什么？

PT 延长，APTT 正常或轻度延长，纤维蛋白原水平正常，D-二聚体、出血时间（BT）、血小板计数不受影响。

95. 阿司匹林或噻吩并吡啶类药物对凝血实验室检查的影响是什么？

出血时间延长，PT 和 APTT 不受影响，纤维蛋白原水平、D-二聚体水平和血小板计数不受影响。

96. 肝衰竭早期的凝血实验室检查特征是什么？

PT 延长，APTT、纤维蛋白原水平、D-二聚体水平、出血时间和血小板计数不受影响。

97. 肝衰竭晚期的凝血实验室检查特征是什么？

PT 和 APTT 延长，纤维蛋白原水平降低，D-二聚体水平增加，出血时间延长，血小板计数减少。

98. 尿毒症的凝血实验室检查特征是什么？

出血时间延长，PT 和 APTT 不受影响，纤维蛋白原水平、D-二聚体水平和血小板计数不受影响。

99. 弥散性血管内凝血的凝血实验室检查特征是什么？

PT 和 APTT 延长，纤维蛋白原水平降低，D-二聚体水平增加，出血时间延长，血小板计数减少。

100. 血栓性血小板减少性紫癜的凝血实验室检查特征是什么？

血小板计数很低，出血时间延长，PT 和 APTT 不受影响，纤维蛋白原水平、

D-二聚体水平不受影响。

101. 高纤维蛋白溶解的凝血实验室检查特征是什么？

PT 和 APTT 延长，纤维蛋白原水平降低，D-二聚体水平很高，出血时间可能延长，血小板计数不受影响。

102. 华法林影响凝血的作用机制和特点是什么？

华法林是间接作用的香豆素类口服抗凝药，华法林通过抑制肝脏环氧化还原酶，使无活性的维生素 K 无法还原为有活性的维生素 K，阻止其循环应用，抑制维生素 K 依赖性凝血因子 II、VII、IX、X 的活化，而达到抗凝的目的，但对已经合成的上述因子无效，因此本药起效慢，而且停药后药效持续时间长。

103. 直接凝血酶抑制剂(DTI)包括什么？如何监测？

DTI 是一类直接与凝血酶结合，不需要辅助因子而发挥抗凝作用的药物。其特点为在游离状态和纤维蛋白结合状态均可抑制凝血酶，DTI 不会与其他血浆蛋白结合，抗凝作用更加可控，不会发生免疫介导的血小板减少症。DTI 包括来匹芦定、阿加曲班、比伐芦定、地西芦定和口服 DTI 达比加群。PT、APTT、INR 和 ACT 通常被用来监测用药过程中的凝血状态。

104. 达比加群的作用和特点是什么？如何监测？

达比加群是一种口服 DTI，与华法林相比，达比加群增加了胃肠道出血风险，降低了颅内出血风险，主要被肾脏清除。达比加群的疗效监测非常困难，APTT 并不敏感，PT 非常敏感但不能用于定量监测。

105. 直接 Xa 抑制剂包括哪些？与华法林相比有何特点？

包括利伐沙班、阿哌沙班和艾多沙班。与华法林相比，Xa 因子抑制剂能够减少卒中和栓塞、减少颅内出血和全因死亡率。

106. 肝素的作用特点是什么？

肝素作为一种抗凝剂，是由两种多糖交替连接而成的多聚体，是目前已知的负电荷密度最高的生物分子。肝素在体内外均有抗凝作用，可以预防血栓形成和血栓扩大。主要应用于急性冠脉综合征、房颤、深静脉血栓与肺栓塞、心脏外科手术与体外循环、ECMO、血液滤过和中心或外周静脉导管等的抗凝治疗。

107. 低分子量肝素与普通肝素的作用区别是什么？

作用区别为：低分子量肝素不能有效抑制凝血酶（Ⅱa），只能抑制凝血因子 Ⅹa。因此，低分子量肝素能够对凝血系统进行微调整，其作用更加具有可控制性。另外，低分子量肝素还能降低骨质疏松与肝素诱发的血小板减少症的风险。普通肝素效果通常用 APTT 测试来进行监测，但低分子量肝素不需 APTT 测定。普通肝素的半衰期为 1～2 小时，低分子量肝素半衰期为 4～5 小时，因此普通肝素要随需追加或静脉泵入，低分子量肝素一般为每天 1～2 次给药。

108. 阿司匹林的作用机制是什么？

阿司匹林作用机制为：抑制环氧合酶（COX）合成，阻碍花生四烯酸（AA）转换为 TXA2；抑制血小板释放肾上腺素、胶原、凝血酶；抑制内源性 ADP、5 - HT 的释放。

109. 氯吡格雷的作用机制和特点是什么？

氯吡格雷选择性地抑制 ADP 与血小板受体的结合及抑制 ADP 介导的糖蛋白 GPⅡb/Ⅲa 复合物的活化，从而抑制血小板聚集。对血小板 ADP 受体的作用是不可逆的。氯吡格雷必须先经过生物转化才能够产生抗血小板聚集作用。口服吸收迅速，在肝脏代谢，半衰期为 8 小时，需要 4～7 天才能完全抑制血小板。主要不良反应为出血，有创操作前应停药 7 天。

110. 纤维蛋白溶解药是什么？包括哪些药物？

纤维蛋白溶解药是一类能使纤溶酶原转化为纤溶酶，加速纤维蛋白降解，导致血栓溶解的药物。包括：① 链激酶（SK），② 尿激酶（UK），③ 组织型纤溶酶原激活剂（t - PA）等。

111. 链激酶(SK)的作用特点和不良反应是什么？

半衰期较长为 20 分钟。输注时间需超过 1 小时。链激酶能与纤溶酶原结合，形成 SK -纤溶酶原复合物后，促使游离的纤溶酶原转变成纤溶酶，溶解纤维蛋白。链激酶须早期用药，血栓形成 6 小时内有最佳效果。但是，如果原来使用过链激酶或最近有链球菌感染，患者可以产生抗链激酶的抗体。

严重不良反应为出血,活动性出血 3 个月内、脑出血或近期手术史者禁用;有出血倾向、消化道出血、分娩后不足 4 周、严重高血压和癌症患者禁用。

112. 尿激酶(UK)的作用特点和不良反应是什么?

尿激酶由人肾细胞合成,无抗原性,能直接激活纤溶酶原,使纤溶酶原从精氨酸-缬氨酸处断裂成纤溶酶。UK 在肝、肾灭活,半衰期为 11~16 分钟。临床应用于除冠状动脉疾病以外的大部分血栓性疾病,用于脑栓塞效果明显,也用于链激酶过敏或耐受者。不良反应为出血及发热,较链激酶少。禁忌证同链激酶。

113. 组织型纤溶酶原激活剂(t‑PA)作用机制和特点是什么?

t‑PA 对循环中游离的纤溶酶原作用很小,但对与纤维蛋白结合的纤溶酶原作用则强数百倍,因此可针对已形成血栓的部位进行定向溶解。t‑PA 半衰期为 3 分钟,静脉滴注用于脑卒中和静脉血栓形成,而对于急性心肌梗死的溶栓治疗,目前多采用基因修饰形式的 t‑PA。不良反应小,不产生应用链激酶时常见的出血并发症,但使用时仍应避免剂量过大引起出血。

114. 氨甲环酸的作用机制是什么?

氨甲环酸是一种合成的氨基酸抗纤溶蛋白。它竞争性地抑制纤溶酶原的活化,但在更高的浓度下成为非竞争性抑制剂。氨甲环酸会通过从纤维蛋白置换纤溶酶原抑制纤维蛋白溶解。

115. 去氨加压素的作用机制和特点是什么?

去氨加压素是血管加压素的合成类似物,其分子结构经过修饰以减少其血管活性。加压素可激活 V1 和 V2 受体,而去氨加压素仅可刺激 V2 受体。去氨加压素会增加 VWF,Ⅷ因子和组织纤溶酶原激活剂(t‑PA)的血浆水平,从而缩短 aPTT 和出血时间。这些作用可能是由于刺激血管内皮细胞释放 VWF 所致,但作用机制尚未完全明确。去氨加压素的消除半衰期为 2~4 小时,肾功能不全患者的半衰期可延长至 9 小时。

116. 维生素 K 的作用机制和主要应用是什么?

维生素 K 是肝脏合成因子Ⅱ、Ⅶ、Ⅸ、Ⅹ所必需的维生素,具体机制尚不十分明确,目前已有人工合成可溶性的维生素 K 静脉输注和口服片剂的形式。主要用于预防和治疗由维生素 K 拮抗剂（VKA）诱导或其他药物引起的维生素 K 缺乏症，也用于服用华法林的患者在围手术期的凝血调节。

117. 什么是浓缩人纤维蛋白原？有什么作用？

浓缩人纤维蛋白原是从人血中提取的纤维蛋白原浓缩物，是凝血酶、凝血因子 XIIIa 和纤溶酶的生理底物，主要用于各种原因导致的纤维蛋白原缺乏所致出血。

118. 什么是重组Ⅶa因子？有什么作用？

重组活化因子Ⅶ是一种维生素 K 依赖性糖蛋白，可通过激活凝血级联途径来促进止血。凝血因子Ⅶ与组织因子结合并激活凝血因子Ⅸ和Ⅹ。在其他凝血因子参与下，凝血因子Ⅹa 与凝血因子Ⅴa 会将凝血酶原转化为凝血酶，这是形成纤维蛋白-血小板止血血栓的关键步骤。

119. 什么是凝血酶原复合物？

是多种凝血酶原的复合治疗药物，主要用于治疗先天性和获得性凝血因子Ⅱ、Ⅶ、Ⅸ、Ⅹ缺乏症，这些因子促进凝血酶原活化为凝血酶，从而将纤维蛋白原转化为纤维蛋白，从而形成血凝块。

120. 凝血酶原复合物的治疗指征是什么？

凝血酶原复合物主要应用于：凝血因子Ⅱ、Ⅶ、Ⅸ、Ⅹ缺乏症；外科手术前逆转维生素 K 拮抗剂的作用；抗凝剂过量、维生素 K 缺乏症；肝病出血患者需要纠正凝血功能障碍；重大手术或创伤所致的非华法林相关性凝血病。

121. 使用抗血小板药物术前停药时间和监测指标是什么？如何逆转？

非甾体抗炎药术前停药 7 天；P2Y12 受体抑制剂（氯吡格雷）术前停药 7～14 天；GPⅡb/Ⅲa 抑制剂（阿昔单抗、依替巴肽和替罗非班）术前停药 24～72 小时，可采用 TEG 血小板图中血小板抑制率（AA 抑制率和 ADP 抑制率）监测，可输注血小板逆转。

122. 使用维生素 K 拮抗剂的术前停药时间和监测指标是什么？如何逆转？

维生素 K 拮抗剂华法林的术前停药时间是 2～5 天，检测指标为 PT、INR，逆转药物为凝血酶原复合物（PCC）、新鲜冰冻血浆（FFP）和维生素 K。

123. 使用普通肝素和低分子肝素的术前停药时间和监测指标是什么？如何逆转？

普通肝素术前停药 6 小时,可监测 APTT,使用鱼精蛋白逆转;低分子肝素术前停药 12～24 小时,无需特殊监测,可部分被鱼精蛋白逆转。

124. 使用直接凝血酶抑制剂(阿加曲班、比伐卢定和达比加群)的术前停药时间和监测指标是什么？

阿加曲班和比伐卢定术前停药 4～6 小时和 3 小时,监测指标为 APTT 或 ACT,无逆转药物;达比加群术前停药 2～4 天,无需特殊监测,逆转药物为 Idarucizumab。

125. 使用 FXa 抑制剂的术前停药时间和监测指标是什么？

FXa 抑制剂利伐沙班、阿皮沙班和伊多塞班术前停药时间为 2～3 天,无需特殊监测,利伐沙班和阿皮沙班可用 andexanet alfa 拮抗。

第二节　输血疗法与监测

126. 患者血液管理(PBM)的定义是什么？

PBM 的定义为适时应用循证医学和外科观念维持血红蛋白浓度、优化止血和减少出血量,以最大限度地改善患者的预后。

127. 输血可能传播的病毒有哪些？

人类免疫缺陷病毒(HIV)、人 T 淋巴细胞病毒(HTLV‐Ⅱ)、巨细胞病毒(CMV)、丙型肝炎病毒(HCV)、乙型肝炎病毒(HBV)和甲型肝炎病毒(HAV)等。

128. 库存血会发生哪些生化变化而导致器官损伤？

库存血可发生一系列生化反应(红细胞储存损伤),可能与红细胞输注后相关器官损伤有关。库存血中的葡萄糖被红细胞代谢为乳酸,导致氢离子堆积,血浆 pH 下降,脂质和蛋白质的氧化损伤增加。储存期间红细胞中 ATP、NO 和 2,3‐DPG 的浓度进行性下降。库存血红细胞渗透脆性增加,部分红细胞破裂导致游离血红蛋白水平升高。红细胞变形性受损,可引起微循环栓塞。

129. 血液可保存的时间是多久？保存时间与输注后并发症率及死亡率是否相关？

目前关于血液的保存时间还有一定争论，一般认为是 42 天。输注长时间储存的库存血（储存时间＞14 天）可能导致某些手术（如冠状动脉旁路移植术）患者术后并发症的风险增加。但是，目前也有数据表明输注储存小于 10 天的血液和大于 21 天的血液危重患者未发现死亡率和预后有明显差异。因此，目前仍需更多前瞻性研究数据明确结论。

130. 输注红细胞的目的是什么？

输注红细胞的目的是维持组织氧供。

131. 组织氧供如何计算？

组织氧供（DO_2）与心输出量（CO）和血氧含量（CaO_2）有关。

计算方法为：DO_2（mL/min）＝CO（L/min）×CaO_2（mL%）×10＝HR×SV×[Hb(g/dL)×SaO_2×1.34＋0.003 1×PaO_2(mmHg)]×10

132. 外科手术患者的输血指征是什么？

① 急性失血超过血容量的 20%；② Hb＜70 g/L 或 Hb＜80 g/L 并伴有症状（胸痛、体位性低血压、对液体复苏反应迟钝的心动过速或充血性心力衰竭）；③ 伴随严重的内科疾病（如 COPD 和缺血性心脏病等）患者 Hb＜100 g/L；④ 自体血回输不受 IIb 影响，Hb＜100 g/L 即可开始；⑤ 机械通气依赖患者 Hb＜100 g/L。

133. 输注红细胞的指征是什么？

2017 年中华医学会指南：建议采用限制性输血的策略，即血红蛋白＞100 g/L 的患者围手术期不需要输红细胞，血红蛋白在 70～100 g/L，可由医生根据患者临床表现决定是否输红细胞。

高龄、急性冠脉综合征、感染性休克等极危重患者 Hb 维持在 90～100 g/L。Hb 是相对值，除了受血红蛋白量的影响，还受容量的影响。容量丢失大于 Hb 丢失的患者，常见于颅脑外伤拟手术患者甘露醇脱水后，患者往往有红细胞浓缩，但是部分患者仍然有输注 RBC 的必要。

134. 急性失血,如何决定输血时机?

① 患者的临床表现和生命体征;② 通过吸引血量、纱布血量、术单血量估计出血量;③ 通过失血量预估出血后的 Hct;④ 计算出最大允许出血量(EABL)＝[(Hct 术前－Hct 允许值)×BV]/[(Hct 术前＋Hct 允许值)/2],当达到此阈值时即开始输血。

135. 血小板计数正常值是多少? 存活期是多少?

正常人血小板数为$(100\sim300)\times10^9$/L,存活期为 8～11 天。

136. 血小板的输注指征是什么?

① 原发性血小板减少性紫癜、肝硬化、原发性脾亢等因素造成的血小板计数减少并伴有临床出血倾向;② 大量输血造成急性稀释性血小板减少症(血小板计数$<70\times10^9$/L)并伴有临床出血倾向;③ 拟行重大手术的重度血小板减少(血小板计数$<20\times10^9$/L);④ 血小板过度消耗的 DIC 患者。

137. 血小板的输注量和输注方法是什么?

血小板的输注量取决于输注前患者血小板数量和预期要达到的血小板数。国家标准要求 1 个单位(1 个治疗量)单采血小板含量$\geq2.5\times10^{11}$ 个,成人每次输注 1 个治疗量,严重出血者应加大输注剂量。从血库取出的血小板应被立即快速输注。输注时可用常规输血过滤器或血小板过滤器(170 Pm);不能使用微聚集纤维,因其可去除血小板,降低血小板输注效果。

138. 什么是浓缩红细胞?

将全血中的大部分血浆分离出后剩余的部分所制成的血细胞成分血定义为浓缩红细胞,与全血具有相同的携氧能力,容量只有全血的 1/2～2/3,血细胞比容可达 70%～90%。

139. 什么是悬浮红细胞?

悬浮红细胞是将采集的全血中绝大部分血浆分离出后,向剩余的部分加入红细胞添加液制成的红细胞成分血,是应用最广泛的红细胞制剂。

140. 什么是洗涤红细胞？

是将采集到的全血除去全部血浆和 80％白细胞及血小板,保留 80％以上红细胞的成分血。临床用于因多次输血而产生白细胞抗体的贫血患者,以及器官移植后患者,减少排斥反应。

141. 血浆及其制品的输注指征是什么？

① 血友病;② 大量输血而伴有出血倾向,输血量＞5 000 毫升,活化部分凝血活酶时间(APTT)延长 1.5 倍以上;③ 肝功能衰竭伴出血;④ Ⅴ 或 Ⅹ 因子缺乏伴出血;⑤ 纤维蛋白原含量小于 150 mg/dL,且出血倾向明显的 DIC 患者。

142. 新鲜冰冻血浆与冰冻血浆相比有哪些特性？ 应用指征是什么？

新鲜冰冻血浆(FFP)指单采或全血离心后获得的血浆在 6～8 小时内迅速在 $-30℃$ 以下冰冻制成。FFP 含有全部的凝血因子及血浆蛋白,其浓度与 6～8 小时内采集的全血相似。FFP 的应用指征为:① 外科缝合或电凝不能控制的大范围出血;② APTT 超过正常值 1.5 倍以上;③ 除外血小板减少为主因的出血:血小板计数＞$70×10^9$/L。

143. 输注新鲜冰冻血浆(FFP)需要监测哪些指标？

为了达到最优剂量,需要在 FFP 输注时测量中心静脉压(CVP)、每搏变异度(SVV)评估容量负荷,凝血功能检测包括 PT、INR、APTT、纤维蛋白原定量,血栓弹力图(TEG)等。

144. 输注血浆后为什么会出现过敏反应？ 临床表现是什么？ 如何处理？

血浆主要成分为血浆蛋白,包括白蛋白、免疫球蛋白等,也有少量的红细胞、白细胞和血小板。血细胞和血浆蛋白的表现型有个体差异,是产生过敏反应的原因。轻微的变态反应多表现为荨麻疹和瘙痒,可适当给予抗组胺药物,反应严重可给予类固醇激素。严重过敏反应可导致呼吸困难、喉水肿、低血压甚至休克和心搏骤停,应首先停止输注,更换输血器,去除过敏源;立即给予抗休克治疗,包括肾上腺素等;发生喉水肿时,应立即行气管插管或气管切开。

145. 冷沉淀是什么？ 应用指征是什么？

冷沉淀是指富含Ⅷ因子及纤维蛋白原的血浆制品,可治疗因缺乏Ⅷ因子及纤维蛋白原而出血不止的患者或血友病患者。

146. 人血白蛋白的应用指征是什么？白蛋白半存活期是多少？

① 失血创伤、烧伤引起的休克。② 脑水肿及损伤引起的颅压升高。③ 肝硬化及肾病引起的水肿或腹水。④ 低蛋白血症的防治。⑤ 新生儿高胆红素血症。⑥ 用于心肺转流术、烧伤的辅助治疗、血液透析的辅助治疗和成人呼吸窘迫综合征。白蛋白的半存活期约为 20 天。

147. Rh 血型常见几种抗原？临床如何分型？

Rh 血型中常见 C、D、E、c 和 e 抗原 5 种抗原，其抗原强度弱，为 A、B 抗原的 $1/100 \sim 1/10$，并以 D 抗原最强。故临床上只按 D 抗原的存在与否分型，有 D 抗原者为 Rh 阳性，无 D 抗原者为 Rh 阴性。

148. 什么是交叉配血？常用方法是什么？

交叉配血是指受血者血清加供血者红细胞悬液；供血者血清加受血者红细胞悬液，同时进行凝集试验。目的是验证供者与受者 ABO 血型鉴定是否正确，防范引起溶血性输血反应。常用的交叉配血技术有盐水法、酶介质法和抗球蛋白法。目前常规提倡同时使用三种技术进行交叉配血，以确保输血安全。

149. 大量输血协议（MTP）是什么？

MTP 指的是对严重出血的患者实行优化复苏管理模式、纠正凝血病的经验性治疗。MTP 主要由三部分组成：控制出血的早期输血、应对继续出血以及创伤性凝血病（TIC）的进一步输血和实验室支持。MTP 强调复苏早期应尽量减少不必要的诊断检查、缩短前期诊疗所需的时间，加强临床医师与输血科之间的沟通与联系，为患者救治赢得时间。

150. 大量输血应注意监测什么？

大量输血应注意早期输注新鲜冰冻血浆和血小板纠正凝血功能障碍、补充血容量，同时应注意监测血小板数量、凝血功能，有条件者可进行血栓弹力图（TEG）测试。

151. 大量输血方案的成分比例是什么？

2016 年《欧洲创伤后严重出血和凝血障碍管理指南》建议对预期需要大量输

血救治的患者输注血浆与红细胞之比≥1∶2。

152. 血栓弹力图(TEG)监测用于指导血制品输注的优点有哪些?

① 早期快速明确凝血状况,早期干预纠正凝血异常;② 准确判断出血原因,进行个体化血制品输注;③ 减少血制品的应用。

153. 紧急情况的输血方案是什么?

各种原因所致大出血等紧急情况下,对于低血容量和可能需要输血的患者,可首先进行液体复苏(晶体或胶体液),立即采血进行血型鉴定及交叉配血,若无足够时间进行相容性检验者,可依下面顺序进行输注(但不推荐):O 型 Rh 阴性红细胞、血型相同未做交叉配血的红细胞、血型相同已完成第一步交叉配血反应的红细胞。

154. 什么是急性溶血性输血反应? 有什么临床表现和实验室检查特点?

一般是指输注血型不合的红细胞所致,其中绝大多数为 ABO 血型不合。当机体遇到血型不合的红细胞,即刻产生抗体进行破坏,产生溶血反应。患者输血时若出现发热、寒战、腰背部疼痛、呼吸困难或注射部位烧灼感,均应考虑到输血反应。实验室检查主要包括血清结合珠蛋白、血浆和尿液中血红蛋白浓度及直接抗体测定。

155. 出现急性溶血性输血反应应如何处理?

① 停止输血;② 防治低血压;③ 保持尿量大于 75~100 mL/h:大量静脉补液,必要时快速滴注甘露醇,若补液与甘露醇无效可静脉注射呋塞米 20~40 毫克;④ 碱化尿液;⑤ 测定血浆和尿血红蛋白浓度;⑥ 测定血小板计数、APTT 和纤维蛋白原含量;⑦ 将未用完的血制品送至血库重新进行交叉配血试验;⑧ 将患者血、尿样本送至血库检查。

156. 延迟性溶血性输血反应是什么? 哪些监测指标提示其发生?

延迟性溶血性输血反应是指异体血在受血者体内存活 2~21 天后被破坏崩解,其主要是由于 Rh 及 Kidd 血型系统免疫,临床表现可能仅表现为输血后 Hct 下降,也可表现为黄疸、血红蛋白尿和肾功能受损,罕见致死。因此,输血后 2~21 天左右出现不能解释的 Hct 降低时,应考虑本反应的可能。

157. 非溶血性输血反应的常见症状是什么？

非溶血性输血反应是临床最常见的输血反应，红细胞输注发生率约为 1%，血小板输注发生率约为 30%。主要原因是由于供血者白细胞释放出致热源性细胞因子和细胞内容物所致，常见症状包括发热、寒战、头痛、肌肉酸痛、恶心及干咳，使用滤过白细胞的血液可降低发热反应的发生率。

158. 输血变态反应的常见症状是什么？如何处理？

主要是由于缺乏 IgA 的患者输注了含 IgA 的异体血所致，多表现为荨麻疹伴瘙痒。严重的变态反应为过敏反应，症状包括呼吸困难、喉水肿、胸痛、低血压，甚至休克。可给予抗组胺药物苯海拉明或雷尼替丁静注，严重者可给予糖皮质激素。

159. 什么是输血相关急性肺损伤（TRALI）？如何诊断？

输血相关急性肺损伤（TRALI）是指因输入的血液中含有与受血者白细胞抗原相应的人类白细胞抗原（HLA）抗体或粒细胞特异性抗体而导致的非心源性的急性肺水肿症状与体征。临床症状和体征多出现在输血后 1～2 小时，并在 6 小时达高峰。典型表现为发热、呼吸困难、气管导管内液体增多及严重低氧。麻醉期间血氧饱和度持续下降是首发体征。所有血液成分均可激发，90% 由血浆中的白细胞抗体诱发。

160. TRALI 的治疗措施是什么？

TRALI 的主要治疗措施为支持疗法，包括氧疗和机械通气治疗。超过 70% TRALI 患者需使用呼吸机维持氧合。建议在监测下进行液体治疗，避免盲目使用利尿剂。约 80% 患者治疗后 4 天好转，部分患者需长时间治疗，严重者需体外膜肺支持。

161. 输血相关循环超负荷的临床特点是什么？

输血过量或速度太快，可因循环超负荷而造成心力衰竭和急性肺水肿。多发生于合并有心肺疾病、肾衰竭和极端年龄（尤其是婴儿）的患者中。表现为剧烈头部胀痛、咳嗽、呼吸困难、发绀、血性泡沫痰以及颈静脉怒张、肺部湿啰音、中心静脉压升高、胸片示肺水肿，严重者可致死。

162. 输血相关移植物抗宿主病(GVHD)是什么？有什么临床特点？

此病通常输注血制品后发生，进展迅速，死亡率高，主要由于供血者血制品中具有免疫活性的淋巴细胞攻击受血者的淋巴系统所致，临床少见。主要累及皮肤、肝脏、胃肠道和骨髓等，在输血后 4～30 天内出现，最初表现为发热和皮疹，超过一半的患者在输血 3 周后发生感染，严重时可引起感染中毒性休克或弥散性血管内凝血，最终发生多脏器衰竭而导致死亡。

163. 什么是大量输血？容易出现的并发症是什么？

大量输血是指一次输血量超过患者自身血容量的 1～1.5 倍，或 1 小时内输血量大于自身血容量的 1/2，或输血速度大于 1.5 mL/(kg·min)。大量输血后容易发生的并发症有：① 供氧能力降低；② 出血倾向；③ 枸橼酸中毒；④ 高钾与低钾血症；⑤ 低体温；⑥ 酸碱平衡紊乱；⑦ 微小血栓的输入。

164. 大量输血后出血倾向的机制是什么？主要有什么临床表现？

① 稀释性血小板减少症；② 凝血因子 V、Ⅷ 水平降低；③ 弥散性血管内凝血(DIC)；④ 急性溶血反应。若患者术前凝血功能正常，大量输血后出现术区渗血、血尿、牙龈出血，或静脉穿刺点出血、皮肤瘀斑时，需考虑可能发生输血后凝血功能异常。

165. 稀释性血小板减少症主要原因？如何处理？

血小板在库血贮存的条件下很容易被破坏，4℃ 储存 48 小时后库存血内血小板活性仅存 5%～10%，被破坏的血小板进入人体后会迅速被吞噬清除，残余血小板的存活期也大大缩短，故大量输注库存血可导致体内血小板减少。因此，大量输注库存血后应定时检测血小板数量，当血小板计数 $<75\times10^9$/L 以下时应予以补充。

166. 大量输血所致枸橼酸中毒有什么临床特点？应主要监测什么指标？

引起枸橼酸中毒的原因是枸橼酸结合钙离子后引发的低钙血症，主要症状包括低血压、脉压减小、心脏舒张末期容量增加、CVP 升高等。若患者在输血后出现低心输出量的表现如持续性不易纠正的低血压，应考虑枸橼酸中毒，应该在纠正低血容量的同时，考虑补充钙离子，推荐使用 0.5～1.0 克氯化钙，给药速度为 1.5 mg/(kg·min)，注意不能与血制品在同一输血器内同时输注，并严密监测血清游离钙离子,以决定是否需要追加。

167. 大量输血对血钾的影响和意义是什么?

长期储存($>$20 天)的库血大量输入体内后,钾离子通过红细胞摄取、向血管外间隙扩散以及肾脏的排泌,少见因大量输血造成的高钾血症,仅当输注速度超过 120 mL/min 时才会引起血清钾升高。临床上大量输血的患者更常见的是低钾血症,主要是由于输入的红细胞迅速摄取血中的钾离子以及大量液体输注的稀释作用等所致。因此宜密切监测血钾的变化并及时处理。

168. 大量输血对体温的影响和意义是什么?

除血小板制剂和输注前融化的新鲜冰冻血浆外,其他血制品如红细胞制剂一般均在输注前保持 4℃ 的状态,若直接大量输注会导致体温的下降。低体温会对机体造成不利影响,特别是循环系统和凝血系统,造成血压波动和凝血紊乱。苏醒期低体温所致的剧烈寒战可引起耗氧量剧增,对高龄或合并心肺疾病的患者容易引起血管意外。

169. 大量输血对酸碱平衡的影响和意义是什么?

红细胞代谢产物和产生的二氧化碳,以及酸性的血液保存液导致库存血均为酸性。大量输注库存血会导致受血者代谢性酸中毒;同时,枸橼酸经肝脏转化形成的碳酸氢根亦可导致代谢性碱中毒。因此,在大量输血的同时,应定时监测动脉血气以调节酸碱平衡。

170. 减少术中出血的方法有哪些?

① 合理的麻醉技术:控制性降压、控制性低中心静脉压或止血带技术;② 合理使用止凝血药物,如抗纤溶药物、重组活化Ⅶ因子、去氨加压素、抑肽酶和纤维蛋白胶;③ 合理使用血浆代用品,如明胶、右旋糖酐、羟乙基淀粉等。

171. 重组活化Ⅶ因子(rFⅦa)使用的适应证是什么? 主要监测指标是什么?

① 血友病患者:血友病患者出现出血症状后应及早给予,建议静脉推注给药。血友病患者如需进行有创操作或外科手术,术前应立即给予初始剂量 90 $\mu g/kg$,2 小时后重复给药一次,后根据操作和病情间隔 2~3 小时给药;② 凝血因子Ⅶ缺乏症;③ 血小板无力症;④ 治疗外科出血时应对凝血状态进行全面评估和纠正。用

药期间尚无准确评估效果的监测指标,一般为 PT、INR 和临床表现综合评估。

172. 临床常用的人工胶体有哪些?

① 明胶(gelatin);② 右旋糖酐(dextran);③ 羟乙基淀粉(HES)。

173. 理想的血浆代用品的质量标准是什么?

胶体渗透压需等于正常血浆的渗透压;代谢半衰期不少于 6 小时;制剂易灭菌、无热源、无抗原性;保存有效期长;对凝血系统不产生明确影响,不使红细胞发生凝集、溶血或损害白细胞,不妨碍交叉配血;能在体内代谢排出,不对身体器官造成永久损害;不损害机体防御功能和抗感染能力;不妨碍造血功能或血浆蛋白的生成;不产生代谢性酸中毒;无致癌、致畸和致突变作用;易于生产,价格合理。

174. 自体输血优点是什么? 包括哪些方式?

自体输血优点包括:① 避免异体输血的并发症,如变态反应、过敏及发热、溶血反应、免疫抑制、传播疾病等;② 节约血液资源;③ 解决部分稀有血型的用血问题。目前自体输血的方式有三种:术前自体采血储存(PAD)技术、急性血液稀释技术、术中及术后术区血液回收技术。

175. 什么是术前自体采血贮存(PAD)技术? 如何实施?

PAD 是指手术患者在术前 2～4 周采集一定量的自体血,并适当保存到手术当日,以满足手术用血的需要。单次采血量控制在循环血量的 $10\%\sim15\%$。包括:① 单纯采血法;② 转换式采血返还法;③ 促红细胞生成素与铁剂加强储血法。

176. 什么是急性等容血液稀释(ANH)技术?

急性等容血液稀释是在手术当日麻醉诱导前或诱导后进行采血,同时补充等效容量的晶体或胶体液补充血容量,目的是使血液稀释,同时又得到相当数量的自体血。ANH 的应用可使在手术过程中减少出血损失的有效成分,同时在手术必要的时候再将采得的自体血回输,以达到不输异体血或少输异体血的目的。

177. 急性等容血液稀释对血流动力学的影响是什么?

血液稀释可使红细胞和纤维蛋白原浓度降低、红细胞聚集倾向减弱、血液黏度下降。外周血管阻力降低,后负荷减轻、静脉回流增加,每搏量、心输出量增加。但是,高度血液稀释时,左心室心肌内层缺血,影响心输出量,因此对于合并心脏疾患和老年病患者慎重实施 ANH。

178. 急性等容血液稀释对组织氧供的影响是什么?

理论上血液稀释可导致血红蛋白浓度下降、血氧含量降低,机体通过增加心输出量、微循环改善、增加氧摄取量和降低血红蛋白氧亲和力等机制对血氧含量的降低进行了代偿。同时,血液稀释不仅使心输出量和各器官血流量增加,而且由于各重要器官的动静脉分流率不增加,实际各器官毛细血管灌注增加。因此,ANH 不仅不损害局部组织氧合,反而使之变得更加均匀。

179. 急性等容血液稀释对凝血功能的影响是什么?

血液稀释可使血小板总数降低和凝血因子稀释。新一代改良明胶液对凝血功能影响很小,用于轻、中度血液稀释时不会造成凝血功能障碍。但重度血液稀释可使血小板总数急剧减少,可造成凝血功能障碍,即“稀释性凝血病”。与影响凝血功能相反,血液稀释在一定程度上抑制了血栓形成。

180. 急性等容血液稀释对血管与组织间液体平衡的影响是什么?

血液稀释可降低血浆蛋白浓度和胶体渗透压,机体通过肝脏加速合成蛋白、减缓蛋白分解代谢和从血管内外蛋白贮备中补充这三种方式对血浆蛋白进行代偿。ANH 虽然使血浆蛋白有不同程度的降低,但与间质液中蛋白含量的差异变化较小,跨毛细血管胶体渗透压梯度变化不大。但是,重度血液稀释使血浆蛋白浓度进一步降低,与间质液的渗透压差异增大,可引起组织水肿。

181. 急性等容血液稀释的采血量如何计算? 输注指征是什么?

采血量(mL)=体重(kg)×7%×2×(Hct 实际－Hct 目的)/(Hct 实际＋Hct 目的)。

输注指征可参考临床输血指南输注异体红细胞的指征:Hct<21%或 Hb<70 g/L,如果手术出血不多则可在手术止血后将自体血回输。

182. 什么是急性高容量血液稀释(AHH)? Hct 变化特点是什么?

AHH 技术是通过深麻醉增加血管容量,同时快速补充相当于 20%自身血容量的胶体液,使血液稀释,达到减少出血时红细胞丢失量的目的。ANH 的优点为

操作简便,出血量在 800～1 000 毫升左右时能避免大多数的异体输血。AHH 的
实施可使得 Hct 进行性下降,手术结束时达到最低值,术后经过机体的调节作用将
多余液体排出体外,Hct 逐渐回升,故患者存在一个低 Hct 的窗口期,可能产生氧
供下降而引起不良反应。

183. 血液稀释技术的适应证和禁忌证是什么?

(1) 适应证：① 预计手术出血>800 毫升；② 稀有血型需实施重大手术；③ 因
宗教信仰而拒绝异体输血者；④ 红细胞增多症。

(2) 禁忌证：① 贫血：Hct<30%；② 低蛋白血症：血浆白蛋白低于 25 g/L 可
出现水肿；③ 凝血功能障碍；④ 老年或小儿：70 岁以上老年人为相对禁忌；⑤ 高
颅内压；⑥ 存在重要脏器功能不全：如心肌梗死、肺动脉高压、呼吸功能不全、肾功
能不全等。

184. 什么是术中术区血液回收洗涤技术? 洗涤后的红细胞悬液有什么特点?

使用血液回收机,将术区出血经初步过滤,回收至储血罐,当回收血液达到一
定量时,送至离心罐离心,分离出红细胞后使用生理盐水进行洗涤,洗涤后的红细
胞(Hct 约为 60%)泵入集血袋中保存,并根据手术需要经静脉通路回输至体内。

洗涤后的红细胞寿命与异体血类似,2,3-DPG 含量显著高于异体库血。洗
涤的红细胞悬液为弱碱性,钠、钾离子含量正常。90%的游离血红蛋白、TNF-α、
弹性蛋白酶和脂肪颗粒可以通过洗涤去除。

185. 肿瘤术区是否可以采用血液回收洗涤技术?

目前总体认为恶性肿瘤手术区域的出血含有肿瘤细胞,而且不能被完全的洗
涤去除,理论上有潜在的肿瘤扩散风险,故不宜进行血液回收洗涤技术。

第三节　麻醉与免疫

186. 围手术期影响免疫功能的因素包括哪些?

① 恐惧或剧烈的情绪波动；② 组织损伤；③ 低体温；④ 药物与输血；⑤ 疼痛
刺激；⑥ 感染；⑦ 血糖波动；⑧ 增加的应激。多种因素对神经反射、炎症因子的释
放或内分泌系统产生干预作用,通过增强术后炎性反应或抑制术后适应性免疫来

影响免疫系统。

187. 围手术期炎症主要由哪类免疫系统参与？特点是什么？

围手术期的炎症主要由固有免疫系统参与产生，其特征是：① 活化血单核细胞、中性粒细胞、巨噬细胞及补体；② 释放白细胞介素－1（IL－1）、白细胞介素－6（IL－6）等促炎细胞因子、趋化因子及增加过氧化自由基；③ 上调内皮黏附分子。

188. 术后早期适应性免疫功能降低的原因是什么？

① 总淋巴细胞数减少；② T 淋巴细胞数减少；③ 淋巴细胞增殖下降；④ 细胞因子向 Th2 型细胞因子偏移。

189. 吸入麻醉药对免疫效应和炎性反应的影响是什么？主要有哪些指标？

吸入麻醉药物对各类免疫效应细胞均有作用，能够抑制机体的免疫效应。① 可以抑制活化的中性粒细胞活性氧（ROS）的产生，抑制中性粒细胞杀菌活性，抑制炎性反应；② 可以降低肺泡巨噬细胞的吞噬功能，降低肺内 IL－1β 等促炎因子的水平，抑制炎性反应；③ 可以抑制淋巴细胞的增殖以及外周血单个核细胞（PBMC）细胞因子如 IL－1β 和 TNF－α 的释放。

190. 丙泊酚对中性粒细胞、单核细胞和巨噬细胞的影响？

① 丙泊酚能够降低中性粒细胞细胞质内钙离子浓度，剂量依赖性地抑制中性粒细胞的趋化活性和 ROS 的产生；② 可以抑制 LPS 刺激后粒细胞释放促炎因子；③ 可以降低巨噬细胞免疫吞噬功能。

191. 丙泊酚对淋巴细胞有何影响？

① 丙泊酚对健康人的淋巴细胞无明显影响，但能够抑制手术后重症监护患者的淋巴细胞增殖反应；② T 淋巴细胞数、记忆淋巴细胞及 B 淋巴细胞数增加，但 NK 细胞数降低；③ 丙泊酚能够提高辅助 T 淋巴细胞数；④ 丙泊酚可以增加外周血单个核细胞中 Th1/Th2 比例，有利于维持细胞免疫。

192. 阿片类镇痛药吗啡对免疫系统有何影响？

吗啡能够抑制固有免疫和获得性免疫系统功能，其主要通过与阿片受体结合，影响自主神经系统和 HPA 轴的免疫调节，作用机制的分子基础为 HPA 等中枢神经系统、中性粒细胞和 NK 细胞、单核-吞噬细胞和淋巴细胞均有阿片受体表达。

193. 合成类阿片药物(芬太尼、舒芬太尼、瑞芬太尼)对免疫系统有何影响?

合成类阿片药物(芬太尼、舒芬太尼、瑞芬太尼)对免疫效应的影响很小,可能是由于合成类阿片类药物与淋巴细胞表面阿片类受体的作用非常弱。

194. 非甾体抗炎药对术后炎症因子水平有何影响?

非甾体抗炎药能够减轻术后细胞因子反应和免疫抑制作用。与吗啡相比,能够降低术后 IL-6 水平、升高 IL-10 水平。

195. 创伤、手术对免疫功能和炎性反应的影响是什么?

目前认为,创伤和手术会导致免疫紊乱,既有抗感染免疫防御功能的下降,又有过度的炎性反应状态,最终可能导致多器官功能障碍:① 抑制细胞免疫和体液免疫;② 红细胞免疫功能下降,并且与 β 内啡肽明显升高有关;③ 较小的手术创伤有助于细胞免疫应答,大手术或创伤则会抑制免疫应答反应并使血浆炎症因子水平显著提高。

196. 全麻和椎管内麻醉对应激反应的影响是什么?

手术过程会出现不同程度的应激反应,导致交感神经兴奋、垂体和肾上腺皮质激素分泌增多,血糖升高、血压升高、心率加快和呼吸频率上升。全身麻醉无法有效抑制手术过程中的应激反应。椎管内麻醉对血浆 ACTH 和皮质醇无显著影响。与全麻比较,对于下腹部手术,全麻复合椎管内(硬膜外)麻醉能够有效抑制过度的应激反应;但对于上腹部手术,全麻或椎管内麻醉都不能抑制 ACTH 和皮质醇的分泌。

197. 手术、创伤对糖皮质激素水平有何影响?

手术、创伤会引起应激反应,引起促肾上腺皮质激素(ACTH)释放增加肾上腺皮质激素分泌增加;手术过程中的缺氧、二氧化碳蓄积、循环容量不足可促进肾上腺皮质激素分泌;手术诱发的低体温可抑制肾上腺皮质激素分泌。

198. 围手术期调节机体免疫功能的措施有哪些?

① 改善机体的营养状态;② 改善细胞缺氧和钙超载;③ 拮抗免疫抑制因子和细胞的作用;④ 减少不必要的异体输血,优化输血策略;⑤ 优化麻醉药物使用策

略,减少免疫抑制。

199. 麻醉期间引起超敏反应的主要因素有哪些? 最常见的诱发物质是什么?

(1) 麻醉期间引起超敏反应的主要因素包括:① 遗传因素,如补体系统异常等;② 机体的免疫病理状态,包括自身免疫性疾病和慢性感染;③ 易致敏物质的多次接触。

(2) 常见的诱发物质包括:① 肌松药,发生率约为 69.2%;② 乳胶制品,发生率约为 12.1%;③ 抗生素,发生率约为 8%;④ 静脉全麻药,发生率约为 3.7%;⑤ 血浆代用品,发生率约为 2.7%;⑥ 阿片类药物,发生率约为 1.4%;⑦ 其他物质如抑肽酶、鱼精蛋白等,发生率约为 2.9%。

200. 麻醉手术期间超敏反应包括几种类型?

根据发病机制,麻醉手术期间的超敏反应可分为四种类型:① Ⅰ型超敏反应(过敏反应):多由于曾接触过相同或类似药物;② Ⅱ型超敏反应;③ Ⅲ型超敏反应;④ 类过敏反应。

201. 哪些麻醉药物会引起类过敏反应? 有什么临床表现?

类过敏反应是由药物直接刺激肥大细胞和嗜碱性粒细胞释放组胺导致,常用可诱发药物包括:静脉麻醉药丙泊酚,镇痛药阿片类药物,肌松药琥珀胆碱、罗库溴铵等。类过敏反应没有免疫系统的参与,首次用药就能发生,症状与过敏反应类似,与不同的药物注射速度和剂量引起的不同组胺释放剂量有关:低浓度组胺释放可无症状;1~2 ng/mL,可仅有皮肤反应;大于 3 ng/mL 时可有全身反应;大于 100 ng/mL 时可有严重全身症状,累及呼吸和循环系统。

202. 严重过敏反应的三联征是什么?

严重过敏反应的三联征是:① 皮疹;② 低血压休克;③ 气道压升高。其中,低血压休克和气道压升高可为首发表现。

203. 酯类和酰胺类局麻药引起过敏反应的机制和特点?

酯类局麻药普鲁卡因与酰胺类局麻药相比容易引起过敏反应,机制主要是由于其代谢产物 p-氨基苯甲酸(PABA)具有高度抗原性和复合性,过敏发生率不足 1%。丁卡因属于长效酯类局麻药,主要不良反应是由于浓度过高或用量过大所引起的中毒反应,而过敏反应较少见。酰胺类局麻药利多卡因、丁哌卡因等极少引起过敏反应,可作为半抗原与蛋白质或多糖结合形成抗原诱发超敏反应。药物保存剂对羟苯甲酸甲酯等结构上类似于 PABA,可诱发超敏反应。

204. 巴比妥类药物能否诱发超敏反应?

巴比妥类药物硫喷妥钠可诱发过敏反应或类过敏反应,严重者可发生低血压、支气管痉挛和全身皮肤反应,但总体上发生率极少,为 1/30 000~1/22 000。

205. 丙泊酚、依托咪酯能否诱发超敏反应?

丙泊酚为脂溶性药物,目前多为含有大豆油的水乳剂,静脉注射可能会发生超敏反应,甚至首次用药即可诱发过敏反应,多数表现为较为轻微的皮肤红斑,严重者可迅速导致低血压休克、心搏骤停而危及生命。有丙泊酚过敏史和有大豆制品过敏史的患者应注意避免使用此类药物。依托咪酯不诱发组胺释放,过敏反应罕见,可试用于静脉麻醉药物过敏的患者,但也应做好抗过敏准备。

206. 苯二氮䓬类能否用于超敏反应的高危人群?

苯二氮䓬类药物,如地西泮(安定)、劳拉西泮、咪达唑仑等药物不诱发组胺释放,很少发生超敏反应。通常认为此类药物可试用于超敏反应的高危人群。

207. 阿片类镇痛药会否诱发超敏反应?

阿片类镇痛药除吗啡、哌替啶和可待因可明显诱发组胺释放外,其他麻醉性镇痛药如芬太尼、舒芬太尼和阿芬太尼不引起组胺释放,极少引起超敏反应。

208. 吗啡诱发的类过敏反应有什么临床表现?

吗啡能明显引起组胺释放,表现为沿注射静脉附近的红斑、外周血管扩张和血压下降,症状严重程度与循环中组胺浓度有关,目前多认为是类过敏反应。

209. 肌松药诱发过敏反应的风险排序如何?

肌松药是麻醉过程过敏反应的常见诱因,所有肌松药均可诱发过敏反应。过敏反应的风险与肌松药应用比例不同而变化。琥珀胆碱风险最高,其次为罗库溴铵,维库溴铵,阿曲库铵和顺式阿曲库铵。

210. 氯琥珀胆碱超敏反应的临床表现特点是什么？

氯琥珀胆碱能诱发组胺释放，首次注射可使患者致敏，第二次注射可引起大量组胺释放，但首次注射仍可引起气道水肿等严重类过敏反应。氯琥珀胆碱超敏反应主要表现为支气管痉挛和低血压，不一定有皮肤表现，也可仅表现为低血压休克和循环衰竭。

211. 皮质激素能否诱发超敏反应？

皮质激素可用于超敏反应的治疗，但泼尼松和甲泼尼龙琥珀酸钠也可诱发超敏反应，应予以注意。

212. 鱼精蛋白诱发的不良反应可分为几种类型？

鱼精蛋白诱发的不良反应可以分为三种类型：Ⅰ型为快速给药反应型（循环抑制型），为最常见类型，由于心肌抑制和外周血管阻力下降引起的血压下降；Ⅱ型为过敏反应，表现为皮肤黏膜症状、循环抑制和支气管痉挛；Ⅲ型为严重肺血管收缩型，肺动脉急剧升高，右心衰竭，预后差。临床应用时需警惕不良反应的发生，可进行稀释或缓慢给予。

213. 哪些抗生素容易诱发过敏反应？最常见的药物是什么？

青霉素、头孢菌素等β内酰胺类药物最容易诱发围术期的过敏反应，而且两种药物间存在交叉过敏。另外，万古霉素的快速静注可导致致死性过敏反应，表现为血压严重下降，皮肤症状，心肌抑制等。

214. 非甾体抗炎药能否诱发超敏反应？

非甾体抗炎药如阿司匹林、布洛芬、酮咯酸等可诱发超敏反应，表现为皮肤症状、低血压休克、呼吸道痉挛等。

215. 抑肽酶能否诱发超敏反应？

人体首次接触抑肽酶发生超敏反应的概率是 0.7%，二次接触发生超敏反应概率是 10%，可表现为皮肤红斑、呼吸循环不稳定。抑肽酶应用的次数越多，超敏反应发生的概率越大。

216. 输注正确血型和交叉配型的血制品时是否会出现超敏反应？临床表现是什么？

输注正确血型和交叉配型的血制品仍有可能出现超敏反应，发生率大约3%。主要表现为皮肤症状如瘙痒、红斑和荨麻疹、体温升高和嗜酸性粒细胞增多、喉痉挛和支气管痉挛。如果出现白细胞凝集，可出现微血管栓塞、血管炎症、低氧血症、肺动脉高压和肺水肿。

217. 人造血浆代用品诱发过敏反应的特点？

人造血浆代用品容易出现类过敏反应，过敏反应次之，与所使用的血浆代用品的种类、输注速度、输注剂量和患者体质有关。其中，明胶出现过敏或类过敏反应的概率最大。羟乙基淀粉也可出现过敏反应，表现为难治性瘙痒，机制尚不明确。

218. 注射离子造影剂诱发的超敏反应有哪些临床表现？

注射离子造影剂超敏反应的发生率为5%～8%，主要表现为恶心、呕吐等消化道症状，皮肤潮红或发热，严重者可出现荨麻疹、血管神经性水肿、低血压休克和呼吸道痉挛，可危及生命。

219. 血管移植物能否诱发超敏反应？

血管移植物能够诱发超敏反应，表现为顽固性的低血压和弥散性血管内凝血。

220. 天然橡胶制品诱发过敏反应的特点是什么？

天然橡胶制品含有低分子量水溶性蛋白，可诱发超敏或类过敏反应，表现为皮肤黏膜症状，循环系统症状如低血压休克，呼吸系统症状如气道痉挛，严重者可危及生命。

221. 药物过敏反应或类过敏反应的临床特点是什么？

1～5分钟内快速出现，表现迅猛，可在数分钟内迅速发展成为呼吸循环衰竭而死亡。临床表现主要有：① 皮肤黏膜症状：红斑、瘙痒、荨麻疹或神经血管性水肿；② 循环系统：低血压为常见或首发表现，严重者可致休克和循环衰竭，甚至心搏骤停；③ 呼吸系统：可出现呼吸道黏膜水肿甚至喉部水肿而窒息，顽固性支气管痉挛，全麻状态下气道压异常升高可为首发表现，严重者可窒息致死；④ 其他表现：呕吐、腹泻、凝血障碍或白细胞减少。

222. 过敏反应临床症状分为哪几级？

目前一般将过敏反应临床症状分为 4 级：Ⅰ级：仅有皮肤症状；Ⅱ级：出现明显症状，但尚无生命危险，包括皮肤反应、低血压（血压下降 30％，伴其他不可解释的心动过速）；Ⅲ级：出现威胁生命的症状，包括心动过速或心动过缓、心律失常及严重的气道痉挛；Ⅳ级：循环衰竭，心跳呼吸骤停。

223. 麻醉手术期间如何及时诊断药物过敏反应？

用药后不明原因出现的血压下降往往是麻醉过程中过敏反应最先发现的症状，无论有无皮肤和呼吸道症状，都要考虑过敏反应。目前国际公认的围术期过敏反应诊断标准为：给予麻醉药物后 15 分钟内出现皮肤黏膜、呼吸道和循环系统症状中的任意两组，合并皮肤试验阳性，可诊断为围手术期过敏反应。

224. 围术期过敏反应常用实验室检查有哪些？

① 皮内试验；② 被动转移试验；③ IgE 抑制试验；④ 白细胞组胺释放试验；⑤ 放射变应原吸收试验；⑥ 放射免疫试验；⑦ 酶联免疫吸附试验。

225. 麻醉前估测过敏反应和类过敏反应最常用的方法是什么？

麻醉前估测过敏反应和类过敏反应最常用的方法是皮内试验，也是证实药物特异性 IgE 抗体存在的金标准。具体方法为：前臂内侧皮内少量注射一种或多种稀释后的可疑药物，观察注射部位的皮肤变化（但也必须警惕全身性超敏反应的发生）。阳性指标为：出现边界清晰的皮疹，直径大于 10 毫米，注射后 15 分钟内出现，持续至少 30 分钟。

226. 围手术期发生过敏反应的处理原则和具体措施是什么？

（1）围手术期发生过敏反应的处理原则：① 立即停止可能致敏药物的使用；② 立即更换新的输液器具，避免残留药物进入人体；③ 针对症状进行及时的药物复苏和抢救，维持呼吸循环的稳定；④ 病情稳定后排查确认过敏源。

（2）具体措施：① 立即停止可疑药物输注；② 保持呼吸道通畅，必要时气管插管或气管切开；③ 维持循环稳定、抑制过敏反应发展，肾上腺素是最为常用和有效的药物；④ 进行液体复苏，可用晶体或胶体液；⑤ 可试用 H₁ 受体阻滞药氯苯那敏和氢化可的松加强治疗；⑥ 迅速解除气道痉挛；⑦ 血管活性药如间羟胺、去氧肾上腺素等维持正常组织灌注；⑧ 纠正酸中毒，早期试用皮质激素消除气道水肿。

⑨ 入 ICU 加强监护治疗。

227. 自身免疫病患者麻醉前准备需注意什么？

自身免疫疾病患者手术前常同时使用免疫抑制药物、细胞毒性药物和激素治疗。若术前仍在用药的患者，术前半年用药达 1 个月以上和新用药物总量相当于氢化可的松 1 克以上的患者，应在术前或麻醉前给予氢化可的松 100～200 毫克，术中、术后再给予半量进行替代治疗；若患者术前应用其他免疫抑制药物，如细胞毒性药物，术前应予以停药，待肝、肾、骨髓功能恢复后再进行手术。

（郑宇欣　周　玲　徐　洁）

参考文献

［1］ 邓小明，姚尚龙，于布为等. 现代麻醉学［M］. 第 5 版. 北京：人民卫生出版社，2020.
［2］ Gropper M A，Miller R D，邓小明等. 米勒麻醉学［M］. 第 9 版. 北京：北京大学医学出版社，2021.
［3］ Deloughery T G. Hemostasis and thrombosis［M］. 4th ed. Cham：Springer，2019.
［4］ Teruya J. Management of bleeding patients［M］. 2nd ed. Cham：Springer，2021.
［5］ Ranucci M，Simioni P. Point-of-care tests for severe hemorrhage［M］. Cham：Springer，2016.
［6］ Larosa J A. Adult critical care medicine［M］. Cham：Springer，2019.
［7］ Hunt B J. Bleeding and coagulopathies in critical care［J］. N Engl J Med，2014，370(9)：847-59.
［8］ Papageorgiou C，Jourdi G，Adjambri E，et al. Disseminated intravascular coagulation：An update on pathogenesis，diagnosis，and therapeutic strategies［J］. Clin Appl Thromb Hemost，2018，24(9_suppl)：8S-28S.

第六章

内分泌系统监测

1. 空腹血糖的正常值是多少?

根据世界卫生组织标准,空腹全血血糖正常值在 3.9～6.1 mmol/L,血浆血糖正常值在 3.9～6.9 mmol/L。餐后 1 小时血糖正常值在 6.7～9.4 mmol/L,最多不超过 11.1 mmol/L;餐后 2 小时血糖正常值≤7.8 mmol/L;餐后 3 小时血糖值恢复正常。孕妇空腹不超过 5.1 mmol/L;孕妇餐后 1 小时血糖不超过 10.0 mmol/L;孕妇餐后 2 小时血糖不超过 8.5 mmol/L。

2. 空腹血糖受损的诊断标准是什么?

空腹血糖受损(impaired fasting glucose,IFG)是指服糖后 2 小时血糖正常＜7.8 mmol/L(140 mg/dL),而空腹血糖高于正常,但尚未达到被诊断为糖尿病水平,即≥6.1 mmol/L(≥110 mg/dL)但＜7.0 mmol/L(＜126 mg/dL)。

3. 糖耐量降低的诊断标准是什么?

糖耐量异常(impaired glucose tolerance,IGT)是指口服 75 克无水或 82.5 克含水葡萄糖后,血糖超过 7.8 mmol/L,但仍未达到 11.1 mmol/L 的糖尿病诊断标准,或空腹血糖升高,未达到糖尿病的诊断标准,即空腹血糖在 6.2～7.0 mmol/L。

4. 确诊糖尿病的诊断标准有哪些?

空腹血糖≥7.0 mmol/L,和(或)餐后 2 小时血糖≥11.1 mmol/L 即可确诊糖尿病。糖尿病的临床诊断应依据静脉血浆血糖,而不是毛细血管血的血糖检测结果。

5. 糖尿病患者尿液检查包括哪些内容?

尿液检测主要包括尿葡萄糖、酮体和蛋白质含量。当尿葡萄糖＞8.88 mmol/

L(或肾小管阈值降低)时,尿糖阳性。尿酮体阳性可见于 1 型糖尿病、糖尿病酮症酸中毒、2 型糖尿病感染期、应激、创伤、手术等情况。尿酮体检查有助于糖尿病酮症酸中毒早期诊断,并能与低血糖、心血管疾病、乳酸酸中毒或高血糖高渗性昏迷相区别。尿蛋白持续阳性;尿蛋白定量＞0.5 克/天;尿中白蛋白排出量＞300 毫克/天;排除其他可能的肾脏疾病后,可确定为临床糖尿病肾病。

6. 糖化血红蛋白的正常值是多少? 其具体意义是什么?

糖化血红蛋白(glycosylated hemoglobin,HbA1c)是红细胞中血红蛋白与血清中的葡萄糖通过非酶反应所产生。糖化血红蛋白的形成过程缓慢,与检测前是否空腹、是否注射胰岛素、是否服用降糖药物等因素无关。糖化血红蛋白浓度正常值为 4%～6%,可有效反映过去 8～12 周平均血糖水平。中国 2 型糖尿病防治指南(2020 年版)将"糖化血红蛋白"首次正式纳入糖尿病诊断标准中,糖化血红蛋白≥6.5%可作为确诊糖尿病的依据。若糖化血红蛋白＞9.0%,说明患者持续存在高血糖。

7. 糖化血红蛋白在术前风险评估中的作用有哪些?

糖化血红蛋白(glycosylated hemoglobin,HbA1c)可反映采血前 3 个月的平均血糖水平,可用于术前筛查糖尿病和评价血糖控制效果。既往已明确糖尿病病史的患者,HbA1c≤7%提示血糖控制满意,围术期风险较低;HbA1c＞8.5%者建议考虑推迟择期手术。

8. 什么是胰岛素释放实验?

胰岛素释放试验是指空腹时定量口服葡萄糖,使血糖升高,刺激胰岛 β 细胞释放胰岛素,通过测定空腹服糖后半小时、1 小时、2 小时和 3 小时的血浆胰岛素的水平,了解胰岛 β 细胞的储备功能,有助于糖尿病的分型和治疗的指导。具体方法是口服 75 克无糖无水葡萄糖或者 100 克标准的馒头,餐后 30～60 分钟血浆胰岛素上升至高峰,峰值为基础值的 5～10 倍,3～4 小时恢复到基础水平。

9. 什么是 C 肽释放实验?

C 肽是胰岛 β 细胞的分泌产物,它与胰岛素形成一个共同的前体胰岛素原。血清中游离的 C 肽不被肝脏破坏,它的半衰期较胰岛素明显延长,故测定 C 肽水平能反应 β 细胞合成与释放胰岛素功能,有助于糖尿病的临床分型,辅助诊断胰岛细胞瘤,胰岛 β 细胞功能病变。具体方法：先空腹抽血测 C 肽,然后分别在口服标准 75 克葡萄糖后 1 小时、2 小时抽血测定 C 肽水平,根据结果对胰岛功能进行判断。

10. 糖尿病的常见并发症有哪些？

高血糖引起的并发症分急性和慢性两大类。急性并发症是指机体受到感染、创伤等因素刺激导致血糖在短时间内急速升高引起,危险性较大,主要包括酮症酸中毒和高渗昏迷。慢性并发症是由于长期高血糖引起血管动脉粥样硬化及斑块形成,血管发生狭窄导致周围组织器官缺血缺氧而功能受损甚至坏死所致,常见的如冠心病、心梗、脑梗、脑出血、糖尿病周围神经病变、失明、肾功能不全、肾衰竭以及糖尿病足等。

11. 糖尿病患者心电图改变有哪些？

长期患糖尿病可引起心血管系统的慢性并发症统称为糖尿病性心脏病,包括糖尿病心肌病、与糖尿病相关的冠心病、高血压以及微血管病变和自主神经功能紊乱所致的心率、心律和心功能失常。心电图改变主要包括窦性心动过速、窦性心动过缓,房性早搏,室性早搏,束支传导阻滞以及 ST - T 缺血改变等。

12. 糖尿病性视网膜病变的检查包括哪些内容？

糖尿病性视网膜病是糖尿病严重的并发症之一。眼底检查是诊断糖尿病性视网膜病变的主要手段。最早出现微动脉瘤和(或)小出血,当出现白色软性渗出则表示微循环重度紊乱,血管破坏严重。在检眼镜下尚未发现糖尿病性视网膜病变时,眼底荧光血管造影可出现异常荧光形态。视网膜电图振荡电位也能客观而敏感地反映视网膜内层血循环状态。

13. 糖尿病性肾病的检查包括哪些内容？

糖尿病性肾病是糖尿病严重的并发症之一。主要检查包括：① 尿糖定性是筛选糖尿病的一种简易方法；② 尿白蛋白排泄率(urinary albumin excretion rate,UAE)是诊断早期糖尿病肾病的重要指标,当 UAE 持续大于 200 $\mu g/min$ 为诊断糖尿病肾病的证据之一；③ 糖尿病肾病晚期内生肌酐清除率下降和血尿素氮、肌酐增高；④ 核素肾动态肾小球滤过率(glomerular filtration rate,GFR)增加；⑤ B超测量肾体积增大符合早期糖尿病肾病,尿毒症时肾脏体积往往无明显缩小。

14. 判断糖尿病血管病变包括哪些检查内容？

糖尿病周围血管病变检查包括扪及足背动脉和（或）胫后动脉搏动来了解腿部大血管病变情况，这是简单便捷的方法。血管彩色多普勒超声是目前最为常用的判断血管病变的方法之一，其有助于判断下肢血流情况，是否存在血栓形成以及颈动脉是否存在斑块及狭窄。

15. 糖尿病神经病变的监测指标有哪些？

糖尿病神经病变的监测指标包括：① 运动神经传导速度检查可以反映运动神经的损伤情况和肌肉萎缩程度，可为肌松药物安全使用提供指导；② 神经传导功能检查包括正中神经、尺神经、腓总神经、胫神经的运动功能和感觉功能。该检查可以明确周围神经病变的分布范围和程度，可为神经阻滞在糖尿病患者中的安全应用提供指导；③ 自主神经功能检查主要包括心率变异性分析及 24 小时动态血压监测。

16. 糖尿病酮症酸中毒的诊断标准？

糖尿病酮症酸中毒（Diabetic ketoacidosis，DKA）是指糖尿病患者在各种诱因的作用下，胰岛素分泌明显不足，升糖激素升高，造成高血糖、高血酮、酮尿、电解质紊乱、脱水、代谢性酸中毒等病理性的改变。常见于年轻的 1 型糖尿病患者。其诊断主要依靠临床表现以及实验室检查。典型的临床特征为糖尿病症状加重，呼气中有烂苹果味。实验室检查包括：血糖高达 16.7～33.3 mmol/L；尿酮体阳性；血液 pH 呈酸性。

17. 糖尿病酮症酸中毒的临床表现有哪些？

糖尿病酮症酸中毒临床表现包括：早期多尿、多饮、多食和体重减轻症状加重；酸中毒失代偿后，病情迅速恶化，疲乏、食欲减退、恶心呕吐，多尿、口干、头痛、嗜睡，呼吸深快，呼气中有烂苹果味（丙酮）；后期严重失水，尿量减少、眼眶下陷、皮肤黏膜干燥，血压下降、心率加快、四肢厥冷；晚期不同程度意识障碍，反射迟钝、消失，昏迷。

18. 糖尿病酮症酸中毒的实验室诊断指标有哪些？

糖尿病酮症酸中毒实验室诊断指标包括：① 尿糖＋＋＋～＋＋＋＋，尿酮强阳性；② 血糖 16.7～33.3 mmol/L，甚至高达 55.5 mmol/L；③ 血酮体升高，多＞

4.8 mmol/L；④ 血二氧化碳结合力及 pH 下降，剩余碱水平下降，阴离子间隙明显升高；⑤ 血钠、氯离子浓度降低，血钾离子浓度可正常，偏低也可偏高。

19. 高渗性非酮症性糖尿病昏迷的临床表现有哪些？

高渗性非酮症性糖尿病昏迷(hyperosmolar nonketotic diabetic coma，HNDC)是糖尿病的严重急性并发症，好发于 2 型糖尿病患者，以老年患者多见。HNDC 以严重高血糖、高血浆渗透压、脱水为临床特点，无明显酮症酸中毒。该病起病缓慢，初始表现为多尿、多饮，但多食不明显或反而食欲减退，以致常被忽视。患者逐渐出现严重脱水和神经精神症状，表现为反应迟钝、烦躁或淡漠、嗜睡，逐渐陷入昏迷、抽搐，晚期尿少甚至无尿。

20. 高渗性非酮症性糖尿病昏迷的实验室诊断指标有哪些？

高渗性非酮症性糖尿病昏迷实验室诊断指标包括：① 血糖达到或超过 33.3 mmol/L(一般为 33.3～66.8 mmol/L)；② 有效血浆渗透压达到或超过 320 mOsm/L(一般为 320～430 mOsm/L)可诊断本病；③ 血钠正常或增高；④ 尿糖强阳性，尿酮体阴性或弱阳性；⑤ 一般无明显酸中毒(血清碳酸氢根≥15 mmol/L)，借此与糖尿病酮症酸中毒鉴别。

21. 妊娠期糖尿病的术前监测指标包括哪些？

妊娠前糖代谢正常或有潜在糖耐量减退，妊娠期才出现或确诊的糖尿病称为妊娠期糖尿病。术前应了解妊娠期糖尿病产妇妊娠阶段血糖监测结果，包括：空腹血糖，糖耐量试验结果，糖化血红蛋白水平，尿酮体，尿糖。

22. 围术期血糖监测频率是多少？

根据中华医学会麻醉学分会《围术期血糖管理专家共识》指导意见，正常饮食的患者监测空腹血糖、三餐后血糖和睡前血糖。禁食患者每 4～6 小时监测一次血糖。术中血糖波动风险高，低血糖表现难以发现，应 1～2 小时监测一次血糖。危重患者、大手术或持续静脉输注胰岛素的患者，每 0.5～1 小时监测一次。体外循环手术中，降温复温期间血糖波动大，每 15 分钟监测一次。血糖≤70 mg/dL (3.9 mmol/L)时每 5～15 分钟监测一次直至低血糖得到纠正。病情稳定的门诊手术患者，如手术时间≤2 小时，在入院后和离院前分别监测一次血糖。

23. 围术期血糖监测的方法有哪些？

动脉或静脉血气分析是围术期血糖监测的金标准。对于围术期血流动力学稳定的患者，可采用床旁快速血糖仪测量指血（毛细血管血）血糖。但严重低血糖时血糖仪所测得的数值可能偏高，应与中心实验室测量的静脉血结果进行对照。在低血压、组织低灌注、贫血以及高脂血症、高胆红素血症等代谢异常的情况下，指血血糖准确性下降，应使用动脉血气监测围术期血糖。

24. 术前血糖控制目标是多少？

一般情况下，术前控制餐前血糖≤140 mg/dL（7.8 mmol/L），餐后血糖≤180 mg/dL（10.0 mmol/L）。但术前血糖长期控制不佳的患者，围术期血糖不宜下降过快。应当综合评估风险，合理选择手术时机，可适当放宽术前血糖目标上限至空腹≤180 mg/dL（10 mmol/L），随机或餐后 2 小时≤216 mg/dL（12 mmol/L）。

25. 围术期血糖控制目标是多少？

推荐围术期血糖控制在 7.8 mmol/L～10.0 mmol/L，不建议控制过严。

26. 术后 ICU 住院时间≥3 天的危重患者，推荐血糖目标值≤8.4 mmol/L。

建立围术期血糖控制的个体化目标。接受整形手术患者血糖控制在 6.0 mmol/L～8.0 mmol/L 有利于减少术后伤口感染；脑血管疾病患者对低血糖耐受差，血糖目标值可适当放宽至≤12.0 mmol/L；高龄、有严重并发症、频繁发作低血糖的患者，血糖目标值可适当放宽，原则上血糖最高不宜超过 13.9 mmol/L。

27. 围术期低血糖的临床表现有哪些？

全麻镇静患者的低血糖症状常被掩盖。临床表现主要包括：① 交感神经系统兴奋表现，如面色苍白，心悸，肢冷等；② 低血糖引起大脑皮层抑制，如苏醒期意识障碍、嗜睡，当血糖≤2.8 mmol/L 时可出现认知功能障碍，长时间≤2.2 mmol/L 的严重低血糖可造成围术期脑死亡；③ 当低血糖发展至中脑受累时，可出现麻醉复苏阶段肌张力增强，阵发性抽搐，发生癫痫或癫痫样发作；④ 锥体束及锥体外系受累症状：皮层下中枢受抑制时，患者出现神志不清、躁动、痛觉过敏、瞳孔散大、甚至出现强直性抽搐；锥体外系与锥体束征阳性，可表现为偏瘫、失语等；⑤ 低血糖引起的脑神经损害表现为视力及视野异常、复视、眩晕、吞咽困难及声音嘶哑等。

28. 有哪些方法能判断术后低血糖神经功能异常？

低血糖昏迷是术后苏醒延迟的原因之一。主要包括以下方法：① 患者苏醒期出现嗜睡，意识障碍，严重者可昏迷；② 患者苏醒期出现面瘫、吞咽困难、肢体瘫痪、肌张力和腱反射增高或低下、病理征阳性等脑部症状；③ 患者苏醒期出现定向力障碍、记忆力减退甚至躁狂等精神障碍症状；④ 合并出冷汗、面色苍白、肢冷等症状；⑤ 血糖检查降低可明确诊断。

29. 低血糖的心电图表现有哪些？

低血糖时引发交感神经系统兴奋，儿茶酚胺类物质释放增加，加之低血糖引起心肌能量供给不足，常引起心肌损害。低血糖的心电图表现包括窦性心动过速，室上性心动过速，室性早搏，ST－T 缺血改变。

30. 什么是甲状腺毒症？

甲状腺毒症是指循环中甲状腺激素过多，引起中枢神经、循环、消化等系统兴奋性增高和代谢亢进为主要表现的一组临床综合征。根据甲状腺的功能状态，甲状腺毒症可分为甲状腺功能亢进类型和非甲状腺功能亢进类型。

31. 判断弥漫性毒性甲状腺肿的主要临床表现有哪些？

弥漫性毒性甲状腺肿主要临床表现：① 易激动、失眠紧张、焦虑烦躁等神经精神系统症状；② 怕热、多汗、心动过速、心悸、食欲亢进等高代谢综合征；③ 弥漫性对称性甲状腺肿大，质软，吞咽时上下移动；④ 浸润性凸眼或非浸润性凸眼；⑤ 患者主诉心悸、气促、活动后加剧；重症者常有心律不齐，心力衰竭等严重表现；⑥ 部分患者有典型对称性黏液性水肿，多见于小腿胫前下段。

32. 甲状腺功能实验室检查包括哪些内容？

甲状腺功能实验室检查包括：① 血清甲状腺激素测定，如血清总甲状腺素（total thyroxine，TT4），血清总三碘甲腺原氨酸（total triiodothyronine，TT3），血清游离甲状腺素（free thyroxine，FT4），血清游离三碘甲腺原氨酸（free triiodothyronine，FT3），促甲状腺激素（thyroid-stimulating hormone，*TSH*）；② 甲状腺摄^{131}I 率；③ 促甲状腺激素释放激素（thyrotropin-releasing hormone，TRH）兴奋试验；④ 甲状腺自身抗体测定；⑤ 影像学：甲状腺彩超，甲状腺显像（放射性核素扫描），CT 及磁共振。

33. 血清甲状腺激素的正常值是多少？

血清总三碘甲状腺原氨酸（total triiodothyronine，TT3）的正常值范围是 1.34～2.73 nmol/L，血清总甲状腺素（total thyroxine，TT4）的正常值范围是 78.4～157.4 nmol/L；血清游离三碘甲状腺原氨酸（free triiodothyronine，FT3）的正常值范围是 3.67～10.43 pmol/L，血清游离甲状腺素（free thyroxine，FT4）的正常值范围是 11.2～20.1 pmol/L；促甲状腺激素（thyroid-stimulating hormone，TSH）的正常值范围是 0.34～5.06 IU/mL。

34. 什么是甲状腺摄^{131}I率？

碘是甲状腺合成甲状腺激素的原料之一，放射性的^{131}I能被摄取并参与甲状腺激素的合成，其被摄取的量和速度与甲状腺功能密切相关。将^{131}I引入受检者体内，利用体外探测仪器测定甲状腺部位放射性计数的变化，可以了解^{131}I被甲状腺摄取的情况，从而判断甲状腺的功能。一般 2 小时摄^{131}I率为 10％～30％，4 小时 15％～40％，24 小时 25％～60％，女性多高于男性，儿童及青少年较成人高。

35. 什么是促甲状腺激素释放激素兴奋实验？

促甲状腺激素释放激素兴奋试验是指静脉注射促甲状腺激素释放激素 400 毫克后检测血清促甲状腺激素的水平。正常人促甲状腺激素水平较注射前升高 3～5 倍，高峰出现在 30 分钟，并且持续 2～3 小时；而甲亢患者促甲状腺激素分泌反应被抑制或者反应降低。

36. 甲状腺自身抗体测定包括哪些内容？

甲状腺自身抗体检测主要包括：抗甲状腺过氧化物酶抗体（anti-thyroid peroxidase antibody，TPOAb）、抗甲状腺球蛋白抗体（anti-thyroglobulin antibody，TGAb）、促甲状腺素受体抗体（thyrotropin receptor antibody，TRAb）。甲状腺自身抗体检测是用于鉴别甲亢的病因、诊断 Graves 病（Graves disease，GD）的重要指标之一。未治疗 GD 患者，其阳性率＞80％，可用于本病的早期诊断，其在判断病情活动、是否复发、监测高危人群等方面有重要意义，还可作为治疗停药的重要指标。

37. 甲状腺功能亢进患者的影像学检查表现是什么？

甲状腺功能亢进患者的影像学检查主要包括甲状腺彩超和 CT 检查。甲状腺彩超的主要表现是甲状腺体积增大、回声不均匀,血液供应丰富。超声检查远优于X线片和CT。同时具备重复性好,无创伤性优势。CT能显示甲状腺病变大小、密度、边界、形态等情况,了解甲状腺与周围组织器官的横向关系,但不能对弥漫性甲状腺肿定性,而且对甲亢危象患者不宜行CT增强扫描。CT检查提示Graves眼病患者单眼或双眼眼外肌肥大,并可以排除其他原因所致的突眼。

38. 甲状腺功能亢进性心脏病的临床表现有哪些?

甲状腺功能亢进性心脏病是指在甲状腺功能亢进时,甲状腺素对心脏的直接或间接作用所致的一种内分泌代谢紊乱性心脏病,主要包括心脏扩大、心房纤颤、病态窦房结综合征、心肌梗死、心肌病和心力衰竭等。主要临床表现:① 心律失常如窦性心动过速、房性期前收缩、阵发性心动过速等,其中最常见为房颤;② 心脏扩大,充血性心力衰竭;③ 甲亢性心脏病发生心绞痛较少,多为冠状动脉供血相对不足。

39. 甲状腺功能亢进性患者的心电图改变包括哪些?

甲状腺功能亢进性患者的心电图表现包括:① 左室肥大;② ST-T改变:ST-T病理性下降和T波改变(降低、双向、倒置);③ 甲亢P波;④ P-Q间期延长;⑤ 高T波:重型甲亢高T波仅为14%;⑥ Q-T间期:Q-T间期延长较缩短多见。

40. 妊娠甲状腺功能亢进的诊断标准是什么?

妊娠甲状腺功能亢进的诊断需根据临床表现以及实验室检查。典型的高代谢症群包括精神紧张,多汗,心悸,易疲劳,食欲亢进,体重下降,失眠,腹泻等。查体发现皮肤温湿、潮红、手指震颤、眼球突出,甲状腺肿大,心率增快,动脉收缩压升高,脉压增宽。实验室检查包括血清总甲状腺素≥180.6 nmol/L,总三碘甲状腺原氨酸≥3.54 nmol/L,游离甲状腺素指数≥12.8。妊娠期甲亢可分为三度:轻度,血清总甲状腺素最高水平<180.6 nmol/L;中度,血清总甲状腺素最高水平>180.6 nmol/L;重度,有甲亢危象,甲亢性心脏病、心衰、心肌病等。

41. 继发性甲亢的临床表现包括哪些?

继发性甲状腺功能亢进的症状与原发性甲亢基本相似,但甲亢症状较轻,一般无突眼症,手部震颤少见,可有甲状腺指端病。局部可扪及单个或多个结节,较正常甲状腺坚硬,局部压迫症状多见,如声嘶,呼吸道受压,疲乏无力较重,心脏损害较突出,常见为期前收缩和心房颤动,在病程较长的重症甲亢患者中,可出现心脏扩大甚至心脏衰竭。

42. 妊娠合并甲亢孕产妇麻醉手术过程需加强哪些监测?

妊娠合并甲亢孕产妇可接受椎管内麻醉或全身麻醉。① 椎管内麻醉可阻滞交感神经,有利于降低甲亢患者和子痫患者的交感活性。但需要注意的是,部分长期使用β受体阻断剂的产妇在椎管内麻醉后可能发生严重低血压、心动过缓,因此需加强血流动力学监测。此外,硬膜外麻醉存在阻滞不全情况,手术刺激易导致甲亢危象的发生。② 全身麻醉镇静、镇痛效果确切,能维持充分的氧供,避免二氧化碳蓄积。但产妇往往存在饱胃,反流误吸风险增加,术前应详细评估产妇禁食时间。甲亢患者对儿茶酚胺类物质非常敏感,全麻过程中低血压时需谨慎使用血管活性药。

43. 什么是甲状腺危象?

甲亢在病情没有被控制的情况下,受到外界诱发因素刺激后出现的严重危及生命安全的病理状态,主要的应激刺激包括急性感染、精神刺激、外科手术、急性心肌梗死、糖尿病酮症酸中毒等。

44. 甲状腺危象的临床表现包括哪些?

甲状腺危象包括危象前期和危象期。危象前期的临床表现包括:① 体温在 $38\sim39℃$;② 心率在 $120\sim160$ 次/分,可有心律不齐;③ 食欲不振,恶心,大便次数增多,多汗;④ 焦虑、烦躁不安。危象期的临床表现包括:① 体温急骤升高,常在 $39℃$ 以上;② 心血管系统脉压明显增大,心率显著增快,超过 160 次/分;③ 恶心、呕吐频繁、腹痛、腹泻明显;④ 中枢神经系统功能障碍、烦躁、嗜睡,最后陷入昏迷。

45. 术中突发甲状腺危象的判断方法有哪些?

甲状腺危象是一种临床急症,但由于缺乏能够早期发现的特异性诊断标志物,甲状腺危象的诊断相对困难。术中诊断甲状腺危象主要依靠临床表现,若患者既往合并甲亢病史,加之术中出现体温急骤升高,达 $39℃$ 以上,心率显著增快,伴心律不齐,大汗淋漓等临床表现时应考虑突发甲状腺危象,评估血清游离 T3、游离 T4 和促甲状腺激素水平有助于甲状腺危象的诊断。

46. 甲旁亢患者术前实验室检查包括哪些内容?

甲旁亢患者术前实验室检查包括血清总钙和游离钙水平,血清甲状旁腺激素水平,25-羟维生素 D,血肌酐、尿素氮、24 小时尿钙、尿磷水平。

47. 甲旁亢患者术中需进行哪些监测?

甲旁亢患者术中监测指标包括有创动脉血压,脉搏氧饱和度,心电图,呼气末二氧化碳分压,血气电解质,血清甲状旁腺激素水平,术中喉返神经及喉上神经电生理监测等。

48. 甲旁亢患者术后需进行哪些监测?

甲旁亢患者术后监测指标包括术后第一天检查血清甲状旁腺激素水平、血清钙、磷、钾、镁、血清碱性磷酸酶,对异常指标可采取连续 3 天动态监测。对术后持续甲旁亢或甲旁减的患者,长期的随访方案中还包括 25-羟维生素 D、尿钙、尿磷水平监测、泌尿系结石和骨代谢状况。对于甲旁亢术后未缓解患者应评估术后 6个月的血清甲状旁腺激素及血清钙水平。如术后第一天血甲状旁腺激素降至正常,在术后数周甲状旁腺激素又升高的患者,要考虑低钙血症、维生素 D 缺乏等因素导致的继发性甲状旁腺功能亢进。

49. 甲状腺患者术后危象包括哪些?

甲状腺患者术后危象包括:① 手术局部出血引起的窒息,进行性呼吸困难;② 喉返神经损伤引发的声音嘶哑;③ 术后低血钙引起的手足搐搦;④ 术前准备不充分,甲亢未能得到控制,手术应激导致甲状腺危象。

50. 如何判断甲状腺术后喉返神经损伤?

甲状腺术后喉返神经损伤主要表现为以下方面:① 声音嘶哑是喉返神经损伤主要症状;② 双侧喉返神经损伤多引起失声;③ 饮水呛咳;④ 呼吸困难或窒息。

51. 甲状腺术后抽搐的原因是什么?

由于甲状腺手术可能切除部分甲状旁腺或甲状旁腺血供受累,导致术后甲状旁腺激素下降,引起低钙血症。临床表现包括:面部针刺感,面肌、手足疼痛伴持续性痉挛等。

52. 甲状腺功能减退患者术前监测指标包括哪些？

　　甲状腺功能中至重度减退患者,应加强术前评估:① 检测血清游离 T3、游离 T4 和促甲状腺激素水平以评估术前甲状腺功能调整情况;② 超声心动图以评估患者术前心功能情况及判断有无心包积液;③ 部分甲减患者伴有凝血功能异常,需进行凝血酶原时间、活化部分凝血活酶时间检测;④ 中至重度甲减患者常合并肾上腺皮质功能不全,可能在围术期产生肾上腺皮质危象,需完善肾上腺皮质激素水平的检测。

53. 甲状腺功能减退患者术中需进行哪些监测？

　　甲减患者术中需进行以下监测:① 手术创伤易诱发甲状腺功能减退患者产生黏液性水肿昏迷,术中需进行麻醉深度监测;② 麻醉药物对甲状腺功能减退患者循环与呼吸系统功能的抑制作用更为明显,需加强术中连续有创动脉血压、心电图、超声心动图、呼吸力学、动脉血气等监测;③ 甲状腺功能减退患者常合并低体温,麻醉药物代谢缓慢会导致苏醒缓慢,术中应加强体温保护;④ 血糖监测;⑤ 麻醉复苏阶段患者的意识情况。

54. 甲状腺功能减退患者的心电图改变包括哪些？

　　甲减患者心电图改变包括心室低电压,窦性心动过缓,T 波低平或倒置。偶有 P‑R 间期延长以及 QRS 波增宽。少见者有房室分离,Q‑T 间期延长、窦性心动过速等。

55. 血浆渗透压的正常值是多少？

　　血浆渗透压正常值为 280~310 mmol/L。血浆渗透压由大分子血浆蛋白组成的胶体渗透压和由无机盐、葡萄糖等小分子物质组成的晶体渗透压两部分构成。血浆中晶体溶质数目远远大于胶体数目,所以血浆渗透压主要由晶体渗透压构成。血浆蛋白一般不能透过毛细血管壁,所以血浆胶体渗透压虽小,但对于维持血管内外的水平衡发挥重要作用。

56. 尿崩症患者血浆渗透压有没有变化？

　　尿崩症患者血浆渗透压正常或稍高。

　　尿崩症患者尿量超过 2 500 mL/d 或 50 mL/(kg·d),并伴有烦渴和多饮。夜尿显著增多,尿量一般在 4 L/d 以上,极少数可超过 10 L/d。尿比重为 1.000 1~1.000 5,尿渗透压为 50~200 mOsm/L,明显低于血浆渗透压。

57. 什么是禁水－加压素试验?

禁饮加压素试验是鉴别正常人、精神性多饮、部分性尿崩症和尿崩症最重要的试验。正常人及精神性多饮者禁水后体重、血压、血渗透压变化不大,尿量逐渐减少,尿比重升高,多超过 1.020,尿渗透压升高,大于血渗透压 2 倍以上,多超过 750 mOsm/L。注射加压素后,尿渗透压不能进一步明显上升(不超过 9%),有时甚至下降。

58. 麻醉手术期间尿崩症的可能原因有哪些?

患者自身疾病因素:① 颅脑创伤;② 颅内肿瘤;③ 颅内感染;④ 缺血性疾病。手术因素:损伤下丘脑视上核、室旁核可导致抗利尿激素合成障碍或不足,引起完全性或部分性尿崩症;而损伤视上、室旁-垂体束,可使得抗利尿激素运输障碍;损伤垂体后叶、门脉系统造成抗利尿激素释放减少等均可出现中枢性尿崩症。麻醉因素:丙泊酚对抗利尿激素分泌无直接作用;吸入麻醉药如七氟烷可干扰水通道蛋白-2(aquaporin-2,AQP2)的功能,对于手术和创伤患者可引起短暂性多尿及尿渗透压降低。

59. 如果患者围术期出现尿崩症,应该关注哪些检查指标?

由于围麻醉期患者处于镇静状态,无法主诉烦渴、多饮,因此要求麻醉医生在术中严密监测尿量,对于 24 小时尿量超过 5～10 L,尿比重低于 1.005,尿渗透压在 50～200 mOsm/L,尿色淡如清水的患者,应及时诊断并做相应处理。

60. 肢端肥大症患者术中需监测哪些指标?

肢端肥大症是一种内分泌代谢性疾病,术中监测指标包括以下内容:① 血流动力学,心律,出现心功能不全的患者需进行超声心动图的监测;② 呼吸力学指标如气道峰压、平台压、平均气道压、跨肺压等,氧合指数;③ 麻醉深度监测;④ 术中血糖监测;⑤ 体温监测;⑥ 尿量,必要时行尿比重,尿渗透压检测。

61. 判断肢端肥大症患者是否存在困难气道应注意哪些事项?

肢端肥大症绝大多数是由于垂体生长激素型腺瘤导致,肢端肥大症患者具有特有的临床征象:厚嘴唇,高而宽的鼻子,向前过伸的下颌骨,肥厚的舌体,增厚的声门及声门狭窄。因此,在麻醉诱导前需评估是否存在面罩通气困难,同时需详细评估张口度、下颏-舌骨距离、舌骨-甲状软骨上切迹距离、Mallampati 分级等指标,以判断气管插管的难易程度。

62. 生长激素腺瘤患者术中监测指标包括哪些?

生长激素腺瘤患者术中监测应着重关注以下方面:① 围麻醉期应行连续血流动力学监测,关注心电图变化,遇到生长激素相关的肢端肥大性心肌病患者,应行中心静脉压监测,必要时行肺动脉压监测。再应及时调整麻醉深度,酌情给予心血管活性药物,防止血流动力学剧烈波动,降低围麻醉期心血管意外的发生率。② 加强围术期电解质,24 小时出入量及尿比重的监测。③ 加强呼吸功能的监测,包括呼吸力学、血氧及二氧化碳分压等。

63. 诊断腺垂体功能减退症的实验室检查包括哪些?

腺垂体功能减退症的实验室检查包括:空腹血糖、钠、钾、氯、pH、二氧化碳结合力测定;葡萄糖耐量试验,血催乳素、促性腺激素、生长激素、血清甲状腺激素测定,促甲状腺激素兴奋试验。有条件时可作血促肾上腺皮质激素、促甲状腺激素、黄体生成素测定,血浆皮质醇测定及其昼夜节律,尿游离皮质醇测定,黄体生成素释放激素兴奋试验,促甲状腺激素释放激素兴奋试验。特殊检查包括:基础代谢率测定、心电图,必要时头颅 X 线摄片、视野计检查、眼底检查等。

64. 什么是垂体危象?

垂体危象是指产后垂体缺血性坏死和垂体肿瘤突发瘤内出血、梗死、坏死引起的腺垂体部分或多种激素分泌严重不足,表现为高热、低体温、低血糖、低血压、恶心呕吐、代谢紊乱甚至循坏衰竭、休克、昏迷等危急征象,又称"垂体前叶功能减退危象"。如得不到及时诊治,常常迅速危及生命。

65. 垂体危象的临床表现包括哪些?

垂体危象的临床表现包括:① 低血糖昏迷,约占垂体危象的 1/3;② 高热型,多在感染时发生;③ 低温昏迷,与甲状腺激素缺乏导致全身代谢下降有关,体温常低于 35℃;④ 垂体出血昏迷,出血产生的脑膜刺激症状以及对周围脑组织的压迫症状,表现为头痛、恶心、呕吐、全身乏力、意识模糊、精神错乱等;⑤ 循环衰竭型,由于肾上腺及甲状腺激素水平低下引起低钠血症及有效血容量不足从而导致循环衰竭;⑥ 混合型,为上述各型的综合表现。

66. 判断围术期垂体危象需要进行哪些监测?

围术期垂体危象需要进行以下监测:① 体温;② 血糖及电解质;③ 血流动力学;④ 神经功能及意识水平;⑤ 瞳孔直径及反射;⑥ 垂体激素及相应靶腺激素水平。

67. 什么是垂体促甲状腺激素腺瘤?

垂体促甲状腺素腺瘤(thyrotropinomas,TSH 腺瘤)来源于垂体促甲状腺细胞的肿瘤,是功能性垂体腺瘤的一种,是导致中枢性甲亢的重要原因。目前研究提示促甲状腺激素细胞中的甲状腺激素受体缺陷或突变与 TSH 腺瘤有关,常表现出甲状腺功能亢进症状。

68. 垂体促甲状腺激素腺瘤患者围术期需进行哪些监测?

垂体促甲状腺激素腺瘤患者围术期需进行以下监测:① 甲状腺功能亢进相关指标:体温、血流动力学、心电图、垂体腺瘤压迫周围组织表现,如视力减退、视野缺损,少数可见颅高压表现。② 内分泌学检查:甲状腺激素水平,促甲状腺激素释放激素兴奋试验,T3 抑制试验等。

69. 肾上腺皮质激素包括哪几类?

肾上腺皮质可分泌以下三类激素:① 球状带分泌的盐皮质激素,主要是醛固酮和脱氧皮质醇;② 束状带分泌的糖皮质激素,主要是皮质醇及少量的皮质酮;③ 网状带分泌的性激素,如脱氢异雄酮、雄烯二酮及少量雌激素。

70. 皮质醇增多症的临床表现包括哪些?

皮质醇增多症又称库欣综合征,主要临床表现包括:① 脂质代谢障碍,以向心性肥胖、满月脸、"水牛背"等为特征;② 糖尿病和糖耐量降低;③ 负氮平衡引起全身肌肉萎缩,以四肢肌肉萎缩更为明显;④ 电解质紊乱,如低钾低氯性碱中毒;⑤ 高血压;⑥ 骨质疏松;⑦ 性腺功能紊乱;⑧ 精神症状;⑨ 易发生感染;⑩ 高尿钙和肾结石;⑪ 皮肤色素沉着。

71. 诊断皮质醇增多症的实验室检查包括哪些内容?

诊断皮质醇增多症的实验室依据包括:① 血浆皮质醇测定:血浆皮质醇分泌增多,且失去昼夜分泌节律;② 尿 17-羟皮质类固醇>55 nmol/24 小时;③ 尿 24 小时游离皮质醇升高;④ 小剂量地塞米松抑制试验不被抑制;⑤ 大剂量地塞米松抑制试验被抑制。

72. 血浆皮质醇分泌的特点？

正常人皮质醇分泌存在昼夜节律，其特点为：血皮质醇的峰值在早晨 6:00～8:00，最低点在夜间 23:00 时至清晨 4:00，下午 16:00～17:00 时介于两者之间。男女无显著性差异。成年人血浆皮质醇正常值：早晨 8:00(276±66)nmol/L，下午6:00(129.6±52.4)nmol/L，午夜 0:00(96.5±33.1)nmol/L。

73. 什么是小剂量地塞米松抑制试验？

小剂量地塞米松抑制试验：口服地塞米松 0.5 毫克，每 6 小时一次，连服 8 次。于服药前及服药第二、五天留 24 小时尿查尿游离皮质醇，于服药前及服药第三日晨 8 时抽血测定促肾上腺皮质激素和皮质醇。结果分析：服药后尿游离皮质醇应抑制到＜69 nmol/24 小时，血皮质醇应＜82.8 nmol/L。

74. 什么是中剂量地塞米松抑制试验？

中剂量地塞米松抑制试验：口服地塞米松 0.75 毫克，每 6 小时一次，共 5 天。分别于服药前一天及服药第三、五天留 24 小时尿查 17 -酮类固醇。结果分析：服药后尿 17 -酮类固醇被抑制达 50% 以上为正常。

75. 什么是大剂量地塞米松抑制试验？

大剂量地塞米松抑制试验：口服地塞米松 2 毫克，每 6 小时一次，共 2 天。留尿、查血方法同小剂量地塞米松抑制试验。服药后，血、尿皮质醇值降至对照值的50% 以下为有反应。

76. 尿液游离皮质醇的正常值是多少？

尿游离皮质醇由血液中游离皮质醇经肾小球滤过而来，因此基量与血浆中真正具有生物活性的游离皮质醇成正比。测定尿游离皮质醇可以有效、正确地反映肾上腺皮质的功能状态。成人：206.9±44.1 nmol/24 h 尿。

77. 慢性肾上腺皮质功能减退症患者的临床表现有哪些？

慢性肾上腺皮质功能减退分为原发性及继发性两类，原发性者又称 Addison病；继发性者指下丘脑分泌促皮质激素释放因子或垂体分泌促肾上腺皮质激素不足所致。临床表现包括：① 原发性患者皮肤和黏膜色素沉着。② 因电解质紊乱，脱水，蛋白质和糖代谢紊乱所致运动耐量差。③ 食欲不振、恶心、呕吐、无定位腹痛，有时有腹泻或便秘。④ 由于缺钠、脱水和皮质激素不足，多伴有低血压和直立性低血压，心率减慢，心音低钝。⑤ 由于体内胰岛素拮抗物质缺乏和胃肠功能紊乱，患者血糖经常偏低。⑥ 精神症状：精神不振、表情淡漠、记忆力减退、头昏、嗜睡；部分患者甚至出现谵妄和精神失常。⑦ 患者抵抗力低下，如感染、外伤、手术、麻醉等均可诱发急性肾上腺皮质功能减退性危象。

78. 慢性肾上腺皮质功能减退症患者围术期应关注哪些监测指标？

慢性肾上腺皮质功能减退症患者围术期应关注以下监测指标：① 围术期血、尿皮质醇水平；② 心电图和有创血流动力学监测；③ 血糖、水电解质及酸碱平衡情况；④ 麻醉深度监测；⑤ 镇痛与伤害性指数监测；⑥ 体温；⑦ 肝肾功能监测；⑧ 感染指标。

79. 什么是肾上腺危象？

肾上腺危象又称急性肾上腺皮质功能减退，指由多种原因导致肾上腺皮质激素分泌不足而引起的一系列临床症状。病因包括：① 感染、创伤和麻醉手术等应激或停服激素而诱发肾上腺皮质功能急性降低；② 肾上腺手术后，补充激素剂量不足也可引起急性肾上腺皮质功能减退；③ 肾上腺出血；④ 应用抑制甾体激素合成或促进其代谢、清除的药物。主要临床表现为脱水、虚脱、厌食、呕吐、低血压、精神不振，最终进展至昏迷，甚至死亡。

80. 判断肾上腺危象的监测方法有哪些？

慢性肾上腺皮质功能减退症患者出现下列情况时提示可能出现肾上腺危象：① 当前疾病难以解释的低血压、休克；② 在疲劳、厌食、体重降低的基础上出现急腹症；③ 无法解释的低血糖；④ 无法解释的高热、低体温；⑤ 电解质紊乱，如低钠、高钾及其他生化异常包括氮质血症、高磷、低氯、高钙及低蛋白血症等；⑥ 实验室检查包括血浆皮质醇、促肾上腺皮质激素、肾素-醛固酮水平；⑦ 促肾上腺皮质激素兴奋试验。

81. 什么是原发性醛固酮增多症？

原发性醛固酮增多症简称原醛症、原醛，又称为 Conn 综合征，是由于肾上腺皮质球状带分泌过量醛固酮而导致肾素-血管紧张素系统活性受抑制,体内潴钠、排钾、血容量增多。临床上以高血压伴(或不伴)低血钾为主要表现。

82. 原发性醛固酮增多症的临床表现包括哪些?

原发性醛固酮增多症的临床表现包括:① 高血压为最早出现的症状,部分患者可伴随顽固性高血压,但恶性高血压罕见。② 早期血钾可正常或正常低限,在劳累或服用促进排钾的利尿药时可表现为肌无力,周期性麻痹及肢端麻木,严重时甚至出现手足搐搦、吞咽及呼吸困难。③ 多尿,尤其夜尿多,继发口渴、多饮,常易并发尿路感染。尿蛋白增多,少数可发生肾功能减退。④ 心电图呈低血钾表现,阵发性室上性心动过速较为常见,严重时可发生心室颤动。

83. 原发性醛固酮增多症患者的心电图表现包括哪些?

原发性醛固酮增多症患者心电图呈低血钾图形,Q-T间期延长,T波增宽、降低或倒置,U波明显,T、U波相连成驼峰状。部分患者出现心律失常,阵发性室上性心动过速较为常见,严重时可发生心室颤动。

84. 原发性醛固酮增多症患者血常规有哪些变化?

原发性醛固酮增多症患者血常规白细胞计数及中性粒细胞升高,血红蛋白、红细胞计数减少。

85. 原发性醛固酮增多症患者尿液分析包括哪些变化?

原发性醛固酮增多症患者尿 pH 呈中性或偏碱;尿钾增多,24 小时常超过25 mmol,尿 Na^+ 排出量少于摄入量或接近平衡;肾脏浓缩功能减退,夜尿多大于750 毫升。当患者合并肾盂肾炎时尿中白细胞计数增多,部分患者有尿蛋白,呈持续性或间歇性;尿 pH 多≥6.5;尿比重多固定在 1.010～1.018,少数患者呈低渗尿。

86. 原发性醛固酮增多症患者血清电解质、血糖的变化特点?

原发性醛固酮增多症患者血清钾降低,多数患者血钾在 2～3 mmoL/L,严重者可更低,低血钾多为持续性,少数呈间歇性,血钠升高,Cl^-、Mg^{2+} 轻度降低,Ca^{2+} 正常或轻度降低,CO_2 结合力正常或增高。原醛症患者血糖正常或降低,但近年来原醛症患者合并糖代谢异常的比例逐年升高,其可能机制为过量的醛固酮引起胰

第七章

岛素抵抗。

87. 血浆醛固酮、肾素-血管紧张素活性的正常值是多少?

血浆醛固酮正常值:1～5 ng/dL(卧位);5～15 ng/dL(立位)。肾素活性正常值:1.0～2.5 μg/L·h。血浆血管紧张素 I 正常值:11～88 ng/L;血浆血管紧张素 II 正常值:40.2±12.0 ng/dL(卧位);85.3±30.0 ng/dL(立位)。

88. 什么是钠负荷试验?

钠负荷试验又称钠抑制(高钠)试验,目的在于判断醛固酮分泌的自主性或肾素-血管紧张素-醛固酮轴对容量扩张的反应性。方法:患者进食含 Na^+ ≥200 mol/天的高钠及正常钾饮食 5 天,如患者血 K^+ <2.8 mmol/L,或伴有左心室衰竭者,饮食钠可减少至 120 mol/天。于试验前及试验第五日晨 8 时采血,分别测定 Na^+、K^+、醛固酮浓度,同时测定 24 小时尿 Na^+、K^+ 及醛固酮浓度。正常人在钠负荷饮食后,血 K^+ 不低于 3.5 mmol/L,醛固酮分泌减少,尿醛固酮<10 毫克/24 小时,血浆醛固酮<189～194 nmol/L,则不支持原发性醛固酮增多症诊断。如尿醛固酮>10 毫克/24 小时,血浆醛固酮>2 055 nmol/L,则应高度考虑为原醛症。

89. 什么是卡托普利试验?

卡托普利试验是指患者在坐位至少 1 小时,空腹采血并测量血压之后,服用25～50 毫克卡托普利,服药后 2 小时坐位测量血压并采血测定血浆肾素、血管紧张素、醛固酮和皮质醇浓度。原发性高血压患者在做此试验后醛固酮的浓度会下降到 15 mg/dL。如果是由原发性醛固酮增多症导致的继发性高血压,血醛固酮抑制率<30%。此试验优点在于可以降低血压,不导致低血钾的发生,可判断患者是否是因为原发性醛固酮增多导致的高血压。

90. 什么是螺内酯试验?

螺内酯能在肾远曲小管竞争性拮抗醛固酮的排钾效应,但并不抑制醛固酮的合成与分泌,对肾小管也无直接作用。正常人螺内酯实验为阴性,原发性醛固酮增多症患者给予螺内酯后,可使肾小管排钾减少,排钠增加,血钾升高,血钠降低。本试验有助于醛固酮增多症的诊断。具体实验方法:螺内酯微粒型320～400 毫克/天,分 3～4 次连服 1～2 周。于服药前后测定血钾、尿钾、尿钠和血压。

91. 什么是嗜铬细胞瘤?

嗜铬细胞瘤为起源于神经外胚层嗜铬组织的肿瘤,主要分泌儿茶酚胺。80%～90%的嗜铬细胞瘤位于肾上腺,多为一侧;肾上腺外的嗜铬细胞瘤主要位于腹膜外、腹主动脉旁,多良性,恶性者占10%。嗜铬细胞瘤主要临床表现为长期高血压致严重的心、脑、肾损害或因突发严重高血压而导致危象。同时,交感神经系统过度兴奋使耗氧量增加,基础代谢率增高可致发热、消瘦。肝糖原分解加速及胰岛素分泌受抑制而使糖耐量减退。少数患者可出现低钾血症。

92. 嗜铬细胞瘤定性诊断的方法是什么?

嗜铬细胞瘤定性诊断可依靠血、尿儿茶酚胺及其代谢物测定;同时^{131}I-间碘苄胺闪烁扫描、生长抑素受体和PET显像具有定性和定位意义。

93. 嗜铬细胞瘤定位诊断的方法有哪些?

嗜铬细胞瘤定位诊断可依靠肾上腺CT扫描和磁共振显像(magnetic resonance imaging,MRI),能显示肿瘤与周围组织的解剖关系及结构特征。B超灵敏度不如CT和MRI,不易发现较小的肿瘤,可用作初步筛查、定位的手段。

94. 嗜铬细胞瘤患者的临床表现包括哪些?

嗜铬细胞瘤常见临床表现如下:① 血压阵发性升高,甚至可高达200～300/130～180 mmHg,严重者可致急性左心衰竭或心脑血管意外。② 仅分泌肾上腺素的患者可表现为阵发性低血压或直立性低血压,甚至休克,或者高血压与低血压周期性波动。③ 长期大量儿茶酚胺释放可致儿茶酚胺性心肌病,其心律失常包括期前收缩、阵发性心动过速、心室颤动。④ 基础代谢率增高可致发热、消瘦。胰岛素分泌受抑制而使糖耐量减退,肝糖异生增加。少数可出现低钾血症,也可因甲状旁腺激素相关肽分泌而致高钙血症。⑤ 过多的儿茶酚胺使肠蠕动及张力减弱,故可致便秘、肠扩张。⑥ 病情严重且病程长者可致肾衰竭。膀胱内副神经节瘤患者排尿时,可诱发血压升高。

95. 术前诊断嗜铬细胞瘤的实验室检查有哪些?

诊断嗜铬细胞瘤的实验室检查包括:① 常规检查:血细胞比容和红细胞沉降速率有助于评估血液浓缩情况,反映血管内容量;② 血糖和糖耐量检测可反映糖代谢情况;③ 血、尿儿茶酚胺及其代谢物测定。

96. 如何判断嗜铬细胞瘤术前准备是否充分？

术前准备充分的标准如下：① 血压和心率达标，有体位性低血压；一般认为，坐位血压应低于 120/80 mmHg，立位收缩压高于 90 mmHg；坐位心率为 60～70 次/min，立位心率为 70～80 次/min；可根据患者的年龄及合并的基础疾病做出适当调整；② 术前 1 周心电图无 ST - T 段改变，室性期前收缩＜1 次/5 分钟；③ 血管扩张，血容量恢复：红细胞压积降低，体重增加，肢端皮肤温暖，出汗减少，有鼻塞症状，微循环改善；④ 高代谢症候群及糖代谢异常得到改善。

97. 嗜铬细胞瘤切除术术中常规监测项目有哪些？

建议对于所有嗜铬细胞瘤手术患者进行以下监测：① 无创监测包括心电图，脉搏氧饱和度、呼气末二氧化碳、体温、尿量；② 有创监测包括动脉置管监测连续动脉血压，基于有创动脉压进行循环血容量监测（如每搏变异率，脉压变异率等），中心静脉置管监测中心静脉压力，血气监测、血糖监测。

98. 嗜铬细胞瘤合并心血管系统并发症患者需进行哪些相关检查？

嗜铬细胞瘤患者心功能储备较差，部分患者合并心脏疾病如冠心病、肺动脉高压、充血性心力衰竭或儿茶酚胺心肌病。术前可进行心肌酶谱检查、心肌核素显像、冠状动脉造影等检查。术中除了进行常规监测外，可考虑进行术中经食道超声心动图监测或置入肺动脉导管监测肺动脉压及肺动脉楔压，用以评估患者的容量状态和心室收缩功能。

99. 嗜铬细胞瘤合并儿茶酚胺心肌病的心电图如何表现？

嗜铬细胞瘤患者体内儿茶酚胺及其代谢产物对心肌存在直接毒性作用。大量、长时间儿茶酚胺刺激可导致心肌细胞内钙离子浓度过高，心肌纤维化，最终并发儿茶酚胺性心肌病。儿茶酚胺心肌病主要包括扩张性心肌病、心肌炎、应激性心肌病。患者可有心肌缺血、左心功能不全等临床表现。心电图显示 ST 段压低、T 波异常、心动过速或过缓、房性或室性期前收缩等。

100. 嗜铬细胞瘤合并儿茶酚胺心肌病的超声心动图如何表现？

嗜铬细胞瘤患者体内大量儿茶酚胺可导致心肌细胞长期过度收缩，心肌出现纤维化，此外大量儿茶酚胺会导致患者血管持续收缩，心脏后负荷明显增加，超声心动图检查可显示左心室肥厚，二尖瓣关闭不全、心肌收缩功能异常等表现。

101. 嗜铬细胞瘤患者术中心血管危象的临床表现有哪些?

未进行术前准备的嗜铬细胞瘤患者进行瘤体剥除术时,易发生心血管危象,其临床表现包括:① 突发性血压增高,甚至高达 200～300/130～180 mmHg,严重者可致急性左心衰竭或心脑血管意外。② 瘤体剥除后儿茶酚胺物质释放减少,可出现低血压,甚至休克。③ 术中易发生期前收缩、阵发性心动过速、心室颤动等。

102. 嗜铬细胞瘤手术术中需进行哪些监测对补液进行指导?

嗜铬细胞瘤手术术中补液方案缺乏标准的指南进行指导。目前建议进行术中目标导向的液体管理,在监测血流动力学的同时对补液进行指导。目前常用的术中监测的方法包括:肺动脉导管、脉搏指数连续心排出量、经食管超声心动图等。也可以选择基于有创动脉压的容量监测方法,包括 FloTrac/Vigileo 监测。通过对前负荷、心肌收缩力及后负荷的综合分析,来指导液体治疗及维持血流动力学的平稳。如不具备以上条件,可进行补液实验,根据血压及中心静脉压等监测指标的反应来决定下一步补液方案。

(黄　河)

参考文献

[1] 中华医学会麻醉学分会. 围术期血糖管理专家共识[J]. 临床麻醉学杂志,2016,32(1):93-95.

[2] 中华医学会外科学分会甲状腺及代谢外科学组. 原发性甲状旁腺功能亢进症围手术期处理中国专家共识(2020版)[J]. 中国实用外科杂志,2020,40(6):634-638.

[3] Morita K. Sevoflurane anaesthesia causes a transient decrease in aquaporin-2 and impairment of urine concentration[J]. British Journal of Anaesthesia,1999,83(5):734-739.

第八章

水电解质及酸碱平衡

第一节 血气分析基础

1. 什么是血气分析？血气分析测定的原理？

血气分析是通过应用血气分析仪,测定人体血液的 H^+ 浓度和溶解在血液中的气体分压(主要指 CO_2 和 O_2)。血气分析仪通常是在管路系统的负压抽吸作用下,样品血液被吸入毛细管中,与毛细管壁上的 pH 参比电极、pH、PCO_2、PO_2 四只电极接触,电极将测量所得的各项参数转换为各自的电信号,这些电信号经放大、模数转换后送达仪器的微机,经运算处理后显示并打印出测量结果,从而完成整个检测过程。

2. 湿式血气分析仪中氧分压及二氧化碳分压监测的原理是什么？

血氧分压的测量基于电解氧的原理实现。将两个电极置于电解质溶液中接通直流电后,在阴极会得电子,发生还原反应;阳极会失电子,发生氧化反应。两个电极之间会有电流流过,此时溶液中如有氧存在,则能促进电解质电解,使电流增强,从而可根据电流变化获知溶液中的氧量。而二氧化碳分压则是利用气敏电极膜两侧的二氧化碳分压差,二氧化碳进入电解质液内产生 H^+ 和 HCO_3^- 进而依据反应产生的 H^+ 浓度与 PCO_2 获知二氧化碳分压。

3. 干式血气分析仪监测的基本原理是什么？

荧光物质在特定波长光照射后,分子内获得能量处于激发态的电子,会跃迁到高能轨道上。光照射停止后,这些电子又会瞬间释放能量发出特定波长的荧光,返回静息状态,荧光强度与荧光物质的含量成比例。通过发光二极管发出特定波长的激光脉冲,经光学聚焦和滤光,折射到样品池。激光脉冲停止期间,样品发出的荧光经滤光聚焦到光敏元件,光敏元件换能发出的电信号经控制系统放大、A/D转换、逻辑运算出报告值,输出显示和打印。

4. 电化学血糖仪检测原理是什么?

血糖仪在插入仪器的血糖试纸电极两端施加一定的恒定电压,当被测血样吸入电极工作区后,试纸电极表面工作区内的葡萄糖氧化酶与血样中的葡萄糖发生氧化还原反应。经过快速的生化反应后,酶电极试纸产生响应电流,电流强度与被测血样中葡萄糖浓度呈线性关系,通过检测血样响应电流的大小,计算得出准确的血糖浓度值并显示最终结果。

5. pH 检测的原理是什么?

pH 检测常用参比电极为正极,以指示电极为负极,组成一个电化学电池,通过测量电池的电动势 E 取得相应溶液的 pH 测量值。

6. 电解质分析仪的分类?

① 按自动化程度分类,可分成半自动电解质分析仪和全自动电解质分析仪。② 按测试项目分类,按测试项目的数量可分为 2 项分析仪、3 项分析仪、4 项分析仪和多项分析仪。③ 按工作方式分类,可分成湿式电解质分析仪和干式电解质分析仪。

7. 电解质分析仪的主要结构有哪些?

主要结构:湿式电解质分析仪由离子选择性电极、参比电极、分析箱、测量电路、控制电路、动力泵及显示器等组成。干式电解质分析仪具有两个多层膜片,多层膜片均由离子选择性敏感膜、参比层、氯化银层和银层组成,并用一纸盐桥相连。

8. 目前有哪些血气分析仪?

血气分析仪一些常见的主流进口品牌:雷度米特(ABL800 系列、ABL80 灵悦、ABL90 睿逸等)、沃芬 GEM4000、西门子 Rapid 500、罗氏 Cobas b 121 及雅培等。

9. 湿式电解质测定仪的原理是什么?

湿式电解质测定仪是将被测样品作为电池的一部分,将离子选择性电极和参比电极插入其中组成电池,然后通过测量原电池电动势来测试分析电解质成分。

10. 血气分析常见适应证及临床意义有哪些?

(1) 血气分析常见适应证有:① 低氧血症和呼吸衰竭的诊断;② 呼吸困难的鉴别诊断;③ 昏迷的鉴别诊断;④ 手术适应证的选择;⑤ 呼吸机的应用与调节;⑥ 呼吸氧疗的观察;⑦ 酸碱失衡的诊断;⑧ 肺通气换气功能的评估。

(2) 临床意义有:通过血气分析直接反映患者的肺通气换气功能(主要是缺氧和二氧化碳潴留情况)及机体的酸碱平衡状态,并对机体电解质紊乱程度有一个较全面的了解,有助于了解患者的病情、鉴别诊断、观察疗效和估计预后。

11. 血气分析采集的血液样本有哪些要求? 有哪些常用的动脉血采集部位?

① 采集的最佳样本是动脉血,能真实反映体内的氧化代谢和酸碱平衡状态,也可用动脉化的毛细血管血或者静脉血,但其中的氧分压与动脉血相差较大。② 成人多选用桡动脉、股动脉、足背动脉和肱动脉等,婴幼儿多选用颞浅动脉或头皮小动脉。

12. 血气分析包含哪些指标?

血气分析包含 pH、PO_2、PCO_2、HCO_3^- 浓度、缓冲碱(buffer base,BB)、剩余碱(base excess,BE)、动脉血氧含量(CaO_2)、动脉血氧饱和度(SaO_2)、肺泡-动脉血氧分压差$[P_{(A-a)}O_2]$、离子浓度(K^+、Na^+、Cl^-、Mg^{2+}、Ca^{2+} 等)。

13. 血气分析结果常见影响因素有哪些? 采集的动脉血液为什么要尽快分析?

(1) 血气分析结果会受采血器的材质、肝素的使用、样本采集过程中患者情绪的不稳定、样本中是否含有气泡、样本的溶血或凝血状态、样本是否充分摇匀、样本的放置时间等因素的影响。

(2) 采集的动脉血液尽快分析是因为:① 样本中含有大量血细胞会不断进行代谢消耗氧气产生二氧化碳,因此可能会改变样本中的 pH 值及乳酸含量;② 样本容器不能完全与外界环境隔离,期间会不断发生气体交换造成结果有偏差。

14. 什么是 Henderson - Hasselbalth 方程？

Henderson - Hasselbalch equation(亨德森-哈塞尔巴尔赫方程)是化学中关于酸碱平衡的一个方程，该方程使用 pKa(酸解离常数)描述 pH 的变化。它可以用来估算缓冲体系的 pH。该方程写作：$pH = pKa + lg([A^-]/[HA])$。

15. 动脉血与静脉血血气分析结果有何差异？

动静脉血在血气分析方面的主要区别在于氧分压和氧饱和度。正常人的动脉血 PaO_2 在 $80 \sim 100$ mmHg，$SaO_2 > 95\%$；正常人的静脉血 PvO_2 在 40 mmHg 左右，SvO_2 为 75% 左右。

16. 如何应用动脉血气分析结果判断酸碱失衡？

① 根据 pH 判断酸中毒或碱中毒，pH < 7.35 为酸中毒，pH > 7.45 为碱中毒。② 查找原发因素确定代谢性或呼吸性酸碱平衡失调。③ 通过确定代偿情况明确是否为单纯型或混合型酸碱平衡失调。④ 根据 AG 值判断代谢性酸中毒情况，AG > 16 mmol/L 可能存在代谢性酸中毒，若 AG > 30 mmol/L 则肯定存在代谢性酸中毒。

17. 如何应用动脉血气分析结果判断酸碱失衡的原因？

① 根据 pH 判断酸中毒或碱中毒，pH > 7.45 存在碱中毒，pH < 7.35 存在酸中毒。② 通过确定代偿情况明确是否为单纯型或混合型酸碱平衡失调：在单纯性酸碱紊乱时，$[HCO_3^-]/[H_2CO_3]$ 其中一个因素确定为原发性因素后，另一个因素即为继发性代偿反应，可依据代偿方向、代偿时间、代偿预计值及代偿极限来综合判断。③ 根据 AG 值判断代谢性酸碱失衡情况，AG > 16 mmol/L 可能存在代谢性酸中毒，若 AG > 30 mmol/L 则肯定存在代谢性酸中毒。

第二节 血气分析与呼吸功能

18. 什么是动脉血二氧化碳分压？参考值多少？

动脉血二氧化碳分压是指血液中物理溶解的 CO_2 分子所产生的分压。成年人动脉血中二氧化碳含量参考值范围是 $23 \sim 27$ mmol/L。

第八章

19. 什么是高碳酸血症? 常见原因有哪些?

高碳酸血症是指因通气不足或二氧化碳产生增加,使血中二氧化碳浓度升高($PCO_2 > 50$ mmHg)的一种疾病状态。高碳酸血症的主要病因包括通气不足、CO_2 重复吸入、CO_2 产生过多、肺动脉栓塞、无效腔增大等。

20. 高碳酸血症对机体的主要影响是什么? 如何处理?

(1) CO_2 潴留使脑脊液氢离子浓度增加,影响脑细胞代谢。轻度 CO_2 增加,间接引起皮质兴奋;$PaCO_2$ 继续升高,将使中枢神经处于抑制状态,同时使脑血管扩张,进一步加重脑水肿。

(2) 处理:① 病因治疗;② 及时清理患者口腔及呼吸道内分泌物,适当吸痰,保持呼吸道通畅;③ β_2 受体激动剂、M 受体拮抗剂、糖皮质激素雾化吸入;④ 气道存在异物时,需及时清除;⑤ 若呼吸抑制严重,呼吸明显不规则,生命体征不稳定时,需要建立人工气道辅助呼吸。

21. 处理高碳酸血症注意事项?

由于 CO_2 是强有力的呼吸中枢兴奋剂。长时间严重的 CO_2 潴留,中枢化学感受器对 CO_2 的刺激作用产生适应,此时呼吸运动主要靠低 PaO_2 对外周化学感受器的刺激作用来维持。这类患者在进行氧疗时,如吸入高浓度氧,会解除低氧对呼吸中枢的刺激作用,造成呼吸抑制,因此应选择低浓度氧疗。此外,在解除高碳酸血症时应注意避免排出过快,否则易出现二氧化碳排出综合征,表现为血压骤降、脉搏减弱、呼吸抑制或呼吸恢复延迟、意识障碍等征象。

22. 什么是低碳酸血症? 常见原因有哪些?

低碳酸血症一般指呼吸性碱中毒。呼吸性碱中毒是指由于肺通气过度使血浆 H_2CO_3 浓度或 $PaCO_2$ 原发性减少($PCO_2 < 35$ mmHg),从而导致 pH 值升高。常见原因为精神性过度通气、代谢过程异常、乏氧性缺氧、中枢神经系统疾患或水杨酸中毒等。

23. 低碳酸血症对机体的主要有哪些影响?

① 可使脑血管收缩、脑血流降低,颅内压相应降低,当 $PCO_2 < 20$ mmHg 时,脑组织有缺血缺氧的危险;② 可使氧离曲线左移,P_{50} 下降,不利于组织获取氧,导致组织细胞进一步缺氧;③ 由于对中枢和外周化学感受器的刺激减弱,致使呼吸

抑制,这一现象在麻醉过程中表现更加明显;④ 可引起血钾降低,严重低钾可引起心脏传导阻滞和心律失常等不良反应。

24. 低碳酸血症如何处理?

低碳酸血症常由各种原因引起的肺通气过度导致 $PaCO_2$ 降低、pH 升高,以血浆 H_2CO_3 原发性减少为特征,常表现为呼吸性碱中毒。首先应防治原发病和去除引起过度通气的原因。急性呼吸性碱中毒的患者可吸入含 5% CO_2 的混合气体或反复屏气,或使用纸袋塑料袋罩住口鼻使其反复吸回呼出的 CO_2 以纠正低碳酸血症。对因呼吸机使用不当导致的通气过度,应调整呼吸频率及潮气量。危重患者或中枢神经系统病变导致的呼吸急促,可用药物阻断其自主呼吸,由呼吸机进行适当的辅助呼吸。

25. 什么是动脉血氧分压? 其参考值范围?

动脉血氧分压是指血液中物理溶解的氧分子所产生的分压,是反映机体缺氧及缺氧程度的敏感指标。新生儿:60~90 mmHg;成年人:80~100 mmHg。正常值随年龄的增加而降低:$PO_2(mmHg)＝103－年龄(岁)×0.42±3.5$ mmHg。

26. 低氧血症的常见原因有哪些?

① 处于高原或通气不良的地方造成吸入氧分压过低;② 呼吸系统疾病(如气道阻塞、肺部炎症、胸腔积液等)导致肺部通气及换气功能障碍;③ 循环系统疾病(心衰、心包压塞和原发性肺动脉高压等);④ 神经精神性疾病,如脑出血、脑肿瘤、脑膜炎等颅脑疾病引起呼吸中枢功能障碍导致低氧血症;⑤ 血液病常见于重度贫血、高铁血红蛋白血症、硫化血红蛋白血症等;⑥ 先心病所致的肺内分流增加引起通气血流比例失调。

27. 低氧血症对机体的主要影响是什么?

① 中枢神经系统:注意力不集中、智力减退、头痛与肺性脑病等;② 循环系统:急性严重心肌缺氧可导致心室颤动或心脏骤停。缺氧、肺动脉高压可导致肺源性心脏病;③ 呼吸系统:$PaO_2＜60$ mmHg 时作用于颈动脉体和主动脉体化学感受器,反射性兴奋呼吸中枢,但缺氧对呼吸中枢的直接作用是抑制作用;④ 泌尿系统:氮质血症;⑤ 消化系统:消化不良、胃肠黏膜糜烂、坏死和出血;⑥ 酸碱平衡稳态:代谢性酸中毒、高钾血症。

28. 什么是肺泡-动脉血氧分压差？其正常参考值范围？

肺泡-动脉血氧分压差是指肺泡气和动脉血之间的氧分压差值。是衡量通气血流匹配情况、肺气体弥散功能及肺内分流的重要参数。健康年轻人吸空气时，其正常值为 5～10 mmHg，随 FiO_2 浓度和年龄增加而增加，吸纯氧为 40～50 mmHg，肺泡-动脉血氧分压差＝0.21×(年龄＋2.5)，计算公式为：肺泡-动脉血氧分压差＝[FiO_2×(P$_{大气压}$－P$_{水蒸气}$)－PCO_2/RQ]－PO_2[FiO_2：吸入氧浓度，RQ(呼吸熵)＝放出的 CO_2 量/吸收的 CO_2 量]。

29. 伴或不伴有动脉氧分压降低的肺泡-动脉血氧分压差增大的主要原因有哪些？

① 伴有动脉氧分压降低的肺泡-动脉血氧分压差增大表示肺氧合功能障碍。常见原因有：右向左分流或是肺血管病变，使肺内动静脉解剖分流增加，导致静脉血掺杂；还有是弥漫性间质性肺病、肺水肿、急性呼吸窘迫综合征、肺不张或是肺栓塞等疾病均会出现分压差增大且动脉氧分压降低的情况。② 不伴有动脉氧分压降低的肺泡-动脉血氧分压差增大主要原因为肺泡通气量明显增加。

30. 动脉血氧分压和动脉血氧饱和度对应关系如何？在哪些情况下无相关性？

(1) PO_2 在 15～40 mmHg 时，氧解离曲线最为陡直，表明血液 PO_2 发生较小变化即可导致动脉血氧饱和度的明显改变；PO_2 在 40～60 mmHg 时，氧解离曲线较陡，这段曲线可反映安静状态下血液对组织的供氧情况；PO_2 在 60～100 mmHg 时，氧解离曲线较平坦，表明在此范围内 PO_2 对动脉血氧饱和度影响不大。

(2) 当动脉氧分压≥100 mmHg 时，脉搏氧饱和度与动脉氧分压的相关性差，不能及时反映氧分压的变化，也不能及时反映组织氧利用障碍。

31. 如何根据动脉血氧饱和度判断是否缺氧？

动脉血氧饱和度正常值为≥95％，90％～94％为失饱和状态，≤92％为低氧血症，此时应及时进行氧疗。

32. 影响氧解离曲线的因素有哪些？左移与右移分别见于哪些情况？

① 影响氧解离曲线的因素有血液 pH、PCO_2、温度、有机磷化合物的浓度、一氧化碳、血红蛋白的质和量等因素。② 氧解离曲线左移：血液 pH 升高、PCO_2 降

低、红细胞内 2,3-二磷酸甘油酸浓度降低、温度降低、一氧化碳中毒。③ 氧解离曲线右移：血液 pH 降低、PCO_2 升高、红细胞内 2,3-二磷酸甘油酸浓度升高、温度升高。

33. 什么是混合静脉血氧分压？参考值是多少？

混合静脉血氧分压是指物理溶解于混合静脉血中的氧产生的压力，反映细胞内呼吸的状况，反映组织细胞供氧量与耗氧量之间的平衡关系。参考值范围：$68 \sim 77$ mmHg。混合静脉血氧分压降低见于各种原因引起的缺氧，此外老年人或健康青壮年剧烈运动后均可降低。

34. 混合静脉血氧饱和度有何临床意义？

混合静脉血氧饱和度为来自全身灌注血管床的混合静脉血氧饱和度的平均值，其数值并不反映某一器官的灌注状态，而是反映全身的氧供应和氧需要的平衡状态，可用于判断组织的氧合状态。当个体活动量增大、发热等情况下，机体氧耗明显增大时，混合静脉血氧饱和度可有明显下降。

35. 动脉血氧含量如何计算？参考值范围？有何临床意义？

$CaO_2 = 1.34 \times Hb \times SaO_2 + PaO_2 \times 0.031$。其中，$CaO_2$ 为动脉血氧含量，Hb 为总血红蛋白的浓度，SaO_2 为动脉血氧饱和度，PaO_2 为动脉血氧张力。参考值范围：$150 \sim 230$ mL/L。测量动脉血氧含量可用于判断机体是否缺氧以及缺氧程度。

36. 哪些因素影响血气分析中血氧含量？

动脉血氧含量是反映动脉血携氧量的综合指标。高原缺氧、慢性阻塞性肺疾病缺氧会导致动脉血氧含量随动脉血氧分压降低而降低；贫血、一氧化碳中毒、高铁血红蛋白血症的患者动脉血氧含量也会随血红蛋白含量减少而降低。

37. 如何根据血气分析结果中血氧含量评估组织代谢？

可通过动-静脉氧含量差反映组织的摄氧量，评估组织循环及组织代谢情况，当局部血液循环障碍时，由于局部血流减慢，血液流经毛细血管的时间延长，组织细胞从血液中摄氧增多，但静脉氧含量、静脉氧分压、静脉氧饱和度均正常，动-静脉氧含量差增大。

38. 如何根据血气分析结果中血氧含量和 Fick 公式推测心排血量？

通过血气分析测定动脉、静脉的氧含量以获得动静脉氧含量差值（CaO_2 - CvO_2），通过吸入和呼出的氧含量差值和通气频率可以计算出机体氧耗量（VO_2）。氧耗量的正常范围为 $200\sim250$ mL/min，危重患者氧耗量可能不在正常范围内。根据 Fick 公式：心排血量＝$VO_2/(CaO_2-CvO_2)$。

39. 血气分析结果中血氧含量降低但动脉血氧分压正常见于哪些情况？

常见于一氧化碳中毒、中毒、贫血或氰化物中毒等情况。

第三节　血气分析与代谢状态

40. 机体维持酸碱平衡的代偿机制有何特点？

机体维持酸碱平衡是由血液、肺、肾和组织细胞等调节因素共同维持的，但在作用强度和时间上是有差别的。血液缓冲系统反应迅速，但缓冲作用不能持久，肺的调节作用效能最大，缓冲作用细胞的缓冲能力较强，肾脏的调节作用更慢，但对排出 H_2CO_3 及保留 $NaHCO_3$ 具有重要作用。

41. 什么是标准碳酸氢盐？有什么临床意义？参考值多少？

标准碳酸氢盐（standard bicarbonate，SB）指全血在温度 37℃ 和血红蛋白完全氧合以及二氧化碳分压为 40 mmHg 的条件下，所测得的血浆碳酸氢根（HCO_3^-）浓度。SB 不受呼吸和代谢两方面因素的影响，是判断机体酸碱中毒的重要指标。参考值范围：$22\sim27$ mmol/L，正常平均值为 24 mmol/L。

42. 什么是实际碳酸氢盐？有什么临床意义？参考值多少？

实际碳酸氢盐（actual bicarbonate，AB）指未经气体平衡处理的人体血浆中的碳酸氢根（HCO_3^-）的真实含量。AB 同样反映酸碱平衡中的代谢性因素，但与标准碳酸氢盐不同之处在于 AB 尚在一定程度上受呼吸因素的影响。AB 增高可见于代谢性碱中毒，亦可见于呼吸性酸中毒经肾脏代偿时的反映，慢性呼吸性酸中毒时 AB 最大代偿可升至 45 mmol/L；AB 降低既见于代谢性酸中毒，也见于呼吸性碱中毒经肾脏代偿的结果。正常参考值范围：$22\sim27$ mmol/L，正常平均值 24 mmol/L。

43. 正常人 SB 和 AB 大小关系？SB 和 AB 异常分别见于哪些情况？有什么临床意义？

（1）正常人 SB 和 AB 两者皆正常且相等，SB 和 AB 的差值反映呼吸因素对血浆 HCO_3^- 影响的程度。

（2）SB 和 AB 异常分别见于：① SB＞AB：呼吸性碱中毒；② SB＜AB：呼吸性酸中毒；③ AB＝SB＜正常值：代谢性酸中毒；④ AB＝SB＞正常值：代谢性碱中毒；⑤ AB 升高：可能是代谢性碱中毒，也可能是呼吸性酸中毒时肾脏的代偿调节反映；⑥ AB 降低：AB 降低可能是代谢性酸中毒，也可能是呼吸性碱中毒的代偿结果。

注：AB：实际碳酸氢盐（actual bicarbonate）；SB：标准碳酸氢盐（standard bicarbonate）。

44. 什么是缓冲碱？有什么临床意义？参考值是多少？

指动脉血液中具有缓冲作用的碱性物质的总和，主要成分包括 HCO_3^-、HPO_4^-、血红蛋白、血浆蛋白。参考值：45～55 mmol/L，平均值 50 mmol/L。缓冲碱能反映机体对酸碱平衡紊乱时总的缓冲能力，它不受呼吸因素和二氧化碳改变的影响。

45. 影响缓冲碱结果的因素有哪些？缓冲碱异常提示什么？

（1）抽取的样本性质（动脉血或静脉血）、样本是否进行肝素化、样本是否与空气隔离、短时间内是否使用某些使血液 pH 升高或降低的药物（如阿司匹林、保泰松、依他尼酸等可使 pH 升高；四环素、异烟肼、氯化铵等可使 pH 降低）。

（2）缓冲碱增加：提示机体代谢性碱中毒或代偿性呼吸性酸中毒。

（3）缓冲碱减少：提示机体代谢性酸中毒或代偿性呼吸性碱中毒，若此时实际碳酸氢盐正常，有可能为贫血或血浆蛋白低下。

46. 什么是剩余碱？有什么临床意义？参考值是多少？

剩余碱是在 38℃，血红蛋白完全饱和后，二氧化碳分压为 40 mmHg 的标准条件下滴定血标本，使 pH 等于 7.40 时所消耗的酸或碱的量。剩余碱可用来表示全血或血浆中碱储备增加或减少。参考值：-3～+3 mmol/L。剩余碱正值增大时，提示代谢性碱中毒；剩余碱负值增大时，提示代谢性酸中毒或代偿后的慢性呼吸性碱中毒。

47. 什么是阴离子间隙(anion gap，AG)？有什么临床意义？参考值多少？

阴离子间隙是指血浆中未测定的阴离子与未测定的阳离子浓度间的差值。计算公式为：$AG = Na^+ - (Cl^- + HCO_3^-)$；参考值：$8 \sim 16$ mmol/L，平均值是 12 mmol/L。AG 增高提示机体酸产生过多，常见于乳酸酸中毒、尿毒症、酮症酸中毒。

48. 哪些原因可出现正常阴离子间隙代谢性酸中毒？

正常阴离子间隙(anion gap，AG)代谢性酸中毒，又称为高氯性酸中毒，可由 HCO_3^- 减少(如腹泻)、酸排泄衰竭(如肾小管酸中毒)或过多使用含氯的酸性物质(如盐酸精氨酸)。

第四节　血气分析结果评判

49. 如何根据血气分析结果判断三重酸碱失衡中阴离子间隙(AG)增大的代谢性酸中毒？

三重酸碱失衡时，若 AG>30 mmol/L 时肯定酸中毒；$20 \sim 30$ mmol/L 时酸中毒的可能性很大；$17 \sim 19$ mmol/L 只有 20% 可能是有酸中毒。

50. 什么是血液酸碱度(pH)？参考值是多少？动脉血和静脉血测量结果是否有差异？

pH 是表示体液氢离子浓度的指标或酸碱度。参考值：$7.35 \sim 7.45$，平均 7.40；因为静脉血携带的二氧化碳浓度更高，血液当中的 H_2CO_3 水平较动脉血中高，静脉血 pH 稍低于动脉血 pH。

51. 血液酸碱度 pH 值过低对机体的主要影响是什么？

pH 过低常提示机体存在酸中毒，可引起心血管系统和中枢神经系统的功能障碍，严重的酸中毒能产生致死性室性心律失常，心肌收缩力降低，并引起血管对儿茶酚胺的反应性降低，使血管扩张，血压下降，甚至休克。中枢神经系统主要表现为意识障碍、乏力、知觉迟钝、甚至嗜睡或昏迷，最后可因呼吸中枢和血管运动中枢麻痹而死亡。慢性肾衰竭伴酸中毒时，不仅影响骨骼的发育，延迟小儿的生长，而且还可以引起纤维性骨炎和肾性佝偻病，在成人则可导致软骨症。

52. 血液酸碱度 pH 值过高对机体的主要影响是什么?

pH 值过高常提示机体存在碱中毒,轻度碱中毒通常无症状,但是严重的碱中毒则可引起中枢神经系统 γ-氨基丁酸转氨酶活性增强,谷氨酸脱羧酶活性降低,出现中枢神经系统兴奋症状,表现为烦躁不安、精神错乱、谵妄、意识障碍等;此外碱中毒时氧解离曲线左移,造成脑组织供氧不足,甚至还可以发生昏迷。pH 增高血浆游离钙减少,神经肌肉应激性增高,表现为腱反射亢进、面部和肢体肌肉抽动、手足抽搐。此外,碱中毒往往伴有低钾血症。

53. 代偿性酸中毒血气分析有哪几类?

(1)代偿性代谢性酸中毒:当机体出现代谢性酸中毒时,机体通过血液缓冲、细胞组织内外离子交换,肺和肾代偿作用,使得血浆 $NaHCO_3$ 含量有所回升,H_2CO_3 含量代偿性降低。致使 $NaHCO_3/H_2CO_3$ 的比值及 pH 又得以维持正常,称此为代偿性代谢性酸中毒。

(2)代偿性呼吸性酸中毒:通过各种代偿作用,血浆碳酸含量有所下降,$NaHCO_3$ 含量代偿性增多,致使 $NaHCO_3/H_2CO_3$ 的比值及 pH 又得以维持正常,称此为代偿性呼吸性酸中毒。

54. pH 测量结果正常是否意味无酸碱失衡?

pH 正常可有三种情况:无酸碱失衡、代偿性酸碱失衡、混合性酸碱失衡。临床上不能单用 pH 区分代谢性与呼吸性酸碱失衡,尚需结合其他指标进行判断。

55. 机体可通过哪些途径代偿体内酸碱平衡失衡?

(1)血液的缓冲作用:血液缓冲系统包括碳酸氢盐缓冲系统、磷酸盐缓冲系统、血浆蛋白缓冲系统、血红蛋白和氧合血红蛋白缓冲系统五种。

(2)肺的调节作用:肺通过改变 CO_2 的排出量调节血浆挥发酸浓度,在酸碱失衡调节中起急性代偿作用。

(3)组织细胞的调节作用:组织细胞主要通过离子交换进行调节酸碱平衡,如 $H^+ - K^+$、$H^+ - Na^+$、$Na^+ - K^+$ 交换。

(4)肾脏的调节作用:① 近曲小管泌 H^+ 和对 $NaHCO_3$ 的重吸收;② 远曲小管及集合管泌 H^+ 和对 $NaHCO_3$ 的重吸收;③ NH_4^+ 的排出。

第八章

56. 人体血液中存在哪些缓冲物质？发挥主要作用的是哪些物质？

有 H_2CO_3/HCO_3^-、H_2PO_4/HPO_4^{2-}、HPr/Pr^-、HHb/Hb^- 和 $HHbO_2/HbO_2^-$ 五种。发挥主要作用的是碳酸氢盐缓冲系统 H_2CO_3/HCO_3^-。

57. 单纯性酸碱平衡失衡的类型有哪些？血气特点是什么？

（1）呼吸性酸中毒：$PaCO_2$ 增高，pH 下降，AB 正常或略升高、BE 基本正常。

（2）呼吸性碱中毒：$PaCO_2$ 下降，pH 正常或升高，AB 在急性呼吸性碱中毒时正常或轻度下降，慢性呼吸性碱中毒时下降明显，AB<SB，BE 负值增大。

（3）代谢性酸中毒：AB、SB、BB 下降，pH 接近或达到正常，BE 负值增大，$PaCO_2$ 下降。当机体不能代偿时，$PaCO_2$ 正常或增高，pH 下降。

（4）代谢性碱中毒：AB、SB、BB 增高，pH 接近正常，BE 正值增大，$PaCO_2$ 上升。机体失代偿时，$PaCO_2$ 反而降低或正常，pH 上升。

注：AB：实际碳酸氢盐（actual bicarbonate）；SB：标准碳酸氢盐（standard bicarbonate）；BB：缓冲碱（buffer base）。

58. 什么是混合型酸碱平衡失调？

混合型酸碱平衡失调指的是两种或两种以上的酸碱失调。

59. 二重酸碱平衡失调的类型有哪些？其血气特点是什么？

（1）呼吸性酸中毒合并代谢性酸中毒：$PaCO_2$ 上升、正常或轻度下降，pH 明显降低，AB、SB、BB 减少、正常或轻度升高，BE 负值增大。

（2）呼吸性酸中毒合并代谢性碱中毒：$PaCO_2$ 上升，pH 上升、正常或下降，AB 明显增加，并超过预计代偿的限度；急性呼吸性酸中毒时 HCO_3^- 的增加不超过 3～4 mmol/L。

（3）呼吸性碱中毒合并代谢性碱中毒：$PaCO_2$ 下降、正常或轻度升高，pH 明显上升，AB 增加、正常或轻度下降，BE 正值增大。

（4）呼吸性碱中毒合并代谢性酸中毒：$PaCO_2$ 下降，AB、SB、BB 减少，BE 负值增大，pH 上升或大致正常。

注：AB：实际碳酸氢盐（actual bicarbonate）；SB：标准碳酸氢盐（standard bicarbonate）；BB：缓冲碱（buffer base）

60. 三重酸碱平衡失调的类型有哪些？血气特点是什么？

（1）呼吸性酸中毒合并高 AG 型代谢性酸中毒和代谢性碱中毒：$PaCO_2$ 上升，AB、SB、BB 增加，BE 正值增大，Cl^- 降低，AG 增高，pH 下降。

（2）呼吸性碱中毒合并高 AG 型代谢性酸中毒和代谢性碱中毒：$PaCO_2$ 下降，AB、SB、BB 增加，AG 升高，pH 下降。

注：AB：实际碳酸氢盐（actual bicarbonate）；SB：标准碳酸氢盐（standard bicarbonate）；BB：缓冲碱（buffer base）；BE：碱剩余（base excess）；AG：阴离子间隙（anion gap）

61. 怎样判断是原发性还是继发性酸碱失衡？

一般可通过病史、临床表现和血气分析结果判断是否存在酸碱失衡，再根据病史和有无明确病因来判断原发性或继发性失衡。

62. 如何根据血气分析结果区分单纯性酸碱失衡？

单纯型酸碱平衡紊乱的判断：一般可通过病史、临床表现和血气分析诊断：① 根据 pH 或 H^+ 的变化，判断是酸中毒还是碱中毒；② 根据病史和原发性紊乱可判断为呼吸性还是代谢性紊乱；③ 根据代偿情况可判断为单纯型酸碱平衡紊乱还是混合性酸碱平衡紊乱。

63. 如何根据血气分析结果区分混合性酸碱平衡紊乱？

混合性酸碱平衡紊乱的判断：在酸碱平衡紊乱时，机体的代偿调节有一定的规律性，即有一定的方向性、有一定的代偿范围（代偿预计值）和代偿的最大限度。符合规律的为单纯型酸碱平衡紊乱，不符合规律者为混合型酸碱平衡紊乱：① $PaCO_2$ 与 HCO_3^- 变化方向相反者一般为酸碱混合型酸碱平衡紊乱；② $PaCO_2$ 与 HCO_3^- 变化方向一致者为酸碱混合型酸碱平衡紊乱；③ 代偿预计值和代偿限度；④ 以 AG 值判断代谢性酸中毒的类型及混合型酸碱平衡紊乱。

64. 如何纠正代谢性酸中毒？

最重要的是原发病的治疗，如乳酸型酸中毒应首先纠正循环障碍、改善组织灌注、控制感染；糖尿病酮症酸中毒应及时输液、应用胰岛素、纠正电解质紊乱。由于机体具有较强调节酸碱平衡能力，可通过肺通气排出更多 CO_2，又能通过肾排出 H^+ 和保留 Na^+ 及 HCO_3^-，因此只要消除病因，再辅以补充液体以纠正缺水，较轻的代谢性酸中毒（血浆 HCO_3^- 为 16～18 mmol/L）常可自行纠正，不必应用碱性药物。对血浆 HCO_3^- 低于 10 mmol/L 的重症酸中毒患者，应立即输液和用碱剂进行治疗。

65. 纠正代谢性酸中毒时注意事项有哪些？

低容量休克所致的轻度代谢性酸中毒，经补液、输血以纠正休克后可被纠正，不宜过早使用碱剂。重症酸中毒应用 5% $NaHCO_3$ 补碱时，应根据酸中毒严重程度，首次可静脉注射 5% $NaHCO_3$ 溶液 100～250 毫升，用后 2～4 小时复查动脉血血气分析及血浆电解质浓度，根据测定结果再决定是否需继续给药及用量。5% $NaHCO_3$ 溶液为高渗溶液，过快过多输入可致高钠血症和高渗透压，应注意避免。此外，酸中毒纠正时容易导致低钾血症和低钙血症，出现相应的临床表现，应及时注意防治。

66. 如何纠正代谢性碱中毒？

首先应积极治疗原发病，对丧失胃液所致的代谢性碱中毒，输注等渗盐水或葡萄糖盐水，既恢复了细胞外液量又补充 Cl^-，血液稀释后 HCO_3^- 很快下降并随尿排出。代谢性碱中毒时常伴低钾血症，可同时补给氯化钾，且通过补钾可促进肾脏排泄 HCO_3^- 增加，将利于加速碱中毒的纠正。严重碱中毒时可应用 0.1～0.2 mol/L 稀盐酸溶液，将 1 mol/L 盐酸 100 毫升溶入 0.9%NaCl 或 5% 葡萄糖溶液 1 000 毫升中缓慢滴入（25～50 mL/h）。每 4～6 小时监测血气分析及血电解质，必要时第二天可重复治疗。

67. 纠正代谢性碱中毒时注意事项有哪些？

纠正代谢性碱中毒的根本途径是促使血浆中过多的 HCO_3^- 从尿中排出，但即使是肾功能正常的患者也不易完全代偿。因此，治疗方针应该是在进行基础疾病治疗的同时去除代谢性碱中毒的维持因素。

68. 三重酸碱失衡有几种类型？

三重酸碱失衡是指代谢性酸中毒合并代谢性碱中毒的基础上同时又伴有呼吸性酸中毒或呼吸性碱中毒。三重酸碱失衡有两种类型：呼吸性酸中毒合并高 AG 型代谢性酸中毒和代谢性碱中毒、呼吸性碱中毒合并高 AG 型代谢性酸中毒。注：AG：阴离子间隙（anion gap）

69. 判断酸碱失衡的步骤有哪些?

① 根据 pH 判断酸中毒或碱中毒;② 查找原发因素确定代谢性或呼吸性酸碱平衡失调;③ 通过确定代偿情况明确是否为单纯型或混合型酸碱平衡失调;④ 根据 AG 值判断代谢性酸中毒情况,AG$>$16 mmol/L 可能存在代谢性酸中毒,若 AG$>$30 mmol/L 则肯定存在代谢性酸中毒。

70. 酸碱失衡预计代偿公式如何计算? 代偿极限值是多少?

(1) 原发性呼吸性酸中毒:原发改变为 $PaCO_2$↑,代偿反应为 HCO_3^-↑

急性 $\Delta HCO_3^- = \Delta PaCO_2 \times 0.07 \pm 1.5$,代偿极限为 30 mmol/L;

慢性 $\Delta HCO_3^- = \Delta PaCO_2 \times 0.35 \pm 5.58$,代偿极限为 45 mmol/L。

(2) 原发性呼吸性碱中毒:原发改变为 $PaCO_2$↓,代偿反应为 HCO_3^-↓

急性 $\Delta HCO_3^- = \Delta PaCO_2 \times 0.2 \pm 2.5$,代偿极限为 18 mmol/L;

慢性 $\Delta HCO_3^- = \Delta PaCO_2 \times 0.5 \pm 2.5$,代偿极限为 12 mmol/L。

(3) 原发性代谢性酸中毒:原发改变为 HCO_3^-↓,代偿反应为 $PaCO_2$↓

$PaCO_2 = HCO_3^- \times 1.5 + 8 \pm 2$,代偿极限为 10 mmol/L。

(4) 原发性代谢性碱中毒:原发改变为 HCO_3^-↑,代偿反应为 $PaCO_2$↑

$\Delta PaCO_2 = \Delta HCO_3^- \times 0.9 \pm 1.5$,代偿极限为 55 mmol/L。

71. 酸碱平衡失衡的类型有哪些?

单纯性代谢性酸中毒,单纯性呼吸性酸中毒,单纯性代谢性碱中毒,单纯性呼吸性碱中毒,呼吸性酸中毒合并代谢性酸中毒,呼吸性酸中毒合并代谢性碱中毒,呼吸性碱中毒合并代谢性酸中毒,呼吸性碱中毒合并代谢性碱中毒,呼吸性酸中毒合并高 AG 型代谢性酸中毒和代谢性碱中毒,呼吸性碱中毒合并高 AG 型代谢性酸中毒和代谢性碱中毒。

72. 动脉血乳酸正常范围是多少? 其水平与患者的预后有无相关性?

正常范围为 0.5～1.5 mmol/L。当组织缺氧时,机体灌注减少、三羧酸循环受阻、无氧酵解途径被激活,糖的有氧氧化过程受限,丙酮酸在乳酸脱氢酶催化下转化为乳酸,从而引起乳酸的大量生成。当血乳酸$>$2 mmol/L 时则表现为高乳酸血症,而血乳酸中毒的标准是乳酸浓度$>$4 mmol/L。血乳酸是氧代谢和全身灌注的重要指标,血乳酸清除率的高低与患者的预后有直接关系,有研究证实当 6 小时血乳酸清除率＞10％时,可明显降低患者死亡率。血乳酸清除率越高,则患者生存率越高。

73. 如何根据乳酸水平判断机体酸碱平衡调节代偿状态?

血中乳酸增多常见于组织严重缺氧时,糖分解代谢中的丙酮酸无氧酵解途径生成乳酸作用加强所致。正常人乳酸/丙酮酸比值为 10∶1,处于平衡状态。若血中乳酸水平增高,标志着机体呈现失代偿的低氧血症并伴有高乳酸血症,表现为失代偿性代谢性酸中毒。

74. 如何处理高乳酸血症?

高乳酸血症治疗包括原发病治疗和针对高乳酸血症的治疗。治疗原发病是根本,应尽早开始。对严重高乳酸血症、乳酸酸中毒的治疗时机和疗效仍有争议。多数认为当 pH＜7.1,导致细胞代谢功能障碍、心血管抑制和对儿茶酚胺反应性降低时,应予碱性药物以恢复细胞的代谢功能;对 pH 在 7.1～7.2 但存在重度急性肾损伤的患者,也应给予碱性药物治疗。对碳酸氢钠治疗无效或病情进行性加重、危及生命的严重乳酸酸中毒,应予血液净化以快速纠正严重代谢紊乱。

75. 尿液酸碱性与血液酸碱性之间的关系是什么?

碱中毒时常伴有低钾血症,细胞外液 H^+ 浓度降低,细胞内液 H^+ 与细胞外液 K^+ 交换,H^+ 流向细胞外液,K^+ 流向细胞内液,导致细胞外液 K^+ 浓度降低。引起远曲小管处的 H^+-K^+ 交换体重吸收钾作用增强,相应远曲小管细胞内 H^+ 向细胞外移动,引起反常性酸性尿。相应地,酸中毒时肾脏远曲小管处 H^+-K^+ 交换体重吸收 K^+ 作用减弱,H^+ 向细胞外移动减少,泌氢作用降低,引起反常性碱性尿。

76. 动脉血酸碱平衡调节和电解质成分浓度变化有何关系?

(1) 代谢性酸中毒:当不能测定 AG 时,血 Cl^- 升高常提示为正常 AG 性代谢性酸中毒;血钾可因为细胞内外氢钾交换而升高;血游离钙升高,急性作用为钙从蛋白解离过多,慢性作用为骨钙动员增多;尿钠、镁和磷排泄增多,并可引起上述离子的浓度下降。

(2) 代谢性碱中毒:尿氯浓度对代谢性碱中毒分类具有重要提示作用,尿氯＜20 mmol/L 常提示氯反应性代谢性碱中毒,尿氯明显升高提示氯抵抗性代谢性碱中毒；血钾可因细胞内外氢钾交换而降低；血钙、镁亦可降低。

77. 当机体呈现代谢性酸中毒时，电解质指标有什么变化？

代谢性酸中毒时向细胞外移动的钾离子增多，引起细胞外液钾离子浓度增高。酸中毒时抑制钙离子和蛋白结合，使游离钙浓度增高。当代谢性酸中毒类型为糖尿病酮症酸中毒时，肾脏镁重吸收作用降低，会导致镁离子浓度降低。酮症酸中毒失水时肾排磷减少，同时也会导致钙离子浓度增高。

78. 血液中葡萄糖浓度正常参考值范围是多少？

正常情况下，机体的内在调节系统能保持糖代谢处于动态平衡状态，使血糖浓度的变化局限在一定的生理范围内，即 $3.89 \sim 6.11$ mmol/L。

79. 血液葡萄糖浓度过低对机体有哪些影响？

（1）刺激交感神经使儿茶酚胺分泌增多，进一步引起胰高血糖素的分泌升高血糖；增高的儿茶酚胺又可作用于 β 肾上腺素受体而影响心血管系统，表现为患者烦躁、面色苍白、大汗、心动过速和血压升高等交感神经兴奋的症状，伴冠心病者常因低血糖发作而诱发心绞痛甚至死亡。

（2）中枢神经系统对低血糖最敏感。最初仅表现为心智、精神活动轻度受损，继而出现大脑皮质受抑制症状，随后皮质下中枢和脑干受累，最终累及延髓而致呼吸系统、循环系统功能障碍。

80. 血液葡萄糖浓度过高对机体有哪些影响？

① 渗透性脱水、糖尿、酮症酸中毒。② 心血管系统：可导致动脉粥样硬化，引起冠心病。③ 神经系统：外周神经病变和自主神经病变，导致脑缺血，继发神经元的损伤、脑血管意外。④ 免疫系统：主要表现为吞噬细胞的功能降低。⑤ 晶状体：晶状体某些透明蛋白变性、聚合、沉淀，导致白内障。⑥ 肾脏：蛋白尿、水肿、电解质紊乱、高血压和氮质血症。⑦ 肢端坏疽。⑧ 其他：皮肤出现萎缩性棕色斑、皮疹样黄瘤。

81. 血液葡萄糖水平与患者预后相关吗？

血糖过高或过低均危害极大，低血糖将导致以葡萄糖为唯一能源物质的脑细胞、红细胞和骨髓细胞无法发挥正常生理功能。同样，过高的血糖水平将抑制中性粒细胞趋化,不利于感染及控制。故维持血糖于合理的区间对治疗和预后有积极意义。虽然在早期,高血糖状态还被机体保护,但如果不能够及时给予干预,长时间高血糖在短时间内会引发众多不良反应,影响感染局限或患者痊愈,造成术后并发症发生率和围手术期死亡率显著升高。

82. 血红蛋白的正常参考值范围? 如何根据血红蛋白水平对贫血程度分级?

(1) WHO 标准:6 个月到<6 岁儿童≥110 g/L;6~14 岁儿童≥120 g/L;成年男性≥130 g/L;成年女性≥120 g/L;孕妇≥110 g/L;我国血液病学家认为:我国海平面地区,成年男性≥120 g/L;成年女性≥(非妊娠)110 g/L;孕妇≥100 g/L。

(2) 贫血分级:Hb>90 g/L 轻度;Hb 60~90 g/L 中度;Hb 30~59 g/L 重度;Hb<30 g/L 极重度。

83. 血红蛋白水平过低对机体有哪些影响?

贫血常见的全身症状为乏力、头痛、萎靡、注意力不集中、皮肤苍白、气短甚至端坐呼吸。急性失血性贫血时主要表现心率加快,低血压;长期贫血可出现心律失常、心脏结构异常,甚至心功能不全。此外还可出现消化功能减低、腹部胀满、食欲减低、大便规律和性状的改变。长期慢性溶血还可合并胆道结石和(或)炎症。贫血患者红细胞膜上 C3 的减少会影响机体的非特异性免疫功能。

第五节 血气分析与电解质

84. 血浆中钾离子正常浓度参考值是多少? 动脉血和混合静脉血中钾离子浓度有差异吗?

参考范围 3.5~5.5 mmol/L。动脉血钾浓度平均比静脉血钾浓度低,一般低0.4 mmol/L。

85. 假性高血钾症见于哪些情况?

① 采血时上臂压迫时间过久(几分钟)、间歇性握拳产生的酸中毒,引起细胞内钾释放。② 血管外溶血。③ 白细胞增多症:白细胞计数>500×10⁹/L,若标本放置后可因凝集而释放钾。④ 血小板增多症:血小板计数>600×10⁹/L,可引起高钾血症。

86. 影响钾离子浓度测量结果的因素有哪些？

应用保钾利尿剂治疗时检测或补钾时同时抽血会导致检测结果增高；此外测量前大量输入葡萄糖胰岛素者；标本采集时溶血；止血带压迫时间过长；出血期过度反复握拳；分离血清延迟；应用库存血输血治疗者均可影响血钾浓度测量。

87. 低钾血症的常见原因有哪些？

钾摄入不足：见于昏迷、神经性厌食及手术后较长时间禁食时间的患者；钾丢失过多：主要见于严重呕吐、腹泻、消化道梗阻；或长期大量使用髓袢或噻嗪类利尿剂；醛固酮增多症；肾小管性酸中毒；镁缺失引起钾重吸收障碍；以及高温环境工作等大量出汗丢失过多的钾，没有及时补充；碱中毒、过量胰岛素使用、β肾上腺素受体活性增强、钡中毒和粗制棉籽油中毒、遗传性低钾性周期性麻痹。

88. 低钾血症对机体的影响？

低钾血症对机体的危害因个体不同而有较大的差异，主要取决于血钾浓度降低的速度和程度。低钾血症可导致心肌兴奋性增高、自律性增高、传导性降低和收缩性改变，引发心律失常和心肌对洋地黄类强心药物的敏感性增加。严重缺钾患者肌肉运动时不能释放足够的钾，以致发生缺血缺氧性肌痉挛、坏死和横纹肌溶解；还会造成肾脏损害，表现为尿浓缩功能障碍出现多尿。

89. 高钾血症的常见原因有哪些？

常见原因：钾摄入过多：主要见于处理不当，如输入过多钾盐或输入大量库血；钾排出减少：见于急慢性肾衰竭、盐皮质激素缺乏、长期应用潴钾利尿剂螺内酯或三氨蝶呤。以及酸中毒、高血糖合并胰岛素不足、β受体阻滞剂或洋地黄类药物中毒、溶血或挤压综合征时细胞内钾大量释放、缺氧时 ATP 生成不足钠泵功能低下导致细胞外钾不易进入细胞内、遗传性高钾性周期性麻痹患者。

90. 高钾血症对机体的影响？

① 对神经-肌肉的影响：急性轻度高钾血症主要表现为感觉异常、刺痛等症状；急性重度高钾血症时，表现为肌肉软弱无力乃至迟缓性麻痹。② 对心肌的影响：高钾血症对心肌的毒害作用极强，可发生致命性心室纤颤和心搏骤停。主要变现为心肌电生理特征改变及引发的心肌功能的损害：心肌传导性降低可引起传导延缓和单项阻滞，同时有效不应期又缩短，容易形成兴奋折返，引起严重心律失常。

91. 如何处理高钾血症？

高钾血症有导致患者心脏骤停的危险，一经诊断，应给予积极治疗。首先立即停用一切含钾药物或溶液。为降低血钾浓度，可采取下列几项措施：

① 10%葡萄糖酸钙溶液 10～20 毫升稀释后缓慢静脉注射，拮抗高钾血症的心肌毒害作用。② 5%碳酸氢钠溶液 250 毫升静脉滴注，促进钾离子向细胞内移动。③ 10 IU 正规胰岛素加入 10%葡萄糖溶液 300～500 毫升中静脉滴注。④ 利用排钾利尿剂如呋塞米、氢氯噻嗪。⑤ 阳离子交换树脂。⑥ 血液透析或腹膜透析。

92. 如何计算补钾后血钾升高多少？

以每克氯化钾相当于 13.4 mmol 钾计算，每天补氯化钾 3～6 克。补钾的同时密切关注动脉血气分析变化，根据血气分析结果综合评估补钾后血钾恢复情况，动态调节补钾剂量。

93. 不同补钾药物、补钾方式有什么区别？

（1）轻度低钾血症患者可鼓励其进食含钾丰富的食物，如橘子、香蕉、咖啡等，或以口服氯化钾为佳。

（2）无法进食患者需经静脉补钾，补钾量参考血钾浓度降低程度，每天补钾 40～80 mmol 不等。以每克氯化钾相当于 13.4 mmol 钾计算，每天补氯化钾 3～6 克。静脉补钾有浓度和速度限制，通常浓度为每升输液中含钾量不超过 40 mmol（相当于氯化钾 3 克），溶液应缓慢滴注，输注速度应控制在 20 mmol/h 以下。

94. 补钾注意事项有哪些？

防治原发病，尽快恢复饮食和肾功能。对严重低血钾或出现明显的并发症，如心律失常或肌肉瘫痪等，应及时补钾。最好口服，不能口服者或病情严重时，才考虑静脉滴注补钾。补钾时应观察心率、心律，定时测量血钾浓度。细胞内缺钾恢复较慢，因此，治疗缺钾勿操之过急。对于伴有休克的患者，应先尽快恢复其血容量，待尿量超过 40 mL/h 后再静脉补钾。

95. 钠离子浓度的正常参考值是多少？

正常参考值范围为 135～145 mmol/L。

96. 什么是低钠血症？常见原因有哪些？

（1）血钠浓度<135 mmol/L 时称为低钠血症。

（2）常见原因有：① 钠离子丢失过多：大量呕吐、长期胃肠减压引流导致大量含钠离子消化液丢失而只补充水或仅输注葡萄糖溶液；② 液体在第三间隙积聚：腹膜炎、胰腺炎时形成大量腹水、肠梗阻导致大量肠液在肠腔积聚、胸膜炎形成大量胸腔积液等；③ 长期连续使用排钠利尿剂如呋塞米、依他尼酸、噻嗪类等；④ 大量出汗、大面积烧伤导致液体和钠离子大量丢失。

97. 低钠血症对机体的危害是什么？

低钠血症患者常同时出现低渗性脱水，一般无口渴感，常见症状有恶心、呕吐、头晕、视觉模糊、软弱无力、起立时容易晕倒等。当循环血量明显下降时，肾滤过量相应减少，以致体内代谢产物潴留，可出现神志淡漠、肌痉挛性疼痛、腱反射减弱、呼吸困难和昏迷等。

98. 如何判断低钠血症严重程度？

根据缺钠程度分为三度：① 轻度低钠血症，血钠浓度<135 mmol/L；② 中度低钠血症，血钠浓度<130 mmol/L；③ 重度低钠血症，血钠浓度<120 mmol/L。

99. 低钠血症时应如何处理？如何计算需补充钠量？

首先应积极处理致病原因。针对低渗性脱水时细胞外液缺钠多于缺水的血容量不足情况，应静脉输注含盐溶液或高渗盐水，以补充血容量和纠正低钠血症。重度缺钠出现休克者，应先补充血容量，以改善微循环和组织器官灌注，可应用晶体液（复方乳酸氯化钠溶液等渗盐水）、白蛋白及血浆等胶体溶液。需补充钠量（mmol）＝[血钠正常值（mmol/L）－血钠测量值（mmol/L）]×体重（kg）×0.6（女性为0.5）。

100. 补钠应注意什么？

治疗原则是根据血钠降低速度、程度及症状进行处理，出现急性症状特别是严重神经症状时必须处理。补钠量可按下列公式计算：需补充钠量（mmol）＝[血钠正常值（mmol/L）－血钠测量值（mmol/L）]×体重（kg）×0.6（女性为0.5）。总输入量应分次完成，一般先补充缺钠量的一部分，然后根据临床表现及电解质、动脉血气等指标完成剩余量输注；重度缺钠出现休克者应先补充血容量。输注高渗盐水时应严格控制滴速,不应超过 100~150 mL/h。

101. 什么是高钠血症?常见原因有哪些?

(1) 血钠浓度>150 mmol/L 时称为高钠血症。

(2) 常见原因有:① 水分摄入不足,临床上多见于进食和饮水困难等情况如食管癌致吞咽困难、危重患者给水不足;② 水丧失过多,如高热、大汗、甲亢及大面积烧伤,均可通过皮肤丢失大量低渗溶液;③ 呕吐、腹泻及消化道引流导致大量含钠消化液丢失;④ 中枢性或肾性尿崩症导致大量水分经肾流失或过度使用排钠利尿剂;⑤ 任何原因引起的过度通气,可经呼吸道黏膜不显性蒸发加强,丢失过多的不含电解质的水分。

102. 高钠血症对机体有哪些危害?

轻度高钠血症无明显症状,中度高钠血症伴高渗性脱水者有极度口渴、乏力、少尿、唇舌干燥、皮肤失去弹性、眼窝下陷、烦躁不安、肌张力增高、腱反射亢进等。重度缺水者有心动过速、体温上升、血压下降等症状。

103. 高钠血症如何处理?

治疗原则是积极处理原发病,控制钠摄入,纠正细胞外液容量异常,若有液体持续丢失应予以持续性补充。严重症状性高钠血症通常分为两个阶段治疗,首先快速纠正细胞外液容量缺乏以改善组织灌注、休克,然后再逐步纠正水缺乏,包括持续补充水丢失。能进食者可以口服,无法口服的患者,可静脉输注 5% 葡萄糖溶液。

104. 什么是低钙血症?常见原因有哪些?

(1) 血钙浓度<2.25 mmol/L 时称为低钙血症。

(2) 常见原因:① 维生素 D 缺乏:食物中维生素 D 摄入减少或者光照不足;梗阻性黄疸、慢性腹泻、脂肪泻等影响肠道吸收,肝硬化或肾衰竭导致维生素 D 羟化障碍。② 甲状旁腺功能减退:手术误切甲状旁腺,致甲状旁腺激素缺乏。③ 慢性肾衰竭时肠道钙吸收减少,同时血磷升高,血钙降低。④ 急性胰腺炎时机体对甲状旁腺激素的反应性下降,胰腺炎症或坏死释放出的脂肪酶与钙结合成钙皂影响肠吸收。

105. 低钙血症对机体有哪些危害?

低钙血症时神经肌肉兴奋性升高,出现口周和指(趾)尖麻木及针刺感、手足抽搐、腱反射亢进、Chvostek 征阳性,严重时可导致喉、气管痉挛、癫痫发作甚至呼吸暂停。精神症状表现为烦躁不安、抑郁及认知能力减退。低钙对心血管的影响主要为传导阻滞等心律失常,严重时可出现室颤、心力衰竭。心电图典型表现为Q-T 间期和 ST 间期明显延长。低钙时可出现骨骼疼痛、病理性骨折、骨骼畸形。

106. 如何纠正低钙血症?

低钙血症出现手足抽搐、喉头痉挛等症状时应立即处理,一般用 10% 葡萄糖酸钙 10~20 毫升稀释后缓慢静脉滴注,通常给药后立即起效。然后可用 10% 葡萄糖酸钙稀释于 5% 葡萄糖溶液中静脉滴注,调整滴注速度直至血清钙浓度达到正常值下限。通常推荐联合应用钙和维生素 D 制剂,临床上应用最多的时骨化三醇加碳酸钙或葡萄糖酸钙等钙剂,目标是维持血清钙浓度于正常值低限。

107. 什么是高钙血症? 常见原因有哪些?

(1) 血钙浓度>2.75 mmol/L 时称为高钙血症。

(2) 常见原因:① 甲状旁腺功能亢进症:常见于甲状旁腺腺瘤或增生;② 白血病、多发性骨髓瘤等恶性肿瘤或恶性肿瘤骨转移;③ 维生素 D 中毒:长期大量服用维生素 D 可造成维生素 D 中毒,导致高钙高磷血症。

108. 如何纠正高钙血症?

(1) 增加尿钙排出:高钙血症常伴有低血容量,补允血容量可增加尿钙排出;髓袢利尿剂可抑制钙重吸收增加尿钙排出;

(2) 抑制骨吸收:降钙素可抑制骨吸收、增加尿钙排出;唑来磷酸盐是目前治疗恶性肿瘤骨转移的标准治疗;

(3) 减少肠道钙吸收:糖皮质激素可通过抑制维生素 D 减少肠道对钙的吸收,增加肾脏钙排出;口服磷剂可抑制肠道钙吸收;

(4) 透析:可有效降低血钙浓度,对肾功能不全或心功能不全患者尤其适用。

109. 镁离子浓度的正常参考值是多少?

正常参考值范围为 0.75~1.25 mmol/L。

第八章

110. 什么是低镁血症？常见原因有哪些？

（1）血清镁浓度＜0.75 mmol/L 时称为低镁血症。

（2）常见原因：① 长期禁食、厌食或长时间肠外营养而没有补充镁；② 严重腹泻、长期胃肠减压引流、肠瘘以及短肠综合征等导致经肠道丢失镁；③ 大量应用利尿剂和某些肾脏疾病，导致经肾排出镁增多而重吸收减少；④ 高钙血症可使肾小管对镁及磷酸盐重吸收减少；⑤ 糖尿病酮症酸中毒、甲状腺功能亢进以及严重甲状旁腺功能减退均使肾小管对镁重吸收减少。

111. 低镁血症对机体有哪些危害？

危害与低钙血症相似，有肌震颤、手足抽搐及 Chvostek 征阳性等，严重者表现为癫痫大发作。此外，低镁血症常有眩晕、共济失调、手足不自主抽动、肌无力和肌萎缩。低镁血症还容易引起心律失常，心电图表现包括 P - R 间期和 Q - T 间期延长。且低镁血症患者急性缺血性心脏病、充血性心力衰竭及冠状动脉性心脏病发生率均高于正常人。

112. 如何纠正低镁血症？有哪些注意事项？

（1）处理：轻度无症状低镁血症可口服镁剂纠正，口服吸收障碍或严重低镁血症者静脉补充镁。对有症状的低镁血症或重度低镁血症，可使用 25％硫酸镁 5～10 毫升加入 5％葡萄糖溶液中缓慢滴注。

（2）注意事项：由于镁从细胞外液向细胞内分布相对较慢，因此即使血清镁浓度正常仍应谨慎继续补充镁 1～2 天。此外，在纠正低镁血症同时，应纠正低血钙、低血钾、低血磷及碱中毒等其他电解质紊乱。

113. 什么是高镁血症？常见原因有哪些？

（1）血清镁浓度＞1.25 mmol/L 时称为高镁血症。

（2）常见原因：① 肾衰竭是高镁血症最常见的病因，多见于急慢性肾衰竭少尿或无尿时；② 严重脱水伴少尿时，镁随尿排出减少；③ 肾上腺皮质功能减退、甲状腺功能减退时，肾脏排镁障碍；④ 静脉内补镁过多过快；⑤ 分解代谢亢进疾病，如糖尿病酮症酸中毒使细胞内镁移至细胞外。

114. 高镁血症对机体的危害是？

高镁血症可抑制内脏平滑肌功能，表现为嗳气、呕吐、便秘和尿潴留等症状。

高镁抑制神经肌肉兴奋性传递,出现乏力、疲倦、腱反射减退,严重时出现肌肉迟缓性麻痹、嗜睡或昏迷。高镁血症对心血管的影响表现为抑制房室和心室内传导,降低心肌兴奋性,心电图检查表现为传导性阻滞和心动过缓,严重时出现血压下降甚至心搏骤停。

115. 如何纠正高镁血症?有哪些注意事项?

(1) 如有明显心血管症状患者应立即注射钙剂,使用 10% 葡萄糖酸钙或氯化钙溶液 10~20 毫升缓慢注射,以对抗镁对心脏和肌肉的抑制。也可充分扩容时应用利尿剂以加速镁排出。还可以使用血液透析。

(2) 注意事项:肾功能正常的轻度高镁血症无需特殊治疗,因为肾脏能快速清除镁,且镁的半衰期仅为 1 天。当出现明显的心血管症状时应立即注射葡萄糖酸钙溶液对抗镁对心脏和肌肉的抑制作用。若疗效不佳则采用血液透析治疗。

第六节 血气分析与疾病

116. 何为 I 型呼吸衰竭?

呼吸衰竭是指由各种原因引起肺通气和(或)换气功能严重障碍,以致在静息呼吸状态,吸入空气时,出现低氧血症(PaO_2 降低)伴或不伴有二氧化碳潴留($PaCO_2$ 增高),从而引起机体一系列病理生理改变和临床表现的综合征。其中低氧血症($PaO_2 < 60$ mmHg)伴 $PaCO_2$ 降低或正常的呼吸衰竭被称为 I 型呼吸衰竭。

117. I 型呼吸衰竭常见于哪些疾病?

I 型呼吸衰竭常见于:肺组织疾病,如肺纤维化,间质性肺炎、重症肺炎、急性呼吸窘迫综合征、支气管哮喘等;肺血管疾病,如肺栓塞等;心脏疾病,比如患者的急性的心源性肺水肿,心源性休克等。

118. 何为 II 型呼吸衰竭?

呼吸衰竭是指由各种原因引起肺通气和(或)换气功能严重障碍,以致在静息呼吸状态,吸入空气时,出现低氧血症(PaO_2 降低)伴或不伴有二氧化碳潴留

（$PaCO_2$ 增高），从而引起机体一系列病理生理改变和临床表现的综合征。其中低氧血症伴 $PaCO_2$ 增高（$PaO_2 < 60$ mmHg，$PaCO_2 > 50$ mmHg）的呼吸衰竭被称为 Ⅱ 型呼吸衰竭。

119. Ⅱ型呼吸衰竭常见于哪些疾病？

Ⅱ型呼吸衰竭常见于：Ⅱ型呼吸衰竭主要是通气不足导致的，比如气道阻塞或限制性疾病，常见的有慢性阻塞性肺病、胸廓畸形等。

120. 哮喘急性重度发作时血气分析有哪些特点？

急性重症哮喘发作时，呼吸道完全闭塞，CO_2 排出受阻，导致 PCO_2 上升，PO_2 下降，出现呼吸性酸中毒，同时因组织缺氧，无氧酵解作用增强，乳酸水平增高，综合影响导致 pH 下降。

121. 如何通过血气分析判断哮喘急性发作病情轻重？

通过比较 PCO_2 变化趋势判断。急性发作期患者因缺氧刺激外周化学感受器，呼吸中枢兴奋，引起代偿性呼吸加深加快，出现过度通气，PCO_2 下降；急性重症哮喘患者因病情恶化，呼吸道完全闭塞，CO_2 排出受阻，在体内积聚，导致 PCO_2 升高。

122. 休克患者最常见的酸碱失衡类型是什么？

代谢性酸中毒。休克患者的机体有效循环血容量减少、组织灌注不足以及细胞代谢紊乱，这些会使得细胞内无氧代谢增加，乳酸水平增高，从而导致机体酸碱失衡，类型多为代谢性酸中毒。

123. 慢性阻塞性肺疾病患者血气分析有哪些特点？急性加重时血气分析有哪些特点？

① 慢性阻塞性肺疾病患者主要病理生理特征为不可逆性气流受限，CO_2 排出受阻，引起 PCO_2 升高，HCO_3^- 下降，pH 降低，整体表现为酸中毒。② 急性加重时：呼吸道气流严重受限，CO_2 排出受阻，导致 PCO_2 急剧上升，PO_2 下降，出现呼吸性酸中毒，同时因组织缺氧，无氧酵解作用增强，乳酸水平增高，pH 下降。

124. 急性呼吸窘迫综合征发作时患者血气分析有哪些特点？

因发作时患者表现为进行性加重的呼吸急促,过度通气,CO_2 排出过多,血气变化表现为 PO_2 下降、PCO_2 下降、HCO_3^- 上升、pH 上升。

125. 急性肺动脉栓塞患者血气分析有哪些特点？

常表现为低氧血症、低碳酸血症、肺泡-动脉血氧分压差增大。

126. 糖尿病酮症酸中毒患者血气分析有哪些特点？

pH 降低、血糖增高(多为 16.7～33.3 mmol/L)、乳酸稍增高、血钠降低、血氯降低、血钾在治疗前可正常、偏低或偏高,治疗后补钾不足可严重降低、AG 增高、BE 负值增大、SB 降低。

127. 糖尿病高渗性昏迷患者血气分析有哪些特点？

pH 正常或降低、血糖显著增高($\geqslant$33.3 mmol/L)、血钠正常或增高、乳酸正常、无明显酸中毒指标。

128. 全麻手术中如何根据血气分析结果调整呼吸机参数？

与呼吸机调节直接有关的血气分析测定值为 $PaCO_2$、PaO_2 和 SaO_2。pH 受间接影响。$PaCO_2$ 过高时($PaCO_2$>45 mmHg)的调节：说明患者在呼吸机应用过程中仍有通气不足,即相对每分通气量不足。在尽量排除呼吸道和管道不通畅的原因以后应加大每分通气量。即增加呼吸频率和潮气量。$PaCO_2$ 过低时($PaCO_2$<35 mmHg)的调节：当血气分析出现呼吸性碱中毒并影响到 pH 时应减少呼吸机的每分通气量。

129. 全麻手术中出现低氧血症的调节方法？

在排除出现气胸、气管导管滑入一侧支气管、气管导管顶在气管隆嵴或在气管内打折、导管脱落等情况外,呼吸机通气时仍出现低氧血症有以下两种情况：① 通气障碍所致的低氧血症,通过调节每分通气量的方式,随着通气改善,每分通气量增加,缺氧情况应该随之好转。调节过程中可适当提高呼吸机的送氧浓度。② 换气障碍时的低氧血症：包括急性呼吸窘迫综合征、肺水肿等,此时应给予足够的呼气末正压。

130. 围手术期患者最常见酸碱失衡是什么？

围手术期患者最常见酸碱失衡是代谢性酸中毒。

131. 冠心病患者行非心脏手术时，血气分析需关注哪些指标？

冠心病非心脏手术总原则为避免加重心肌氧耗，保持心肌氧供与氧耗平衡。密切关注血红蛋白浓度、血氧分压和二氧化碳分压，此外还需关注钾离子浓度、钙离子浓度、pH 变化，并及时纠正内环境紊乱，维持内环境稳态。

132. 房颤患者为什么要着重关注血钾？

血钾可以调节细胞内外渗透压及体液的酸碱平衡，参与细胞内糖和蛋白质的多种代谢。有助于维持心脏的正常起搏并协助心肌正常收缩。血钾升高时心肌传导性降低可引起传导缓慢和单向阻滞，同时有效不应期缩短，易形成兴奋折返并进而引起包括心室纤维颤动在内的心律失常。严重的高钾血症时可因心肌兴奋性消失或严重的传导阻滞而导致心室颤动或心搏骤停。而血钾降低时心脏主要表现为窦性心动过速、传导阻滞和节律异常。

（纪木火　徐　洁）

参考文献

［1］　严重烧伤休克时血气变化及酸碱平衡紊乱［J］.中国病理生理杂志，2001(11)：83-84.

［2］　陈光远，赵瑞平.混合静脉血氧饱和度监测的临床应用进展［J］.中国医药指南，2013(06)：51-52.

［3］　华国昌.血气分析在全身麻醉呼吸控制中的应用［J］.中国基层医药，2010(19)：2645-2646.

［4］　李世宽.腹腔镜手术相关的高乳酸血症或乳酸性酸中毒［J］.腹腔镜外科杂志，2016(12)：954-957.

［5］　刘辉，师新梅，武瑞红.支气管哮喘发作程度与血气分析、肺功能变化的关系［J］.临床医药实践，2009(04)：130-131.

［6］　柳粉蓉.影响动脉血气分析结果的因素及护理对策［J］.世界最新医学信息文摘，2018(04)：203-208.

［7］　任成山，钱桂生.动脉血气分析与酸碱失衡判断进展及其临床意义［J］.中华肺部疾病杂志（电子版），2010(02)：125-145.

［8］　孙春艳，张淑英，闫道静，等.三重酸碱失衡的血气分析及临床特点［J］.黑龙江医学，2000

(09)：20.

［9］　孙韬华,杜静,刘振胜.高钾血症治疗药物最新研究进展［J］.中国临床医生杂志,2018 (10)：1154－1158.

［10］　王岚,尤琳浩,常彦忠.人体维持酸碱平衡的机制［J］.生物学通报,2013(02)：1－2.

［11］　夏雨佳,陈康,董维.血气分析仪的工作原理及校准方法初探［J］.计量与测试技术,2014 (01)：25－26.

神经精神的评估

1. 什么是抑郁症？

抑郁症(depression)是一种常见的精神障碍，以情绪显著而持久的低落为基本临床表现，并伴有相应的思维和行为异常。患者情绪低落，自卑忧郁，甚至悲观厌世，可有自杀企图和行为。有反复发作倾向，发作时间持续至少 2 周以上甚或数年，每次发作大多数可以缓解，部分可有残留症状或转为慢性。

2. 什么是双相情感障碍？

双相情感障碍(bipolar affective disorder)是以患者出现两次或多次的心境和活动水平明显紊乱发作为特点的一种精神障碍。患者有时表现为心境高涨、精力和活动增加，有时表现为心境低落、精力减低和活动减少。临床表现按照发作特点可以分为抑郁发作、躁狂发作或混合发作。

3. 什么是精神分裂症？

精神分裂症(schizophrenia)是一组病因不明的精神障碍。患者多于青壮年发病，起病通常较缓，以思维、情感、行为等多方面的障碍及精神活动的不协调为一般特征。虽然在疾病进展中可出现一定的认知功能损害，但受检者通常能保持清醒的意识和原有的智力水平。病程一般迁延，呈反复发作、加重或恶化，部分患者最终出现衰退和精神残疾，但有的患者经过药物治疗与心理治疗后可保持痊愈或基本痊愈状态。

4. 什么是器质性精神障碍？

器质性精神障碍(organic mental disorder)是一组由脑部或躯体器质性疾病或脑外伤，以及外源性物质中毒或戒断导致的精神障碍。本疾病中的脑功能损害可以是原发性的，如脑变性疾病、脑血管病、颅内感染、脑外伤、脑肿瘤、癫痫等；也可以是继发性的，如躯体感染、内脏器官疾病、内分泌障碍等，脑只是多个受损害的器官或系统之一。

5. 什么是阿尔茨海默病？

阿尔茨海默病（Alzheimer's disease，AD）是多种因素所致慢性、渐进性发展的神经变性疾病，病因不明，以弥漫性大脑皮质萎缩为特征。临床表现为记忆功能、视觉空间关系、语言、抽象思维、学习、计算能力和行为能力下降，性格、人格和精神行为异常，出现严重的认知障碍。晚发病者，即 65 岁以后发病者（Ⅰ型）进展缓慢，以记忆受损为主要特征；在 65 岁前发病者（Ⅱ型），表现为相对较快的衰退进程，并有明显的多种高级皮质功能障碍。

6. 什么是血管性痴呆？

血管性痴呆（vascular dementia，VD）是由脑血管疾病所致脑功能障碍引发的痴呆。通常包括记忆力、认知力、情绪与行为等多方面的症状与体征。临床表现符合痴呆诊断标准，同时具有脑血管病的临床表现或影像学证据，并且可以合理地推断脑血管病与痴呆发生有关。可分为多发梗死性痴呆、大面积脑梗死性痴呆、宾斯旺格病、特殊部位梗死所致痴呆、出血性痴呆。

7. 什么是器质性遗忘综合征？

器质性遗忘综合征（organic amnesic syndrome）是近期和远期记忆显著受损，而即时记忆仍保留，学习新事物的能力下降，并有时间定向障碍的一种综合征。虚构症可能是其特点，但知觉和其他认知功能通常完整。

8. 什么是谵妄？

谵妄（delirium）是非特异的急性器质性脑综合征。患者不能与外界正常接触，常出现幻觉和过度兴奋，注意力涣散，思维及言语混乱，可伴有意识清晰度的下降，错觉，睡眠-觉醒周期的功能紊乱，时间、地点、人物定向力障碍及记忆障碍。可见于感染、脑肿瘤、中毒、药物毒性反应、撤药反应、癫痫、脑外伤、缺氧、电解质紊乱等躯体疾病的急性加重期。这种状态是暂时性的，有波动性。大多数病例在 4 周以内恢复，也有持续时间长达 6 个月者。

9. 什么是酒精依赖?

　　酒精依赖(alcoholic dependence)是指患者长期大量饮酒导致的对酒的强烈渴望和嗜好,进而产生了对酒精的心理及生理依赖性,以致饮酒不能自制,一旦停止饮酒则产生各种精神和躯体症状的现象。

10. 什么是药物成瘾?

　　药物成瘾(drug addiction)是指长期或反复应用某种药物产生精神或躯体上的依赖性,持续地或周期地渴望重复应用该种药物的现象。撤去药物后可引起一些特殊的症状即戒断症状,通常是药物滥用的后果。

11. 什么是持续性妄想性障碍?

　　持续性妄想性障碍(persistent delusional disorder)是以长期持续性妄想为唯一的或最突出的临床特征的一组精神病性障碍。患者妄想的内容及出现的时间与生活处境密切相关,并具有逻辑性和系统性,常为被害、夸大、疑病等。患者人格保持完整,除了与妄想或妄想系统直接相关的行为和态度外,情感、言语和行为均正常。

12. 什么是急性精神障碍?

　　又称急性短暂性精神病性障碍(acute and transient psychotic disorder, ATPD),是以精神病性症状急性发作(如幻觉、妄想、知觉紊乱)为特征的一种精神障碍,没有器质性病因证据,一般与急性应激反应相关。

13. 什么是一过性精神障碍?

　　与急性短暂性精神病性障碍相似,以精神病性症状急性发作(如幻觉、妄想、知觉紊乱)为特征的一种精神障碍,通常与急性应激有关,应激因素解除后可自行恢复。

14. 什么是感应性妄想性障碍?

　　又称感应性精神病(induced psychosis),由情感关系密切的两人或多人所共有的妄想障碍,以系统妄想为突出表现,往往发生于同一环境或家庭中长期相处、密切接触的亲属或挚友中。这些人中只有一人患有真正的精神病性障碍,其他人的妄想因感应而产生,分开后妄想往往消失。

15. 什么是分裂情感性精神病?

分裂情感性精神病(schizoaffective psychosis)是指情感症状和分裂症症状都突出的发作性精神障碍。其发作既不符合分裂症,也不符合躁狂或抑郁发作的诊断。依情感成分中占主导地位的特征可区分出躁狂型、抑郁型和混合型三型。

16. 什么是躁狂发作?

躁狂发作(manic episode)是一种以明显而持久的心境高涨为主的情感性精神障碍。患者表现出躁狂特征的状态,情绪高涨、思维奔逸和意志行为增强。

17. 什么是抑郁发作?

抑郁发作(depressive episode)指患者表现出抑郁特征的状态。临床表现为患者情绪低落、思维缓慢、语言动作减少和迟缓。可根据症状的严重程度分成轻度、中度和重度。

18. 什么是持续性心境障碍?

持续性心境障碍(persistent mood disorder)是一种以心境紊乱作为原发性决定因素或成为其核心表现的病理状态。悲伤或情绪高涨显得十分强烈且持久,超过了对生活事件应激反应的程度。伴有相应认知和行为的改变,有反复发作的倾向,间歇期精神状态基本正常。发作症状较轻者达不到精神病的程度。表现有三类:心境的性质发生改变;心境的波动程度超出常规;心境与患者的思维、行为或处境不协调。

19. 什么是恐怖性焦虑障碍?

又称恐惧症(phobia),一种以过分和不合理惧怕外界客体或环境为主要特点的精神疾病,不能用解释说理清除,也难以控制,导致对所害怕的场景、物品等产生回避的焦虑障碍。主要包括特定恐惧症、广场恐惧症和社交恐惧症三类亚型。

20. 什么是强迫障碍?

又称强迫症(obsessive-compulsive disorder, OCD),属于焦虑障碍的一种类型,是以反复出现强迫思维或强迫动作为主要症状的精神障碍。患者思想中有意识的强迫和反强迫并存,反复体会到一些毫无意义、甚至违背自己意愿的想法或冲动,但始终无法控制,患者自觉焦虑和痛苦,并影响日常生活。

21. 什么是分离性障碍?

分离性障碍(dissociative disorder)又称分离(转换)障碍,是一类由精神因素作用于易感个体所导致的以解离和转换症状为主的精神疾病。解离症状又称为癔症性精神症状,是指对过去经历、当今环境和自我身份的认知不符。转换症状又称为癔症性躯体症状,患者表现为各种形式的躯体症状,其症状和体征不符合神经系统生理解剖特点,缺乏相应的器质性损害的病理基础。

22. 什么是躯体形式障碍?

躯体形式障碍(somatoform disorders)也称躯体化障碍,是一种以持久地担心或相信各种躯体症状的优势观念为特征的神经症。患者因躯体症状反复就医,各种医学检查阴性和医生的解释均不能打消其疑虑。即使有时存在某种躯体障碍也不能解释所诉症状的性质和程度,经常伴有焦虑或抑郁情绪,为慢性波动性病程。尽管症状的发生和持续的不愉快的生活事件、困难或冲突密切相关,但常否认心理因素的存在。

23. 什么是进食障碍?

进食障碍(eating disorders)指以进食行为异常为主的精神障碍,主要包括神经性厌食、神经性贪食。神经性厌食的主要特征是患者用节食等各种方法有意地造成体重过低,拒绝保持最低的标准体重;而神经性贪食的主要特征是反复出现的暴食以及暴食后不恰当的抵消行为,如诱吐、滥用利尿剂或泻药、节食或过度运动等。

24. 什么是睡眠障碍?

睡眠障碍(sleep disorder)是指各种心理社会因素等引起的睡眠与觉醒障碍,包括睡眠的发动和维持困难、白天嗜睡、睡眠-觉醒周期紊乱和某些发作性睡眠的异常情况。本病可分为失眠症、嗜睡症、睡眠-觉醒节律障碍、睡行症、夜惊、梦魇等。

25. 什么是人格障碍?

人格障碍(personality disorder)是指发育过程中形成的,从童年、少年或青春期开始延续到成年期的显著偏离常态的人格,表现为固定持久的适应不良行为。

26. 什么是混合型人格障碍？

混合性人格障碍通常指同时患有多种人格障碍。患者的临床症状可表现为偏执型人格障碍、分裂样人格障碍、反社会型人格障碍、情绪不稳型人格障碍、边缘型人格障碍、强迫型人格障碍、表演型人格障碍等人格障碍中的几种。

27. 什么是性身份障碍？

性身份障碍（gender identity disorder）指个人对性别身份的内在信念与其生物学性别不一致，包括易性症、双重异装症和童年性身份障碍。

28. 什么是性偏好障碍？

性偏好障碍（sexual preference disorders）指多种异常形式的性偏好和性行为。包括恋物症、异装症、露阴症、窥阴症、恋童症等。

29. 什么是精神发育迟滞？

精神发育迟滞（mental retardation）又称精神发育不全，是一种可由多种原因引起的脑发育障碍所致的综合征，以智力低下和社会适应困难为主要特征，可伴有某种精神或躯体疾病。

30. 什么是言语及语言的特殊发育障碍？

言语及语言的特殊发育障碍（specific developmental disorders of speech and language）是指在发育早期就有正常语言获得方式紊乱，表现为发音、语言理解或语言表达能力发育的延迟和异常，影响儿童的学习、生活和社会交往功能。

31. 什么是心理发育障碍？

心理发育障碍（disorder of psychological development）指各种有害因素使儿童的心理发育受到阻碍，心理各个方面达不到相应年龄水平的现象，主要表现为语言、运动、学习、社会交往、智力和社会适应能力低下或异常。

32. 什么是运动技能的特殊发育障碍？

运动技能障碍（motor skill disorder）曾称为"笨拙儿童综合征"，是指特殊发展障碍的一种。儿童精细或粗大运动的协调能力发展迟于同龄者的水平。表现为运动发展过程（坐、爬、走）明显延缓，握物不稳，动作笨拙，体育运动技能差，书写及图画技能低。此障碍不是由智力低下、先天或获得性神经系统障碍所致。

33. 什么是混合性特殊发育障碍?

特殊发育障碍分为四类:特殊性语言发育障碍,特殊性学习能力发育障碍,特殊性运动功能发育障碍,混合型特殊性发育障碍(mixed specific developmental disorder)。混合型特殊性发育障碍表现为特定的言语和语言、学习技能及运动功能发育障碍的混合状态,并且常伴有某种程度的一般性认知功能损害,但没有一种突出到足以构成主要诊断。

34. 什么是广泛发育障碍?

广泛发育障碍(pervasive developmental disorder)是一组起病于婴幼儿期,主要表现为人际交往和沟通模式的异常,患儿对社会环境不感兴趣,对无生命环境表现出非同一般的兴趣,包括刻板性行为和狭窄的兴趣。广泛发育障碍归纳为五种:孤独症(autism)、雷特综合征(Rett)、童年瓦解性精神障碍(disintegration disorder)、阿斯伯格综合征(Asperger)和未特定的广泛性发育障碍(NO specific pervasive developmental disorder,PDD‐NOS)。

35. 什么是多动障碍?

多动障碍(attention deficit and hyperactivity disorder,ADHD)发生于儿童时期,与同龄儿童相比,这类患儿的智力正常或基本正常,但学习、行为及情绪方面有缺陷,以明显注意集中困难、注意持续时间短暂、活动过度或冲动为主要特征的一组综合征。

36. 什么是品行障碍?

品行障碍(conduct disorder)指 18 岁以下的儿童和青少年期反复出现的持久地违反与年龄相适应的社会规范和道德准则,侵犯他人或公众利益的一类行为障碍,主要表现为儿童期的说谎、逃学、打架、破坏行为、攻击他人、偷窃、欺诈等品行问题。这些异常行为严重违反了相应年龄的社会规范,与正常儿童的调皮和青少年的逆反行为相比更为严重。

37. 什么是品行及情绪混合障碍?

品行及情绪混合障碍(mixed disorder of conduct and emotion)是指持久的攻

击性、社交不良或挑衅行为与明显的抑郁、焦虑或其他情绪不良症状共存的一种品行障碍。

38. 什么是儿童期情绪障碍？

儿童情绪障碍（child emotional disorder）是指起病于儿童时期，与儿童的发育和境遇有一定关系，以焦虑、恐惧、羞怯等为主要表现的情绪异常。特发于童年的情绪障碍与成人神经症一般无连续性。主要包括儿童分离焦虑症、儿童恐惧症、儿童社交恐惧症。

39. 什么是儿童及少年期社交障碍？

儿童及青少年期社交焦虑障碍（social anxiety disorder）是指患者对新环境或陌生人产生恐惧、焦虑情绪和回避行为。其起病时间多为儿童和青少年，目前报道可以发生于任何年龄。无性别差异。该障碍的产生与儿童气质、父母的教养方式等有关。

40. 什么是抽动障碍？

抽动障碍（tic disorder）是指起病于儿童和青少年时期，以不自主、反复、突发、快速重复无节律性的一个或多个部位运动抽动和（或）发声抽动为主要特征的一组综合征，包括短暂性抽动障碍、慢性运动或发声抽动障碍、发声与多种运动联合抽动障碍（抽动秽语综合征）。

41. 典型抗精神病药物有哪些？

典型抗精神病药物又被称为第一代抗精神病药、传统抗精神病药、多巴胺受体阻滞药等。主要药理机制为阻断中枢多巴胺 D2 受体，对幻觉、妄想等阳性症状疗效较好，对阴性症状疗效欠佳，甚至会引起或加重认知功能障碍、阴性症状等，锥体外系反应和泌乳素水平升高相关不良反应较多见，安全性较低。代表药物为氯丙嗪、氟哌啶醇等。

42. 非典型抗精神病药物有哪些？

非典型抗精神病药物（atypical antipsychtics）又被称为第二代抗精神病药、非传统抗精神病药。其不但对中枢多巴胺 D2 受体具有阻断作用，同时可阻断 5 -羟色胺等受体，特别是 5 - HT2 受体。主要分为四类：① 5 -羟色胺和多巴胺受体阻滞剂(serotonin-dopamine antagonists,SADs),如利培酮、齐拉西酮;② 多受体作用药(multi-acting receptor target agents, MARTAs),如氯氮平、奥氮平;③ 选择性 D2/D3 受体阻滞剂,如氨磺必利;④ 多巴胺受体部分激动剂,如阿立哌唑。

43. 典型抗精神病药物作用于哪些受体?

典型抗精神病药对多巴胺 D2 受体有阻断作用,主要作用于中脑-边缘通路,会缓解幻觉、妄想等阳性症状;阻断肾上腺素能受体,主要是阻断 α_1 受体,可产生镇静、直立性低血压、心动过速、性功能减退、射精延迟等不良反应;阻断 M1 胆碱能受体,可产生多种抗胆碱能不良反应,如口干、便秘、排尿困难、视物模糊、记忆障碍等;阻断组胺 H1 受体,可产生镇静作用和体重增加等。

44. 非典型抗精神病药物作用于哪些受体?

非典型抗精神病药物主要作用于 5 - HT 受体和多巴胺受体。主要作用表现在四个方面:① 5 - HT、多巴胺拮抗作用;② 可以快速解离的 D2 受体拮抗作用;③ D2 受体部分激动作用;④ 5 - HT 受体部分激动作用。

45. 抗抑郁药都有哪些?

抗抑郁药(antidepressant drugs)是一种治疗各种抑郁状态的药物,不会提高正常人的情绪。包括丙咪嗪、阿米替林、多塞平,吗氯贝胺,氟西汀、帕罗西汀、舍曲林、西酞普兰,文拉法辛,曲唑酮,米氮平等。

46. 抗抑郁药按照作用机制分为哪几类?

抗抑郁药按照作用机制分为五类:① 三环类抗抑郁药(tricyclic antidepressants, TCAs);② 单胺氧化酶抑制剂(monoamine oxidase inhibitors,MAOIs);③ 选择性 5 -羟色胺再摄取抑制剂(selective serotonin reuptake inhibitors,SSRIs);④ 选择性 5 -羟色胺和去甲肾上腺素再摄取抑制剂(selective serotonin and norepinephrine reuptake inhibitors,SNRIs);⑤ 其他作用机制的抗抑郁药。

47. 三环类抗抑郁药主要作用机制是什么?

三环类抗抑郁药(tricyclic antidepressants,TCAs)阻断了去甲肾上腺素(NE)能和 5 -羟色胺(5 - HT)能神经末梢对 NE 和 5 - HT 的再摄取,以增加突触间隙单胺类递质的浓度,临床上表现为抑郁症状改善。除了阻滞 NE 和 5 - HT 再摄

取起到治疗作用外,三环类抗抑郁药和传统抗精神病药一样也具有 M1 受体、α₁
受体和 H1 受体阻断作用,临床应用中导致口干、便秘、视物模糊、头晕、直立性
低血压、镇静、嗜睡和体重增加等不良反应。三环类抗抑郁药的心脏、肝毒性作
用较常见。

48. 选择性 5-羟色胺再摄取抑制剂主要作用机制是什么?

选择性 5-羟色胺再摄取抑制剂(selective serotonin reuptake inhibitors,
SSRIs)主要作用机制是选择性抑制 5-HT 再摄取,使突触间隙 5-HT 含量升高
而发挥抗抑郁效果。因该类药物对 5-HT 选择性高,对 H1、去甲肾上腺素、M1 受
体递质影响小,具有疗效好、不良反应小、耐受性好、服用方便、口服易吸收,不受食
物影响,半衰期长,患者依从性好等优点,成为目前治疗抑郁症和焦虑障碍的一线
药物。

49. 5-羟色胺和去甲肾上腺再摄取双重抑制剂主要作用机制是什么?

选择性 5-羟色胺和去甲肾上腺素再摄取抑制剂(selective serotonin and
norepinephrine reuptake inhibitors,SNRIs)作用机制为相对单纯地抑制突触前膜
对去甲肾上腺素和 5-HT 的重摄取,还有轻度的多巴胺再摄取抑制作用。不同剂
量对三种神经递质的再摄取抑制作用不同。低剂量时以抑制多巴胺再摄取为主,
兼有轻度的 5-HT 再摄取抑制作用。中等剂量时以抑制 5-HT 和去甲肾上腺素
再摄取作用为主,高剂量时则以抑制 NE 再摄取作用为最强。

50. 单胺氧化酶抑制剂有哪些?

单胺氧化酶抑制剂(monoaminoxidase inhibitor,MAOI)主要分为两类:一类
称为不可逆性 MAOIs,即以肼类化合物及反苯环丙胺为代表的老一代 MAOIs;另
一类为新一代可逆性 MAOIs,以吗氯贝胺为代表。

51. 单胺氧化酶抑制剂主要作用机制?

单胺氧化酶抑制剂(monoaminoxidase inhibitor,MAOI)主要通过抑制多巴
胺、5-羟色胺、去甲肾上腺素的代谢酶,使单胺类神经递质的浓度升高。单胺氧化
酶有单胺氧化酶 A(monoamine oxidase A,MAO-A)和单胺氧化酶 B(MAO-B)
两种亚型,主要生理作用是催化神经递质氧化和异生的脱酰胺作用。

52. 受体阻滞剂有哪些？

受体阻滞剂是能与受体结合,具有较强亲和力而无内在活性的药物,本身不产生作用,但因占据受体而拮抗受体激动剂的效应。受体阻滞剂包括胆碱能受体阻滞剂,其又分为毒蕈碱受体阻滞剂及烟碱受体阻滞剂;肾上腺素及去甲肾上腺素能受体阻滞剂,其又分为 α 及 β 受体阻滞剂、多巴胺受体阻滞剂、5 - 羟色胺受体阻滞剂等。

53. 受体阻滞剂主要作用机制？

能与受体结合,具有较强亲和力而无内在活性的药物为受体阻滞剂,通过竞争性或非竞争性占领受体来抑制或阻止受体介导的激动剂效应。竞争性受体阻滞剂与激动剂竞争结合受体,此种结合呈可逆性,如果同时给予足够大浓度的受体激动剂,则阻滞剂-受体复合物可被激动剂取代,即使阻滞剂存在,激动剂仍能产生激动受体的效应。非竞争性阻滞剂与受体结合形成不可逆的受体复合物,即使给予高浓度的受体激动剂也不能予以拮抗。

54. 抗躁狂药有哪些？

目前所指的抗躁狂药,实际上只有锂盐一类,最常用的用于治疗躁狂症的药物,主要指碳酸锂。此外某些抗精神病的药物(如氯丙嗪、氟奋乃静、氟哌啶醇、氯氮平等)也具有抗躁狂作用,可以治疗双相情感障碍的躁狂症状。

55. 锂盐的药理学作用？

用于治疗躁狂症的锂盐主要指碳酸锂。治疗剂量的碳酸锂对正常人精神活动无明显影响,但可显著改善躁狂症或躁狂抑郁症患者的失眠、多动等症状,使行为、言语恢复正常,亦可改善精神分裂症的情感障碍。

锂盐发挥药理作用的是锂离子,其作用机制可能与以下三方面有关： ① 对神经递质的影响;② 对第二信使的影响;③ 对电解质和离子转运的影响。

56. 抗焦虑药的主要作用机制？

苯二氮草类是目前临床上使用最多的抗焦虑药物。苯二氮草类药物加强中枢抑制性神经递质 γ 氨基丁酸(GABA)的功能,使细胞膜对氯离子通透性增加,氯离子大量进入细胞,引起神经细胞超极化,起到中枢抑制的作用。

57. 乙醇戒断症状分为几期？各期主要表现？

① 一般乙醇戒断综合征：失眠、震颤、轻度焦虑、胃肠不适、头痛、多汗、心悸、食欲不振（恶心）；② 乙醇性幻觉症：出现幻听、幻视及幻触等；③ 乙醇戒断性惊厥：一般为强直-阵挛性惊厥；④ 乙醇戒断性谵妄（震颤谵妄）：定向障碍、幻视、心动过速、血压升高、低热、激越躁动、多汗等。

58. 什么是重症肌无力？

重症肌无力（myasthenia gravis）是一种累及神经肌肉接头突触后膜乙酰胆碱受体的自身免疫性疾病。任何年龄均可发病，主要临床表现为骨骼肌极易疲劳，活动后加重，休息和应用胆碱酯酶抑制剂治疗后症状明显减轻。

59. 什么是帕金森病？

帕金森病（Parkinson disease）是一种中老年人常见的神经系统变性疾病。临床表现为静止性震颤、肌强直、运动迟缓和姿势步态异常等。病理改变为大脑脚黑质致密带的有色素神经细胞进行性丢失，多巴胺合成减少，出现以突触核蛋白聚集为主的胞质内包涵体。

60. 什么是多发性硬化症？

多发性硬化症（multiple sclerosis）是一种以中枢神经系统白质炎性脱髓鞘为主要病理特点的自身免疫病。多在成年早期发病，女性多于男性，大多数患者表现为反复发作的神经功能障碍，多次缓解复发，病情每况愈下。最常累及脑室周围白质、视神经、脊髓、脑干和小脑。主要临床特点为症状体征的空间多发性和时间多发性。

61. 什么是肌营养失调？

肌营养失调即肌营养不良（muscular dystrophy），是一组以进行性加重的肌无力和支配运动的肌肉变性为特征的遗传性疾病群。肌营养不良症包括先天性肌营养不良症、Becker 肌营养不良等多种类型。部分肌营养不良症会导致运动受损甚至瘫痪。临床上主要表现为不同程度和分布的进行性加重的骨骼肌萎缩和无力，也可累及心肌，并发症包括呼吸系统感染、脊柱后侧凸、肌肉收缩异常和心脏异常。

62. 什么是症状性颈动脉病?

有症状但没有动脉硬化或其他血管狭窄表现的颈动脉疾病,症状大多由一过性血管痉挛,或小栓子脱落导致,但超声检查呈阴性结果。

63. 什么是脑卒中?

脑卒中(stroke)是指急性起病,由于脑局部血液循环障碍导致的神经功能缺损综合征,症状持续时间至少 24 小时。

64. 什么是缺血性脑卒中?

缺血性脑卒中又称脑梗死,是指因脑部血液循环障碍,缺血缺氧所致的局灶性脑组织缺血性坏死或软化。

65. 什么是出血性脑卒中?

出血性脑卒中(hemorrhagie infraction)是脑栓塞引起的最常见的脑组织缺血性坏死,脑栓塞发生后,栓子分解碎裂,进入更小的血管,最初栓塞动脉的管壁已受损,血流恢复后易从破损的血管壁流出,形成出血性梗死。

66. 什么是短暂性脑缺血发作?

短暂性脑缺血发作(transient ischemic attack,TIA)是由颅内动脉病变引起的一过性或短暂性、局灶性脑或视网膜功能障碍,临床症状一般持续 10～15 分钟,多在 1 小时内恢复,不超过 24 小时。不遗留神经功能缺损症状和体征,影像学(CT、MRI)检查无责任病灶。

67. 阻塞性睡眠呼吸暂停的定义?

阻塞性睡眠呼吸暂停综合征(obstructive sleep apnea,OSA)是睡眠过程中发生的完全性或部分性上气道阻塞,伴有打鼾、睡眠结构紊乱、动脉血氧饱和度下降、白天嗜睡等表现的临床综合征。睡眠时无论呼吸运动是否存在,出现每小时 5 次及以上持续 10 秒以上气流中断,并伴有动脉氧饱和度降低超过 4%。严重时患者可出现高血压、冠心病、心律失常、脑血管病、糖尿病等多器官多系统损害。

68. 什么是睡眠呼吸暂停低通气指数?

睡眠呼吸暂停低通气指数(sleep-related apnea-hypopnea index)是指每小时睡

眠时间内呼吸暂停加低通气的次数。呼吸暂停是指睡眠过程中口鼻呼吸气流完全停止 10 秒以上；低通气是指睡眠过程中呼吸气流强度（幅度）较基础水平降低 50％以上，并伴有血氧饱和度较基础水平下降≥4％或微觉醒。

69. 什么是呼吸紊乱指数？

呼吸紊乱指数（respiratory disturbance index，RDI）是指平均每 1 小时呼吸暂停、低通气和呼吸努力相关微觉醒的次数之和。其与睡眠呼吸暂停低通气指数（AHI）不同，通常高于 AHI（每小时睡眠中呼吸暂停和低通气的次数），可更全面地反映患者夜间睡眠过程中发生的呼吸事件。

70. 如何应用睡眠呼吸暂停低通气指数评估 OSAHS？

绝大多数睡眠中心通常将睡眠呼吸暂停低通气指数（AHI）在每小时 5～10 次作为正常界限。OSAHS 的诊断推荐：轻度为 AHI 每小时 5～15 次，中度为 AHI每小时 15～30 次，重度为 AHI 每小时 30 次及以上。

71. 如何应用呼吸紊乱指数评估 OSAHS？

利用呼吸紊乱指数（respiratory disturbance index，RDI）评估 OSAHS 的诊断标准为：睡眠呼吸紊乱指数＞5（老年人＞10）或 7 小时睡眠呼吸暂停超过 30 次，诊断为睡眠呼吸暂停综合征。其中发生呼吸暂停时口鼻无气流，胸腹部仍有呼吸运动的为阻塞性睡眠呼吸暂停综合征（OSAHS）。

72. 阻塞性睡眠呼吸暂停有哪些危险因素？

许多研究已经证实，肥胖是导致 OSAHS 最主要的危险因素，而且大约 70％的OSAHS 患者（男性患者中高达 80％，女性患者中高达 50％）属于肥胖患者。其他危险因素有：颈粗短或有小颌或下颌后缩、咽腔狭窄或有扁桃体Ⅱ度肥大、悬雍垂肥大，或甲状腺功能低下、肢端肥大症以及神经系统明显异常等。

73. 什么是 STOP‐BANG 筛查诊断？

STOP‐BANG 筛查诊断是通过询问患者是否有夜间打鼾、呼吸暂停、睡眠中觉醒以及日间嗜睡等病史，明确患者是否伴有 OSAHS 及其严重程度的一种可靠、简洁且易于使用的筛查工具。STOP‐BANG 问卷共有 8 项指标，每项指标回答"是"计 1 分，回答"否"计 0 分，总计 3～4 分者 OSAHS 风险增高，总计 5～8 分者

OSAHS 风险为重度。通过这种方式，可以根据患者的 STOP - BANG 评分对患者进行 OSAHS 风险分层。

74. STOP - BANG 筛查诊断包括哪些指标？

S-打鼾(snoring)：是否有很响鼾声？隔壁房间也能听到吗？T-日间嗜睡(tiredness)：容易疲劳吗？常在白天嗜睡吗？O-呼吸暂停(observed apnea)：有人观察到您睡眠时呼吸暂停吗？P-高血压(blood pressure)：是否高血压，经过治疗吗？B-体重指数(BMI)：>35。A-年龄(age)：>50 岁。N-颈围(neck circumference)：>40 厘米。G-性别(gender)：男性。

75. 中枢性睡眠呼吸暂停怎样定义？

中枢性睡眠呼吸暂停(central sleep apnea，CSA)指各种原因导致睡眠过程中呼吸驱动的消失或减弱，出现口鼻气流停止≥10 秒，并伴随胸腹呼吸运动消失的一种睡眠呼吸紊乱事件。

76. 中枢性睡眠呼吸暂停的机制是什么？

中枢性睡眠呼吸暂停(central sleep apnea，CSA)的发病机制复杂，目前尚不十分清楚，可能与睡眠生理、呼吸中枢、$PaCO_2$ 的调控等多种环节有关，导致呼吸驱动的减弱或消失。

77. 中枢性睡眠呼吸暂停怎样治疗？

治疗手段包括治疗原发病、氧疗、CO_2 治疗、药物治疗(乙酰唑胺、茶碱、都可喜等)、体外膈肌起搏和机械通气如持续气道正压通气(CPAP)。

78. 肥胖的定义是什么？

WHO 将超重和肥胖定义为"可损害健康的异常或过量脂肪积累"，它是一种由于环境、遗传以及内分泌原因所引起的机体生理功能障碍。肥胖症患者的一般特点为体内脂肪细胞的体积和数量增加，体脂占体重的百分比异常升高，并在局部形成脂肪过多沉积。无内分泌疾病或无引起肥胖的特殊病因的肥胖症称为单纯型肥胖。患者的 BMI 在 25~29.9 kg/m^2 时被认为是超重，在 30~49.9 kg/m^2 时被认为是肥胖。当患者的 BMI 在 50 kg/m^2 及以上时被认为是极度肥胖。

79. 什么是肥胖低通气综合征？

一些病态肥胖患者会出现日间慢性通气不足的现象，被称为肥胖低通气综合征（obesity hypoventilation syndrome，OHS），又称匹克威克综合征。在不存在明显的阻塞性肺疾病的情况下出现持续的高碳酸血症（$PaCO_2 > 45\,mmHg$）可以诊断本病。OHS 患者通常属于重度肥胖（$BMI > 40\,kg/m^2$），随着 BMI 的增加患 OHS 的风险也逐渐增加。OHS 确切的病理生理学基础目前仍不十分明确，但慢性肺泡通气不足可能与肥胖对胸腔和膈肌的长期压迫有关。

80. 肥胖低通气综合征主要表现？

肥胖低通气综合征（obesity hypoventilation syndrome，OHS）主要表现为病态肥胖、白天嗜睡、呼吸困难，清醒状态下低氧血症、高碳酸血症、肺循环及体循环血压升高，甚至心功能衰竭等。

81. 体重指数如何定义？

体重指数（body mass index，BMI）是评估患者体重状态时使用最为广泛的分级工具。BMI 的定义是患者的质量（以 kg 计算）除以患者的身高（以 m 计算）的平方，产生的数值以 kg/m^2 作为单位。在判断肥胖程度时，使用这个指标的目的在于消除不同身高对体重的影响，以便于人群或个体间比较。但同时，BMI 是一种较为粗略的指标，对于肌肉比例过高或过低的人群可能产生系统偏差。

82. 什么是 Mini‑Cog 评定量表？

Mini‑Cog 是一种整合了三个不相关单词的自由回忆（口头呈现）和时钟绘制测试的一种精神状态评定量表，主要适用于教育年限 ≥7 年的老年人。0 分：3 个词一个也记不住，定为痴呆。1～2 分：能记住 3 个词中的 1～2 个。画钟试验正确，认知功能正常；画钟试验不正确，认知功能缺损。3 分：能记住 3 个词，不定为痴呆。有研究显示，Mini‑Cog 在识别痴呆患者方面敏感性较高，但特异性相对较差，并且在识别轻度认知障碍的患者方面效果欠佳。

83. 什么是蒙特利尔认知评估量表？

蒙特利尔认知评估量表（Montreal cognitive assessment，MoCA）是一种广泛使用的筛查测试，专门用于筛查轻度认知障碍及更细微的认知缺陷。MoCA 评分的满分为 30 分，包括评估延迟词语回忆（5 分）、视觉空间/执行能力（7 分；包括时钟绘图)、语言功能(6分)、注意力/专注力(6分)和定向力(6分)。

84. 什么是快速动眼睡眠?

　　快速动眼睡眠(rapid eye movement sleep,REM)是浅睡眠状态,又称异相睡眠或快波睡眠,在此睡眠阶段中,眼球快速移动,同时伴有全身肌肉放松。这阶段的脑电波呈与清醒时相同的快速、低电压的锯齿波。早期研究显示,REM睡眠通常与生动的梦有关,虽然REM睡眠占总睡眠时间的不到四分之一,但有研究表明REM睡眠是记忆巩固的时期。

85. 快速动眼睡眠特点是什么?

　　快速动眼睡眠(rapid eye movement sleep,REM)阶段,眼球向各个方向快速移动,脑电图表现为低电压,锯齿波多见,与清醒时相似。REM期交感神经系统功能占优势,表现为血压升高、心率增快、呼吸快而不规则、体温轻度升高、瞳孔扩大、肌肉松弛。

86. 什么是非快速动眼睡眠?

　　非快速动眼睡眠(non‐REM sleep,NREM)是睡眠中的一个阶段,人们通过此阶段从昏昏欲睡的状态进入睡眠阶段。NREM睡眠分为三个子阶段:N1阶段、N2阶段和N3阶段。N1阶段是从清醒到睡眠的典型过渡,是睡眠最浅的阶段,不超过总睡眠时间的5%~10%。N2阶段在正常成年人总睡眠时间中占比最高,约占总时间45%~50%。N3阶段也称"深度睡眠期"或"慢波睡眠期",是睡眠中最深的阶段,躯体和内脏功能得以修复,N3阶段随着年龄的增长而逐渐减少。

87. 非快速动眼睡眠特点是什么?

　　非快速动眼睡眠(NREM)经三个亚阶段睡眠逐渐加深,心率逐渐减慢,体温逐渐下降,逐渐不容易被唤醒,随着睡眠的加深,唤醒时可能出现短暂的意识模糊。在NREM的深度睡眠期,身体会进行组织的修复再生,骨骼肌肉的增长以及免疫系统的加强。深度睡眠阶段是异态睡眠发生的典型阶段,梦游症等往往在这一阶段出现。

88. 什么是慢波睡眠?

　　慢波睡眠(slow wave sleep,SWS),又称非快动眼睡眠(non-rapid eye

movement sleep，NREM sleep)，是睡眠的模式之一，其脑电图呈现高幅慢波，显示为高振幅、低频(0.5～4 赫兹)的 δ 波占功率谱的主要成分。

89. 什么是 Epworth 嗜睡量表？

Epworth 嗜睡量表(The Epworth sleeping scale，ESS)是用来评定白天过度瞌睡状态的量表。通过对被评定者最近几月在坐着阅读书刊、看电视、在公众场所坐着不动、作为乘客在汽车中坐一小时而中间不休息、在环境许可时下午躺下休息、坐下与人谈话、午餐不喝酒而餐后安静地坐着、遇堵车时停车数分钟以上八种事情时的瞌睡程度进行打分，>6 分提示瞌睡，>11 分表示过度瞌睡，>16 分提示有危险性的瞌睡。

90. 腕动计是如何监测睡眠的？

腕动计的主要工作原理是通过持续测量腕部肢体的运动量，在"睡眠-觉醒周期"与"休息-运动周期"有着近乎一对一的相关性的基础上，推算出睡眠-觉醒周期。

91. 什么是睡眠呼吸障碍？

睡眠呼吸障碍(sleep disordered breathing，SDB)是一组与睡眠相关的呼吸疾病，指在睡眠过程中发生异常呼吸事件，表现为呼吸的节律及幅度发生异常。

92. 什么是多导睡眠监测？

多导睡眠监测(Polysomnograpgy，PSG)是通过同步监测脑电图、肌电图、眼动电图、口鼻气流、胸腹呼吸运动、血氧饱和度、心电图、鼾声及呼出气二氧化碳分压等多项参数，分析睡眠结构及其相关生理、行为变化的检测技术。是确诊睡眠呼吸暂停低通气综合征的金标准，并能确定类型及病情的轻重。

93. 睡眠呼吸暂停的标准？

睡眠呼吸暂停(apnea)指睡眠过程中口鼻呼吸气流均消失(较基线水平下降≥90%)，持续时间≥10 秒。

94. 睡眠低通气的标准？

睡眠低通气(hypopnea)也称为通气不足，是指睡眠过程中口鼻气流强度较基线水平降低≥30%,同时伴有动脉血氧饱和度下降≥4%,持续时间≥10秒;或者口鼻气流强度较基线水平降低≥50%,同时伴有动脉血氧饱和度下降≥3%或微觉醒,持续时间≥10秒。

95. 呼吸努力相关微觉醒如何定义?

呼吸努力相关微觉醒(respiratory effort related arousal,RERA)指未达到呼气暂停或低通气标准,但有≥10秒的异常呼吸努力并伴有微觉醒。

96. 睡眠暂停后与觉醒相关的呼吸恢复的主要传入因素是什么?

入睡后咽舌部肌群松弛使咽部狭窄、舌根后坠,吸气时在胸腔负压作用下,软腭、舌坠入咽腔紧贴咽后壁,造成上气道闭塞、呼吸暂停。呼吸停止后,体内二氧化碳潴留、氧分压降低,刺激呼吸感受器,使中枢呼吸驱动增加,同时大脑出现唤醒反应,咽、舌部肌群收缩,当气道压力足以冲破上气道机械性阻塞时,上气道重新开放,呼吸恢复。

97. 睡眠通气不足的定义是什么?

睡眠通气不足又称睡眠低通气,是指睡眠过程中口鼻气流强度较基线水平降低≥30%,同时伴有动脉血氧饱和度下降≥4%,持续时间≥10秒;或者口鼻气流强度较基线水平降低≥50%,同时伴有动脉血氧饱和度下降≥3%或微觉醒,持续时间≥10秒。

98. 睡眠稳态调节的机制?

睡眠稳态的调节受到神经和体液因素的影响,一方面,人脑内有许多部位和投射纤维参与觉醒和睡眠的调控,形成促觉醒和促睡眠两个系统,并相互作用、相互制约而形成复杂的神经网络;而另一方面,人体内含有多种调节觉醒和睡眠的内源性物质,在觉醒时腺苷的含量随觉醒时间的延长而升高,可促进 NREM 睡眠,而在睡眠期其含量随睡眠时间的延长而降低,引发觉醒。

99. 生理睡眠分为几期?

生理睡眠分为非快速眼动睡眠(non-rapid eye movement sleep,NREM sleep)和快速眼动睡眠(rapid eye movement sleep,REM sleep),根据脑电图的特点,可将 NREM 睡眠分为四期,Ⅰ期为入睡期,脑电波表现为低幅 θ 波和 β 波。Ⅱ期为浅睡期,脑电波呈持续 0.5～1 秒的睡眠梭形波(即 σ 波,是 α 波的变异,频率很快,幅度稍低)及若干 κ-复合物波(是 δ 波和 σ 波的复合)。Ⅲ期为中度睡眠期,脑电波中出现高幅(＞75 微伏)δ 波。当 δ 波在脑电波中超过 50％时,睡眠进入Ⅳ期,即深度睡眠期。

100. 什么是脑的主要觉醒调解网络?

觉醒的产生与脑干网状结构的活动有关,称之为网状结构上行激动系统(ascending reticular activating system),感觉的非特异投射系统接受脑干网状结构的纤维投射,进而维持和改变大脑皮质的兴奋状态,即上行唤醒作用。另一方面,大脑皮层感觉运动区、额叶、眶回、扣带回、颞上回、海马、杏仁核和下丘脑等部位也有下行纤维到达网状结构并使之兴奋。

101. 麻醉药物导致意识消失的机制是什么?

全麻药可能通过在神经组织的不同水平抑制神经联系和破坏信息整合的过程而产生意识消失的作用,可以通过作用于皮层、皮层下结构和丘脑-皮层及皮层-皮层间的联系发挥作用。

102. 如何检查瞳孔对光反射?

瞳孔对光反射是检查瞳孔功能活动的测验,直接对光反射,通常用手电筒直接照射瞳孔并观察其动态反应。正常情况下,光线刺激后瞳孔立即缩小,移开光源后瞳孔迅速复原。间接对光反射是指光线照射一眼时,另一眼瞳孔立即缩小,移开光线,瞳孔扩大。检查间接对光反射时,应以一手挡住光线以免对检查眼受照射而形成直接对光反射。

103. 瞳孔对光反射的神经传导通路有哪些?

瞳孔对光反射通路,从视网膜起始,经视神经、视交叉和视束,再经上丘臂到达顶盖前区,此区发出的纤维止于两侧的动眼神经副核。动眼神经副核的轴突经动眼神经到睫状神经节更换神经元,节后纤维支配瞳孔括约肌,引起双侧瞳孔缩小。通路任何一处损坏均可导致瞳孔对光反射减弱或消失。

104. 昏迷深度与对光反射有何关系?

脑干受压昏迷诊断的基本神经科检查之一为瞳孔对光反射,如果早期间脑受压,瞳孔缩小,对光反射存在;随压迫进一步加剧,中脑、脑桥或延髓受压,瞳孔中等大小,对光反射消失。动眼神经受压,瞳孔放大固定。

105. 如何检查角膜反射?

检查角膜反射时嘱患者睁眼向内侧注视,以捻成细束的棉絮从患者视野外接近并轻触外侧角膜,避免触及睫毛,正常反应为被刺激侧迅速闭眼和对侧也出现眼睑闭合反应,前者为直接角膜反射,后者为间接角膜反射。

106. 何谓角膜反射的神经传导通路?

角膜反射中枢在脑桥,角膜刺激通过三叉神经的眼神经传入脑桥,经脑桥面神经核、面神经发送冲动至双侧的眼轮匝肌。

107. 角膜反射检查的意义是什么?

正常人直接和间接角膜反射均存在。直接和间接角膜反射同时消失提示患者可能有三叉神经眼神经的病变;如果直接反射消失而间接反射存在,提示患者有可能受刺激侧面神经损害;如果直接反射存在而间接反射消失,提示患者有可能受刺激对侧面神经损害;角膜反射完全消失,见于深昏迷。

(赵　磊　安　奕　王　萍　李丽霞　李中嘉　王　沛　梁传玉)

参考文献

[1]　心理学名词审定委员会.心理学名词[M].第2版.北京:科学出版社,2014.
[2]　范俭雄,张心保主编.精神病学[M].南京:东南大学出版社,2005.
[3]　李凌江,陆林主编;王高华,许毅等副主编.精神病学[M].北京:人民卫生出版社,2015.
[4]　项东顺,肖庶堂.儿童期情绪障碍的临床鉴别及处理[J].世界最新医学信息文摘(电子版),2015.
[5]　卢青,孙丹,刘智胜.中国抽动障碍诊断和治疗专家共识解读[J].中华实用儿科临床杂志,2021.
[6]　巴特沃斯.摩根临床麻醉学[M].第5版.北京:北京大学医学出版社,2015.
[7]　姚文兵.生物化学[M].第8版.北京:人民卫生出版社,2016.
[8]　杨世杰著.药理学(八年制)[M].北京:人民卫生出版社,2010.
[9]　吴江,贾建平,崔丽英.神经病学[M].第2版.北京:人民卫生出版社,2014.

［10］　王天龙.姚氏麻醉学问题为中心的病例讨论［M］.第 8 版.北京：北京大学医学出版社,2018.

［11］　陈金辉著.睡眠呼吸暂停低通气综合征临床诊治手册［M］.北京：人民军医出版社,2015.

［12］　张小伯,祁永发主编.耳鼻咽喉-头颈外科主治医生 500 问［M］.北京：中国协和医科大学出版社,2000.

［13］　闻大翔,李天佐,郭曲练主编.日间医疗麻醉与加速术后康复［M］.北京/西安：世界图书出版公司,2019.

［14］　白春学,蔡柏蔷,宋元林主编.现代呼吸病学［M］.上海：复旦大学出版社,2014.

［15］　张玉梅,宋鲁平主编.康复评定常用量表［M］.北京：科学技术文献出版社,2018.

［16］　王庭槐主编;罗自强,沈霖霖,管又飞,武宇明副主编.生理学第 9 版［M］.北京：人民卫生出版社,2018.

［17］　王德玺,张宗平,刘红,等.体动记录仪在睡眠和睡眠障碍监测中的应用［J］.生物医学工程学杂志,2014.

［18］　孙虹,张罗主编;迟放鲁,刘争,刘世喜,文卫平副主编.耳鼻咽喉头颈外科学第 9 版［M］.北京：人民卫生出版社,2018.

［19］　邓小明,曾因明主译;黄宇光,李志文,姚尚龙等副主译.米勒麻醉学［M］.第 7 版.北京：北京大学医学出版社,2011.

［20］　万雪红,卢雪峰主编;刘成玉,胡申江,杨炯,周汉建副主编.诊断学［M］.第 9 版.北京：人民卫生出版社,2018.

其 他 监 测

1. 血药浓度监测的目的是什么？

① 监测药物是否达到有效的治疗浓度；② 通过药代动力学/药效动力学与药物监测相结合，达到个体化给药；③ 改善患者的治疗效果并降低医疗费用。

2. 哪些情况需要做血药浓度监测？

① 过量给药可能导致严重的不良反应，如肿瘤治疗领域的各类药物；② 优化炎症性肠病治疗策略，最佳药物浓度因治疗剂量、疾病表型、炎症负荷、治疗阶段和目标结果而异；③ 个体化抗生素给药，以实现与改善患者预后相关的抗生素暴露，如万古霉素等。

3. 哪些情况不需要做血药浓度监测？

① 药物治疗浓度范围较大，安全性好；② 药效可直观用临床指标定量测出的药物：如降压药、降糖药等；③ 短期服用、局部使用或不易吸收进入体内的药物。

4. 血药浓度的测定时间如何确定？

测定时间：血药浓度达到稳态浓度后测定，即患者连续服用维持剂量超过 5 个半衰期后取血测定。

5. 血药浓度监测的采样时间如何确定？

① 为观察药物疗效一般测定谷浓度，清晨空腹取血；② 为了检查药物的不良反应往往测定峰浓度，即服药后达峰时间取血。

6. 在没有血药浓度监测条件的情况下有哪些可替代方案？

虽然血药浓度与药物疗效有很强的相关性，但往往作为间接指标，当药物本身具有其他简便的药效指标或临床判别指标时，就可以用其他临床指标替代。

① 有明确的药效指标，如血压、血糖、血脂等；② 有明确的监测指标，如华法林—INR、凝血功能等；③ 药物相关基因检测预估，如氯吡格雷—CYP2C19 等。

7. 治疗性药物浓度监测分析的基本原则是什么？

① 熟悉监测药物的药代学/药效学(PK/PD)特征。② 结合患者的临床资料，综合分析治疗性药物监测的结果，便于更好地提出给药建议。

8. 血药浓度监测的检测标本有哪些？

全血、血浆、血清、唾液、脑脊液。

9. 血药浓度的检测方法有哪些？

① 光谱法：比色法、紫外分光光度法和荧光分析法；② 色谱法：气相色谱法(GC)、高效液相色谱法(HPLC)及其与质谱(MS)联用的方法；③ 免疫法：放射免疫法、酶免疫分析法、荧光免疫分析法；④ 微生物法；⑤ 毛细管电泳技术。

10. 静脉麻醉药丙泊酚的血药浓度监测常用哪些检测方法？

高效液相色谱法、超高效液相色谱法、色谱质谱联用技术、离子迁移谱。

11. 血药浓度监测的不同检测方法各有哪些特点？

(1) 高效液相色谱法(HPLC)：经典的检测方法，但预处理步骤烦琐，检测时间长，围术期不能实时检测药物浓度。

(2) 超高效液相色谱法(UPLC)：与 HPLC 相比拥有更强的分离能力和更高的柱效，提高了检测速度及灵敏度，但设备更昂贵，对进样样品有较高的要求。

(3) 色谱质谱联用技术：如液相色谱-串联质谱技术(LC‑MS/MS)、气相色谱-质谱联用技术(GC‑MS)。

(4) 离子迁移谱(IMS)：与 MS 相比，IMS 不需要真空系统，设备较小，在实时监测方面有较大潜力。

12. 围术期麻醉药物的血药浓度监测的检测标本有哪些?

① 血液;② 尿液;③ 呼出气:不仅可检测气态麻醉剂的浓度,还可以检测呼出气中丙泊酚浓度,其与血浆药物浓度有较好的相关性。

13. 药物的不良反应有哪些?

凡不符合用药目的,或引起不利于患者的反应称为药物的不良反应。不良反应包括:毒性作用、后遗效应、停药反应、特异质反应、变态反应等。

14. 什么是最小有效量?

能够引起药理效应的最小剂量称为最小有效量。

15. 什么是极量?

极量是药典中规定的最大剂量。

16. 什么是半数有效量?

半数有效量(ED50)是指药物引起半数实验动物发生阳性反应的剂量。若以死亡为阳性反应,则为半数致死量(LD50)。

17. 什么是治疗指数?

药物的治疗指数(TI)为 LD50/ED50,表示对半数动物有效的剂量增大多少倍可引起半数动物死亡,是评价药物安全性的重要指标。

18. 什么是效能?

药物产生最大效应的能力称为效能。此时,药物不受剂量的限制。

19. 什么是效价强度?

药物的效价强度是指达到某一效应所需要的药物剂量或浓度。达到这一效应所需要的剂量或浓度越小,代表效价强度越大。

20. 什么是房室模型?

药物进入机体后,在体内的吸收、分布、代谢和排泄都是随时间推移而变化的动态过程。血药浓度随时间和空间(机体的各部位)而变化。在药代动力学研究中,将药物在体内的动态过程建立房室模型。所谓房室是指机体的一部分,药物在一个房室内均匀分布,而在不同房室之间按照一定规律进行药物转移。房室模型仅仅是进行药代动力学分析的一种抽象概念,并不代表某一特定解剖部位。

21. 什么是首关消除?

首关消除是从胃肠道吸收入门静脉系统的药物在到达全身血循环前必先通过肝脏,如果肝脏对其代谢能力很强或由胆汁排泄的量大,则使进入全身血循环内的有效药物量明显减少,这种作用称为首关消除。有的药物在被吸收进入肠壁细胞内而被代谢一部分也属首关消除。注射、舌下和直肠给药可避免肝代谢。

22. 什么是生物利用度?

生物利用度(F)是指药物经血管外途径给药后吸收进入全身血液循环的相对量,用 F 表示,F=D/A×100%。A 为药物直接进入体循环所达到的浓度,D 为口服相同药物剂量后体循环所能达到的浓度。

23. 什么是药物的分布?

药物被吸收进入血液循环后,随血液运输到各组织、器官的过程,称为药物的分布。药物在各组织、器官的分布常具有选择性,即药物在体内的分布是不均一的,但处于动态平衡。

24. 影响药物分布的因素有哪些?

(1) 药物的理化性质:脂溶性药物或水溶性小分子药物均易透过毛细血管进入组织;水溶性大分子药物或离子型药物难以透过血管壁进入组织。

(2) 体液 pH:影响一些药物的解离度,弱酸性药物在酸性条件下解离型少,非解离型多,有利于药物转运。

(3) 药物与血浆蛋白结合:药物不同程度地与血浆蛋白结合,这种结合是可逆的,结合后暂时失去药理活性,未结合的药物为游离型,具有药理活性。结合型与游离型药物处于动态平衡。

(4) 药物与组织的亲和力:有些药物与某种组织细胞有特殊的亲和力。

(5) 血脑屏障与胎盘屏障:血脑屏障阻止某些大分子、水溶性和解离性药物通过;脂溶性高的药物易通过胎盘屏障。

25. 药物代谢的方式有哪些?

机体代谢药物的方式有氧化、还原、分解和结合。一般分为两个时相,第一时相包括氧化、还原或分解。第二时相将第一时相的代谢产物与体内一些物质结合,使药物灭活。

26. 体内催化药物代谢的酶系主要有哪几种?

主要有三种:① 微粒体酶系(又称肝药酶)。② 非微粒体酶系:如线粒体、血浆中的多种酶系。③ 肠道菌丛的酶系统。

27. 什么是表观分布容积?

表观分布容积(Vd)是指当药物在体内达动态平衡后,体内药量与血药浓度之比值称为表观分布容积。表观分布容积并不代表有生理意义的真正容积,它的大小可推测药物在体内分布及结合情况。

28. 什么是血浆半衰期?

血浆半衰期指血浆药物浓度下降一半所需的时间,其长短可反映药物消除的速度。

29. 什么是消除半衰期?

消除半衰期指机体消除一半药物所需的时间,又称终末半衰期。对于单室模型药物,消除半衰期等于血浆半衰期;对于多房室模型药物,由于药物在机体存在再分布,这两个半衰期存在差异。

30. 什么是时量相关半衰期?

药物在静脉输注中,任一时间停止输注,血浆药物浓度下降50%所需的时间,称为时量相关半衰期,又称静脉输注即时半衰期。反映了持续输注时间与药物消除之间的关系。

31. 什么是药物的血药浓度-时间关系?

绝大多数的药物的药理作用的强弱与血药浓度平行,血药浓度随时间的推移而变化,即为药物的血药浓度-时间关系。一次给药后,在不同时间测定血药浓度,可描记出血药浓度-时间关系曲线。

32. 什么是血浆药物浓度?

血浆药物浓度是指某种药物在血浆中的浓度。

33. 什么是效应室药物浓度?

效应室药物浓度是指药物作用的效应部位的浓度。

34. 什么是药物的相互作用?

同时或相隔一定时间给予两种以上的药物时,由于药物的相互影响,以致使药物的效应得以加强或减弱,毒性加大或减少,这种改变称为药物的相互作用。

35. 什么是药物的相加作用?

合用的两种药物对同一部位或受体起作用,从而出现药效的相加作用。如链霉素在术中与肌松药联用时,可能出现肌松作用增强,导致呼吸抑制或呼吸肌功能恢复时间延长。

36. 什么是药物的协同作用?

合用的两种药物作用于不同部位或受体,由此可产生药物的协同作用。如,哌替啶与氯丙嗪组成冬眠合剂,可显著增强哌替啶的镇静作用,但是同时也增强了不良反应。

37. 什么是药物的拮抗作用?

两种或两种以上药物合用后所引起的药效降低的现象,称为拮抗作用。

38. 产生药物拮抗作用的机制有哪些?

产生拮抗作用的机制:药代学方面,如一种药物对另一种药物的吸收、分布、生物转化、排泄的影响而使药效降低;药效学方面,主要通过药物与受体作用而使药效降低。

39. 什么是药物的配伍禁忌?

在体外,两种以上药物相互配伍,可使药物失效,甚至使毒性增加,这种情况称之为药物的配伍禁忌。

40. 什么是血气分配系数?

血气分配系数是指在体温条件下,吸入麻醉药在血液和肺泡气中达到平衡时,两相中的药物浓度的比值。血气分配系数大,表示药物在血中的溶解度大,故诱导缓慢。同理,停止给药后,血中药物浓度下降缓慢,苏醒时间较长。

41. 什么是浓度效应?

吸入麻醉药在吸入的混合气体中的浓度,它与肺泡麻醉药的浓度呈正相关,吸入浓度越高进入肺泡的速度越快,肺泡气浓度升高越快,血中麻醉药的分压上升越快,称为浓度效应。

42. 什么是第二气体效应?

第二气体效应是指同时吸入高浓度气体和低浓度气体时,低浓度气体的肺泡浓度及血中的浓度提高的速度较单独使用相等的低浓度时更快。

43. 什么是最低肺泡有效浓度(MAC)?

最低肺泡有效浓度是指在一个大气压下,挥发性吸入麻醉药和纯氧同时吸入时,使50%的患者对切皮刺激无体动反应时最低的呼气末肺泡气浓度。

44. 局麻药的不良反应有哪些?

(1)毒性反应:单位时间内误用了超剂量或将过量的局麻药直接注入血管,导致血液中局麻药的浓度过高。

(2)高敏反应:患者接受小剂量的局麻药,突然发生晕厥、呼吸抑制甚至循环衰竭等毒性反应的先兆。一般由于个体差异所致。

(3)特异质反应:患者接受极小剂量的局麻药可引起严重的毒性反应。特异质反应极其罕见,可能与遗传因素有关。

(4)变态反应:又称过敏反应,属于抗原抗体反应,在酯类局麻药中较多见。

(5)局部组织损伤:正常情况下,临床常用剂量和浓度局麻药对外周神经和脊髓几乎无毒性作用,然而局麻药的神经毒性并发症不容忽视。

45. 什么是肌松药的起效时间?

从给药到产生最大肌松效应的时间称起效时间。

46. 什么是肌松药的临床时效？

从给药到肌颤搐恢复至 25% 的时间称为临床时效。

47. 什么是肌松药的恢复指数？

从肌颤搐由 25% 恢复至 75% 的时间称为恢复指数。

48. 肌松药的效价强度用什么指标反应？

各种肌松药的效价强度根据其 ED_{95} 确定。

49. 什么是肌松药的 ED_{95}？

指在平衡麻醉下，肌松药抑制单刺激肌颤搐 95% 的药量。

50. 什么是Ⅰ相阻滞？

Ⅰ相阻滞是指去极化肌松药与受体结合起到阻滞的作用。

51. 什么是Ⅱ相阻滞？

Ⅱ相阻滞，也称脱敏感阻滞或双相阻滞，是指持续、重复或大剂量应用去极化肌松药产生较长时间去极化后，改变了神经肌肉阻滞的性质，延长了肌松时间，失去原来Ⅰ相去极化阻滞特性而产生的现象。

52. 什么是体温？

人体内部的温度称体温。保持恒定的体温，是保证新陈代谢和生命活动正常进行的必要条件。体温是物质代谢转化为热能的产物。

53. 什么是深部体温？

机体深部（心、肺、脑和腹腔内脏等处）的温度称为深部温度；而体表的温度受多种因素影响，变化和差异较大。临床上所指的体温是指平均深部温度。一般以口腔、直肠和腋窝的体温为代表，其中直肠体温最接近深部体温。

54. 各部位的正常体温是多少？

口腔舌下温度为 36.3～37.2℃，直肠温度 36.5～37.7℃ 比口腔温度高（0.2～0.5℃），腋窝温度 36.0～37.0℃。正常体温的标准是根据多数人的数值，并非为个体的绝对数值。

55. 正常人体体温有什么节律变化?

每日早晚、人体各个部位及男女之间的体温均存在着差异。人体正常体温有一个较稳定的范围,但并不是恒定不变的。一天之中,清晨 2～5 时体温最低,17～19 时最高,但一天之内温差应小于 0.8℃。另外,女性体温一般较男子高 0.35℃左右。女性体温在经期亦有些许变化。

56. 术中监测体温的电子体温计,其基本原理是什么?

术中监测体温的探头一般为热敏电阻,其阻值会随温度变化而变化,从而引起相应电路参数的变化,通过检测电路参数变化可计算出温度。

57. 使用红外辐射加温仪,应选择什么照射部位?

选择照射部位时,应选择血管靠近皮肤表面的动静脉吻合部位。

58. 使用红外辐射加温仪,应避开什么照射部位?

辐照应注意避开眼睛,由于眼睛是人体血供最丰富的器官之一,因此脉络膜对红外频段能量的吸收也较大,所以在对脸部进行辐照时应对眼睛进行保护。

59. 压缩空气对流毯的原理是什么?

压缩机产生压缩空气,使整个气路维持一定的高压,以便保温毯能充盈,加热器加热压缩空气后,由鼓风机将加热后的热压缩空气吹入保温毯;保温毯为中空的医用薄膜,与患者皮肤接触的一面有大量均匀分布的微孔,吹入保温薄膜的热空气从微孔中流出并围绕在患者身体的周围,温暖而流动的热空气有利于保持患者的体温。

60. 红外辐射测温仪对抗体的作用原理是什么?

红外辐射加温仪是通过将红外光能量辐射至患者特定部位皮肤表面,增加皮肤及下丘脑温度调节中枢的热量输入来消除患者寒战,预防低温症。

61. 循环水变温毯的工作原理是什么?

变温毯由一对循环水管路与一个变温水箱连接,变温水箱可提供加热或冷却循环水,且温度可调。经加热或冷却的循环水通过变温毯与人体发生热交换从而改变人体体温。

62. 吸入气加温加湿器的原理是什么?

吸入气加温加湿器能将水加热蒸发,一般安放在呼吸回路的吸气端,新鲜气流流经加温加湿器时,与其蒸发的温暖水蒸气混合后送入人体气道,起到加温加湿的目的。

63. 温度探头读数异常的可能原因有哪些?

温度探头读数异常的原因可能有:探头安放位置不当、探头脱落、探头传感器故障、药物作用、手术操作、患者本身的各类疾病。

64. 什么是低体温?

指各种原因引起的产热减少或散热增加导致体温低于正常范围。临床对体温过低程度划分(以口腔温度为例),轻度:$32\sim35℃$;中度:$30\sim32℃$;重度:小于$30℃$,瞳孔散大,对光反射消失;致死温度:$23\sim25℃$。

65. 全身麻醉对体温有什么影响?

全身麻醉下,由于患者的意识消失和肌松药的应用,机体的行为性体温调节减弱甚至消失,而自主性体温调节也可被全麻药抑制,其特点为体温调节反应强度降低,阈值范围增大。

(1)全麻中体温下降的原因:机体的代谢率下降,产热减少,中枢抑制,卜丘脑体温调定点下移,对体温变化的敏感性下降,血管扩张,散热增加等。

(2)全麻中体温升高的原因:麻醉过浅等可使骨骼肌张力增加,产热增加;CO_2蓄积可导致体温升高;极少数患者可发生恶性高热。

66. 椎管内麻醉对体温有什么影响?

椎管内麻醉后,因传入神经和传出神经冲动被阻滞,干扰了温度感受,抑制了正常的体温调节反应,如降低血管收缩与寒战的阈值。交感神经阻滞后引起血管扩张和散热增加。局麻药毒性反应可引起肌张力增强、抽搐等,使体温升高。

67. 围术期体温下降有哪几种方式？

　　热量从患者传递到周围环境有四种方式：传导、辐射、对流和蒸发。其中辐射和对流是围术期最主要的热丢失机制。

　　（1）传导：传导性热量丢失与两个临近物体表面的温差以及两物体间热绝缘强度成比例。

　　（2）辐射：所有高于绝对零度的物体表面都能辐射热量,这种机制的热传递量与两物体表面绝对温度的四次方呈正比。在术中,大多数手术患者主要通过辐射方式丢失热量。

　　（3）对流：将热能传递给同体表接触的较冷空气层使其受热膨胀而上升,与周围的较冷空气相对流动而散热。层流手术室内对流性热量丢失显著增加。

　　（4）蒸发：常温下体内水分经机体表层透出而蒸发掉的水分叫做无感蒸发。其量每天约为 1 000 毫升,其中通过皮肤的 600～800 毫升;通过肺和呼吸道的 200～400 毫升。一般环境温度在 25～30℃时,汗腺即开始分泌汗液,叫做出汗或显汗,称为可感蒸发。出汗显著增加皮肤蒸发的热量,但麻醉期间罕见出汗。无汗状态下,成人皮肤蒸发丢失的热量占代谢产热的 10% 以下,相反,在婴儿或早产儿中,皮肤蒸发所丢失的热量比例较高。

68. 什么是体温的再分布？

　　在麻醉状态下,由于交感神经功能阻滞,外周血管对寒冷刺激的收缩反应减弱。这样,体热由中央室快速向外周室传导的过程,称为体温的再分布。这个过程中,核心温度迅速下降,从而刺激机体温度感受器而引起寒战反应。核心温度在麻醉诱导后第一小时内下降达 0.8 ± 0.3℃;体温的重新分布占 89%。在随后的 3 小时内,体温继续下降约 0.4 ± 0.3℃,随后中心温度通常达到一个平台期,并在整个手术期间保持相对稳定。在麻醉过程中,体温的再分布是造成寒战的重要因素。

69. 什么是热平衡？

　　温度不同的两个物体相互接触,发生热传递,当两个物体达到相同的温度并停止通过热交换能量时,便达到了热平衡。

70. 什么是寒战？

　　寒战是机体不自主的发抖,并伴随着发冷的一种症状。寒战是对寒冷刺激的早期反应,能够增加基础代谢率 2～5 倍,可产生每小时 40～60 卡/平方米热量,且温度波动在 32～37℃。低于 32℃时,寒战的作用消失。低至 24℃时,基础代谢率可进行性减退。低于 24℃时,储热的自主调节和内分泌调节机制不再发挥作用。

71. 术中低体温对人体有哪些影响?

适度低温(34℃)有利于组织保护,根据 Van't Hoff 定律,温度每下降 1℃代谢率下降 8%,当温度在 28℃时,代谢率降低 50%。低温一方面能降低器官的氧需和氧耗,稳定细胞膜,减少毒性产物的产生,有利于器官的保护;另一方面,当低温引起器官血流量的明显减少时,亦会产生一些无氧代谢的产物,如乳酸等而造成不利影响。

72. 术中低体温对大脑有哪些影响?

低温可降低中枢神经系统的氧需和氧耗,减少脑血流量,降低颅内压,但动静脉氧分压差不变,中心温度在 33℃不影响脑功能,28℃以下人的意识丧失,25℃以上时引发呕吐反射、缩瞳反射、单突触反射等仍保留。

73. 术中低体温对心脏有哪些影响?

低温直接抑制窦房结功能,减慢传导,心率、心输出量随体温下降而降低,循环时间延长,心肌耗氧量减少,当温度降低至 28℃以下时产生严重心律失常,如结性逸搏、室性早搏、房室传导阻滞等,严重者发生室颤,且温度上升前电除颤一般无效,其机制可能与心脏应激性增加,窦房结抑制,不应期延长及酸碱、电解质改变等多种因素有关。

74. 术中低体温对肾脏有哪些影响?

低温期所有内脏器官中,肾脏血流量下降最为明显,在 18～37℃时,肾动静脉氧含量差不变,提示肾血流量下降主要是氧需减少所致,尿量在低温早期由于交感神经兴奋、血压增高等原因可能会增加,但随后就减少。尽管低温时肾血流量下降,肾小球滤过率减少,但复温后仍能保持良好的肾功能。

75. 术中低体温对呼吸系统有哪些影响?

低温对呼吸的调节反应在呼吸节律随体温下降而变慢变深直至呼吸停止,表现为呼吸频率和每分通气量减少,并降低呼吸中枢对低氧和高二氧化碳的通气反应;使氧离解曲线左移,不利于氧的释放;$PaCO_2$ 增加;支气管扩张,生理无效腔和解剖无效腔均增加;肺顺应性只有在极低温 10℃时才降低。

76. 术中低体温会对患者带来哪些并发症?

(1) 增加手术切口感染风险。低体温通过三种方式促进切口感染:① 低体温引发体温调节血管收缩,导致组织缺氧;② 低体温直接抑制机体免疫功能;③ 低体温加重术后蛋白消耗,抑制伤口愈合。

(2) 影响机体凝血功能。一方面,轻度低体温可使血小板功能降低,降低凝血酶活性,血液黏滞度增加,激活纤溶系统,严重低体温可导致 DIC 发生,增加术中出血量。另一方面,低温又导致静脉血瘀滞和组织氧供减少,进一步引起深静脉血栓形成。

(3) 对机体各系统的影响。① 轻度低体温时兴奋交感神经,心率加快,心肌收缩力增强,外周血管收缩,增加心脏做功,可导致心肌缺血和心律失常;② 低体温导致每分通气量和氧耗量减少,通气/血流比失调,加重缺氧;③ 体温每降低 1℃,机体降低需氧量 7%,代谢减慢,术后清醒时间延长;④ 当低温导致氧供不足时,可引起乳酸酸中毒。

77. 术中输血会引起低体温吗?

输入库血可使体温下降。虽然常规将库血加温,但在保持体温稳定中所起作用不大,大量输入时应该采用输液加温器。

78. 手术室内室温变化会引起低体温吗?

手术室温度对保持患者的体温非常重要,增加手术室温度可减少人体辐射和对流,防止体温下降,但一般在成人不宜超过 23℃,婴儿不超过 26℃,否则会引起医护人员的不适感。

79. 术后寒战有哪些危害?

① 患者肌肉痉挛或强直导致代谢率增加,耗氧量明显增加,心率加快,心排血量增加;② 严重时升高眼内压和颅内压;③ 寒战时肌肉收缩对切口的牵拉可加重切口疼痛,不能控制的肌肉颤动带来的不适感加重患者的焦虑情绪;④ 寒战时无氧酵解增加,乳酸产生增多导致酸碱失衡。

80. 术后寒战如何分类?

经肌电图测定有激动性和间歇性两种类型,均由体温调节中枢控制,前者是一种较为简单的低温中枢反应,后者麻醉后较常见,症状有阵发性抽搐、眼球震颤和深肌腱反射亢进。

81. 如何预防再分布性低体温?

麻醉后 1 小时由于热量从中心向外周的再分布,体温一般下降 $0.5 \sim 1℃$,由于再分布量大,用一般保温方法使热量从外周向中心传递,即使应用血管扩张剂也需要 1 小时左右,所以很难防止体温下降,如在麻醉诱导前采取保温措施,特别是四肢有足够的保温可抑制正常的阵发性血管收缩,从而抑制体温的再分布。手术中尽管有一定量的热量从皮肤表面传导,但预保温 30 分钟就能很大程度上防止体温的再分布。

82. 气道加温对术中体温有何影响?

由于吸入气的加热和湿化,不到 10% 的代谢所产生的热量由气道丧失,故不影响中心温度,麻醉中经气道散热变化不大而主要由切口的蒸发大量热量,因此,皮肤表面保温较气体加温和湿化更为重要。临床上常用的冷凝湿化器和人工鼻能保持气道内的部分热量,但效果不如主动气道内加温和湿化。

83. 静脉输液对术中体温有何影响?

静脉输入冷晶体液可使体温下降,在室温下输入 1 升冷晶体溶液可使体温下降 $0.25℃$。虽然常规对输入液体加温在保持体温稳定中所起作用不大,但长时间手术,特殊人群的手术中应该采用输液加温器。

84. 皮肤加温对术中体温有何影响?

皮肤加温简单的方法是在患者体表保温,如棉絮、毛毯、垫子等,由于热量的丧失与体表面积有关,一般而言,四肢保温更为重要。上述被动加温对防止体温下降有限。还可应用主动加温方法,其中红外线加温器效果一般,水循环和空压加温器较为理想,尤其后者加温效果好,迅速增加体表温度,特别适用于大手术。

85. 治疗性低体温如何实施?

治疗性低体温多数应用于心搏骤停、新生儿窒息、神经外科手术和急性心肌梗死的治疗。在治疗性低体温的实施上,目标中心温度一般设为 $32 \sim 34℃$,而且更重要的是迅速降至目标温度。

86. 低体温对内分泌有哪些影响?

低温能抑制胰岛素分泌,甲状腺素和促甲状腺激素分泌增加,肾上腺素、多巴胺等儿茶酚胺水平随低温而增加,麻醉中易发生高血糖。在老年人中,低体温会使血浆去甲肾上腺素浓度上升 1/3,进一步增加了心脏的应激性。

87. 低体温对体内酸碱平衡有哪些影响?

低温降低氧和二氧化碳在血液中的溶解度,使氧离解曲线左移,氧对血红蛋白的亲和力增加,体温每下降 1℃亲和力增加 5.7%,不利于氧的释放,然而代谢率也下降 8%,故不至于发生组织缺氧。低温使 pH 升高(每下降 1℃升高 0.017 单位)。

88. 什么是发热?

发热是指病理性体温升高,是人体对致热原的作用使体温调节中枢的调定点上移而引起,是临床上最常见的症状,是疾病进展过程中的重要临床表现。可见于多种感染性疾病和非感染性疾病。

89. 发热的程度如何区分?

临床上将发热分为下列四度: ① 低热:体温为 37.3~38℃。② 中度发热:体温为 38.1~39℃。③ 高热:体温为 39.1~41℃。④ 超高热:体温为 41℃以上。脉搏和呼吸通常随体温升高而加快。一般来说,体温升高 1℃,脉搏每分钟增加 10 次。

90. 体温监测的方式有哪些?

中心体温监测,如热电偶测定鼓膜、肺动脉、食管远端以及鼻咽温度,常用于监测术中低体温,防止过热,帮助发现恶性高热。肌肉或皮肤表面温度可用于评估血管舒缩功能和确保外周神经肌肉监测的准确性。中心温度和平均皮肤温度联合测定可用于精确评估机体的平均体温。

临床上快速、精确监测体温的方法如电子体温计和红外线体温计等,已经逐渐将传统水银体温计淘汰。新的体温监测方法可实现连续监测和数据联网传输,使得围术期患者体温监测更简便易行。

91. 体温监测的部位有哪些?

中心温度的监测部位有鼓膜、肺动脉、食管远端和鼻咽部,皮肤温度仅表明血管运动的张力和麻醉中肌松监测的正确性,前额和颈部温度与中心温度相关性小,口腔、腋窝温度虽然接近于中心温度但麻醉中不易管理,故均不宜于麻醉中应用,鼓膜温度与中心温度的相关性较好。由于体内各部的温度并不一致,所以不同部位的监测有不同的生理意义。

92. 何时需要体温监测?

当全身麻醉超过 30 分钟,手术时间大于 1 小时,均应做体温监测,在局部麻醉时,一旦有低温趋势或者怀疑有低温时同样应作体温监测,除非临床需要,手术中的中心温度不应低于 36℃。

93. 什么是恶性高热?

恶性高热(malignant hyperthermia,MH)是一种具有家族遗传性的肌肉病,主要是由吸入挥发性麻醉药和(或)输入去极化肌松药(琥珀酰胆碱)所触发的骨骼肌异常高代谢状态。

94. 恶性高热的临床表现有哪些?

恶性高热的典型临床表现源于骨骼肌高代谢与损伤,主要有突然发生的高碳酸血症;体温急剧升高,可达 45～46℃;以及骨骼肌僵直等。

典型症状:

(1)爆发型:突然发生的高碳酸血症(呼气末二氧化碳持续升高)、高钾血症、心动过速、严重缺氧和酸中毒(呼吸性和代谢性)、体温急剧升高(每 15 分钟可升高 0.5℃,最高可达 40℃以上)和肌肉僵硬,在发病的 24～36 小时内,上述症状可能再次发作。爆发型至少包括以下症状体征中的三种:心脏症状、酸中毒、高碳酸血症、发热、肌肉强直。

(2)咬肌痉挛型:使用琥珀酰胆碱后出现咬肌僵硬,可能是早期症状。

(3)晚发作型:不常见。可能在全身麻醉结束不久才出现,通常在术后 1 小时之内开始。

(4)单一型横纹肌溶解:术后 24 小时内出现,肌肉的坏死程度超过预期的伴随疾病的严重程度。

95. BMI 对术中体温有哪些影响?

一般地,BMI 越大,热量散失越快;但是,由于高 BMI 患者的体脂率更高,机体有更多的脂肪维持体温,体表散热减少,核心温度与体表温度差值减少,可以降低术中低体温的发生率。

96. 术前体温对术中体温有何影响?

　　术前体温即基础体温是发生围术期低体温的独立危险因素,术前体温偏低患者低体温发生风险极高,在全麻下腹部手术及小儿脊柱侧弯手术中尤为明显。尽管术前和术中进行了主动加温措施,仍然会发生体温再分布,但术前至少实施30分钟的主动加温措施能更好地维持术中正常体温。

97. 手术因素对术中体温有何影响?

　　手术分级越高,患者低体温发生率越高;开放手术比腔镜手术更易发生低体温;手术时间超过2小时,低体温发生率明显增高,全麻患者尤甚;使用超过1 000毫升未加温冲洗液,患者低体温发生率增高。

98. 什么是围术期意外低体温?

　　围术期由于各种原因导致的机体核心体温低于36℃的现象称为围术期低体温,又称为围术期意外低体温,其有别于以医疗为目的的控制性低体温。

99. 年龄因素对术中体温有哪些影响?

　　年龄大于60岁的患者低体温发生率更高,体温恢复时间更长;婴幼儿,尤其是早产儿和低体重患儿更易发生低体温。

100. 易发生围术期低体温的高危人群有哪些?

　　① 早产儿和低体重患儿;② 年龄＞60岁;③ 长时间的腹部大手术;④ 术前体温偏低;⑤ 并发症较多。

（李　超　徐　洁）

参考文献

[1]　Ates HC, Roberts JA, Lipman J, et al. On-site therapeutic drug monitoring[J]. Trends

Biotechnol, 2020, 38(11): 1262 – 1277.

[2] Menz BD, Stocker SL, Verougstraete N, et al. Barriers and opportunities for the clinical implementation of therapeutic drug monitoring in oncology[J]. Br J Clin Pharmacol, 2021, 87(2): 227 – 236.

[3] Ma C, Battat R, Jairath V, et al. Advances in therapeutic drug monitoring for small-molecule and biologic therapies in inflammatory bowel disease[J]. Curr Treat Options Gastroenterol, 2019, 17(1): 127 – 145.

[4] Cusumano JA, Klinker KP, Huttner A, et al. Towards precision medicine: Therapeutic drug monitoring-guided dosing of vancomycin and β-lactam antibiotics to maximize effectiveness and minimize toxicity[J]. Am J Health Syst Pharm, 2020, 77(14): 1104 – 1112.

[5] Liu J, Zhang S, Huang S, et al. Rationality of time-dependent antimicrobial use in intensive care units in China: A nationwide cross-sectional survey[J]. Front Med (Lausanne), 2021, 8: 584813.

[6] Neely MN, Kato L, Youn G, et al. Prospective trial on the use of trough concentration versus area under the curve to determine therapeutic vancomycin dosing[J]. Antimicrob Agents Chemother, 2018, 62(2): e02042 – 17.

[7] Pereira NL, Rihal CS, So DYF, et al. Clopidogrel pharmacogenetics[J]. Circ Cardiovasc Interv, 2019, 12(4): e007811.

[8] de Velde F, Mouton JW, de Winter BCM, et al. Clinical applications of population pharmacokinetic models of antibiotics: Challenges and perspectives[J]. Pharmacol Res, 2018, 134: 280 – 288.

[9] Tuzimski T, Petruczynik A. Review of chromatographic methods coupled with modern detection techniques applied in the therapeutic drugs monitoring (TDM)[J]. Molecules, 2020, 25(17): 4026.

[10] Zhang F, Dong H, Zhang X, et al. A Non-invasive monitoring of propofol concentration in blood by a virtual surface acoustic wave sensor array[J]. Anal Sci, 2017, 33(11): 1271 1277.

[11] Nahar L, Onder A, Sarker SD. A review on the recent advances in HPLC, UHPLC and UPLC analyses of naturally occurring cannabinoids (2010 – 2019)[J]. Phytochem Anal, 2020, 31(4): 413 – 457.

[12] Trimpin S, Inutan ED, Karki S, et al. Fundamental studies of new ionization technologies and insights from IMS-MS[J]. J Am Soc Mass Spectrom, 2019, 30(6): 1133 – 1147.

[13] Li Y, Jiang D, Zhao K, et al. Real-time continuous measurement of intraoperative trace exhaled propofol by planar differential mobility spectrometry[J]. Anal Methods, 2021.

[14] Sachdev K, Gupta MK. A comprehensive review of computational techniques for the prediction of drug side effects[J]. Drug Dev Res, 2020.

[15] Zhou Y, Chen S, Sullivan D, et al. Dose-ranging design and analysis methods to identify the minimum effective dose (MED)[J]. Contemp Clin Trials, 2017.

[16] Borgert CJ, Fuentes C, Burgoon LD. Principles of dose-setting in toxicology studies: the

importance of kinetics for ensuring human safety[J]. Arch Toxicol，2021.

[17] Chen MQ，Chen C，Fang W. Determination of the median effective dose (ED50) of spinal plain ropivacaine for motor block in adults[J]. Anaesthesist，2016.

[18] Habet S. Narrow Therapeutic Index drugs: clinical pharmacology perspective[J]. J Pharm Pharmacol，2021.

[19] Savva M. A mathematical treatment of multiple intermittent intravenous infusions in a one-compartment model[J]. Comput Methods Programs Biomed，2021.

[20] Vraníková B，Gajdziok J. Bioavailability and factors influencing its rate[J]. Ceska Slov Farm，2015.